健康 4.0 医院模式

主 编 王景明

U0230570

科学出版社

北京

内 容 简 介

健康4.0医院模式，推行的是以人的健康为中心，把健康4.0医院作为健康服务的核心枢纽，通过使用订单式、流程式、维基式、沉浸式的全生命周期健康记录，实现"跨健康不同状态、跨生命不同时期、跨不同区域医疗机构"的全方位全周期健康服务，建立健康服务供给侧、需求侧、监管侧健康服务利益共同体。强调医院的企业化、智慧化、规范化和院长管理职业化的重要性，有利于开展健康4.0医院转型过程的组织重构、部门岗位功能任务划分、管理流程和医学流程优化，制订医院各类组织及人员的岗位职责和工作标准。建立以健康4.0医院为健康服务枢纽、个人健康为主线的区域健康服务体系，提高医院运行质量、效率效益，实现顾客、员工、社会监管部门和医院举办人四方满意的结果。

本书适合大学管理专业、医院管理、卫健管理、医保管理和信息技术人员等学习参考。

图书在版编目（CIP）数据

健康4.0医院模式 / 王景明主编. —北京：科学出版社，2023.12
ISBN 978-7-03-076721-9

Ⅰ.①健… Ⅱ.①王… Ⅲ.①医院－管理－信息化建设 Ⅳ.①R197.324

中国国家版本馆CIP数据核字（2023）第197821号

责任编辑：郝文娜 / 责任校对：张 娟
责任印制：师艳茹 / 封面设计：吴朝洪

科学出版社 出版
北京东黄城根北街16号
邮政编码：100717
http://www.sciencep.com

三河市春园印刷有限公司 印刷
科学出版社发行 各地新华书店经销

*

2023年12月第 一 版 开本：787×1092 1/16
2023年12月第一次印刷 印张：12 3/4
字数：302 000
定价：98.00元
（如有印装质量问题，我社负责调换）

编者名单

主　编　王景明

副主编　范水平　王九生　李瑶盖

编　者（按姓氏笔画排序）

王　磊　王九生　王景明　石德光

刘党军　李瑶盖　范水平

序 一

近日，览阅王景明同志撰写的《健康4.0医院模式》医院管理专著，喜慰之情油然而生。王景明同志长期在军队医院从事临床医疗工作、管理工作，同时也是一位有着数十年医院院长经历的管理者。之后，又在多家社会医院继任医院院长，不仅有共性的管理智慧，还有个性的管理智慧和经验，并且能在实践中孜孜不倦地努力学习研究，对当代医院管理及相关科学进行广博的探索与实践。近年来，王景明院长借鉴工业4.0而倡导的"健康4.0"，是他多年潜心思悟，蕴含着其探索创新所取得的成果，体现在他已出版的专著《健康4.0智慧医院管理模式》，继之又从医院发展面临的严峻竞争形势和挑战，以及社会、人民群众追求健康日益增长的新需求出发，探索如何推进医院高质量发展，他以新的理念、新的思维进行了深刻的全息思考模式，为创建新型医院殚精竭虑，倾注智慧和心血，新编著的《健康4.0医院模式》一书由此面世。

该书介绍的是在我国推进健康中国建设、深化新医改、推行新医学模式、倡导数字医学、精准医学新时代的大背景下，在各类传统的医院改革发展的基础上，不同于各类公立医院，也不完全等同于社会医院，更不同于传统的医院模式而诞生的一种新型医院。健康4.0医院模式也是卫生健康行业所面临的，需要深入探索和创新实践的新课题。从我的感悟略析该书，健康4.0医院模式具有以下几个特点。

其一，健康4.0医院模式是创新理念的延续。该书体现发展新理念先行，致力以大医学（以人的医学、以人为本为导向）、大卫生（以公益性、防治融合公共卫生为主体）、大健康（以人民健康为中心，提供全方位、全生命周期健康服务保障体系）的理念引领。正是因为树立了新发展理念，才能够产生《健康4.0智慧医院管理模式》这一首部专著，才有了该书的诞生。它践行以人民健康为中心，着力为人民群众尤其是"一小一老特殊群体"、全方位、全生命周期、全过程的优质高效健康服务，创新性地形成了新的医院发展模式。

其二，健康4.0医院模式是一种独具特色的医院运营管理模式。它借鉴现代医院运行管理模式、工具和方法，从医院发展的纵向（历史）与横向（现实）及共性与个性变化进行改革创新，形成以企业化、智慧化、规范化为核心的"景明管理模式"，以及此书倡导的医院企业化管理、医院运营管理、医院成本管理、医院绩效管理等多种运营管理模式，在他领导的几所医院实践运用成为一道亮点。建立一种新的运营管理模式，首先要确立正确的理念，体现新时代特征，才能指导医院进行科学的运营管理活动，才能适应患者、百姓健康新需求，才能抵御医院生存中遇到的风险和发展中遇到的危机，并使其本身的合法性、合理性及执行的有效性得到体现，使医院运营管理模式得以强化，推进医院高质量发展，增强医院的竞争力。

其三，健康 4.0 医院模式体现了信息化赋能医院管理、医疗健康服务的优势。当今，数字化、信息化已融入医院管理和医疗健康服务领域，这是医院进入现代化的主要标志，也使医院生存与发展面临着数字化、信息化、知识化的挑战。王景明院长是较早研究、实践医院信息化建设的管理者，近年来又围绕"健康 4.0"开展信息化在健康和社会服务领域的新布局。该书中对"网络医院""智慧医院"进行的专论颇有新意。随着社会信息化的进程，医院也在推进"5G+ 医疗健康"的推广应用，试图将 5G、人工智能、大数据、边缘云计算等新技术，与医院建设管理、医疗健康服务及优质医疗资源扩容等方面深度融合，打造"以人为本""以人民健康为中心"的适应现代化要求、满足人民群众日益增长的疾病防治和促进健康的新供需两侧要求的智慧型健康医院。

其四，健康 4.0 医院模式体现了践行医院服务、确保医疗质量、为民谋利的使命与责任。医疗服务是医院的主要工作，也是医务人员的使命责任。该书将"以患者为中心"的服务思想，"一切为了患者"的服务意识，"全心全意为人民服务"的宗旨，对"医院服务模式""护理机场式服务模式"及医疗质量改进与管理等高品质服务都做了导论，并且将服务功能从被动服务转向主动服务，从单纯的技术服务扩大到社会服务，推动医院建立优质高效、协同发展的卫生健康服务体系，满足人民群众对高质量服务和接续性服务的新需求。这是医院的崇高使命与责任。

健康 4.0 医院模式作为一种新的医院发展模式，同时也是新兴的探索性理论，尚需对其自身的特征及理想前景加以认识和探索。我们殷切希望，今后能有更多的医院管理者及相关行业学者致力于健康 4.0 医院模式的探索与实践，也希望王景明同志为新时代医院发展研究做出新贡献！

张立平

原总后勤部卫生部部长

全国医院管理终身贡献奖获得者

中国老年学学会终身贡献奖

首届"老年医学奖"终身成就奖获得者

2022 年 8 月 18 日

序 二

人类社会已经进入到工业 4.0 时代,智慧化社会即将到来。工业的一次次进步,推动了医学科技进步和医疗管理水平提升。同样,工业 4.0 必定推动健康 4.0。探索"智慧健康"即健康 4.0,是我们必须关注、研究和实践的大课题。

作者把工业 4.0 的"整合、融合、共享"理念,成功引入医疗卫生行业,提出健康 4.0 医院转型理念并积极进行"企业化、智慧化、规范化"转型理论探索和实践,获得了明显成效,这对现代医院管理转型升级具有非常重要的现实意义和指导作用。

作者认为医疗卫生改革和医疗卫生供给侧改革均属于医疗卫生行业的转型范畴,但没有达到预期效果,原因是缺少以健康为中心的灵魂,缺少健康 4.0 智慧化手段,还缺少管理者对医院企业性质的认知。这就使我们既不能站在健康中国的战略高度,也不能放眼健康服务的广度,还不能实现私人医生签约全方位全周期健康服务的深度,这样进行改革必然不会达到预期效果。

健康中国要求"全方位全周期保障人民健康""每个人是自己健康的第一责任人",这对医疗健康服务机构来讲是一个战略转型的机遇,医院性质、服务对象、服务范围、服务方式等方面都会有巨大改变。作者建议按照健康 4.0 要求对医院的体制机制、运行模式和发展战略大范围地进行动态调整和创新,将医院的医疗产品转型为健康产品,将以医疗为中心发展模式转变为以健康为中心的新模式。

健康 4.0 医院转型实践,必然能够有效推动健康中国行动,赋能全民健康智慧服务体系建设。

通过个人全生命周期健康服务基本保险、补充保险和商业保险,实现基本医疗保险与商业健康保险相融合,实现医疗与健康服务、康复理疗、养老休闲相融合,形成以个人健康为中心的健康保险服务方式,提高客户自主选择医院及医生和有效控制医疗健康服务费用的目的。

作者王景明先生继承和发扬了解放军原 251 医院一系列改革成果,先后在西安长安医院、南昌大学附属 334 医院、承德市双滦区人民医院、成都青城山医院等不同类型、不同级别、不同规模的医院担任院长,尽管都是临危受命,但都能交出起死回生的完美答卷,实现了员工、客户、社会、股东四方满意的结果。

王景明先生从一个优秀临床医生成为多家医院优秀院长、中国卫生集团有限公司总院长,成为成功的职业经理人,这些得益于其勤于思考,善于总结经验,他发表了 80 多篇医院管理论文,3 部医院管理著作,获得 3 项科技进步二等奖,获得军队、地方的优秀院长、全国优秀 CIO、推动中国信息化进程突出贡献人物奖等荣誉。

该书从健康 4.0 医院模式转型入手探讨现代医院管理实践,符合健康服务产业建设的实际，对于以私人医生、家庭医生签约为核心的医联体、医共体建设和全民健康智慧服务体系建设具有指导意义，在医疗卫生行业智慧化转型中必然发挥纲领和指南作用，对于医院及健康管理人员来说，该书是一本不可多得的管理心得交流和工具书，对于其他管理人员来说，该书是一本很好的管理工具书。

祝医院管理景明模式在健康服务产业有所作为，祝健康 4.0 医院模式能够赋能健康中国发展！

陈恒年

原北京军区卫生部部长

2022 年 8 月 18 日

我国工业得益于"融合、整合、共享"理念，正在从信息化时代进入智慧化时代，呈现工业发展弯道超车之势。

借鉴工业 4.0 理念，作者提出医疗卫生行业以健康为中心的健康 4.0 理念：

一是建立"三跨健康服务"，即跨健康不同状态（健康、亚健康、疾病）、跨生命不同时期（新生儿、幼儿、少儿、青年、中年、老年）、跨不同区域医疗卫生机构（综合医院、专科医院、预防保健机构、养老机构）的全民全生命周期健康智慧服务体系，实现由点到面全生命周期的连续性健康服务。

二是建立健康服务供给侧、需求侧及监管侧三侧共同参与的全生命周期健康智慧服务体系，把单独对医疗卫生供给侧（医院、医务人员）的改革，转变为建设健康服务供给侧、需求侧（患者及健康、亚健康人群）、监管侧（卫健局、医保局、商业健康保险公司等）共同参与的健康服务体系，把各部门信息孤岛和利益博弈，改变为信息共享的利益共同体。

三是建立以人的健康为中心的全生命周期健康服务及记录，实现订单式、流程式、维基式、沉浸式的健康服务。

按照健康 4.0 医院模式进行医院建设，可以提升医院作为健康服务提供方的核心枢纽地位，将传统医院的医疗信息化管理向区域健康智慧化服务与管理转变。首先要充分认识现代医院的企业性质，按法人治理结构进行医院组织重构，明确机关部门及科室病区设置、岗位职责、功能任务和工作标准、业务流程、全成本核算、绩效或 OKR 管理等，实现信息化与精细化健康服务与管理融合，使其能达到健康 4.0 医院模式运营管理要求。

从现代医院管理来讲，不管是什么类型的医院，都必须进行企业化、智慧化、规范化管理，要抓住健康 4.0 全民健康智慧服务体系建设机会，积极参与医联体、医共体建设，积极进行私人医师及家庭医生签约，真正实现区域协同医疗体系，实现"就诊一次，健康服务一生"，扩大医院健康服务市场，实现员工、顾客、社会和股东四方满意。

《健康 4.0 医院模式》的形成，源于以作者为代表的不同医院几代人的不懈努力，从 1998 年进行医院企业化管理探索、物业服务社会化改革、科主任竞聘上岗、ISO9000 认证等一系列现代医院制度建设开始，解放军原 251 医院在信息化建设方面也一直走在全国前列，被原卫生部授予"数字化医院试点示范单位、医院运行机制研究基地"。作者先后担任西安长安医院、北京北亚骨科医院、南昌大学附属 334 医院、承德市双滦区人民医院、成都青城山医院院长，成功复制推广健康 4.0 医院模式经验，推动所管各家医院实现持续快速跨越式发展，其中，西安长安医院于 2012 年获得美国 HIMMS 六级认证，是中国第一所获美国 HIMMS 六级认证的医院，当时在美国仅 7% 的医院能够达到这个等级。

本书是在《健康 4.0 智慧医院管理模式》基础上的与时俱进的一部著作。健康 4.0 是以健康为中心的医疗卫生行业的智慧化转型，涉及医院发展目标、医院产品、服务对象、组织架构、岗位职责、业务流程、运营管理、成本核算、绩效管理等方方面面的"融合、整合、共享"转型。健康 4.0 产业赋予了医院在区域、广域全民全生命周期健康智慧服务体系建设中的核心枢纽地位，赋能医院发挥健康中国"全方位全周期保障人民健康""每个人是自己健康的第一责任人"作用，也赋能医院实现"企业化、智慧化、规范化"管理。

王景明

2023 年 8 月 6 日

目　录

第1章　健康 4.0 与医学的智慧化转型

第一节　工业 4.0 智慧化转型

一、工业 4.0 发展

工业 4.0 (Industry 4.0)，是基于工业发展的不同阶段的划分。按照目前的共识，工业 1.0 是机械化时代，始于 1764 年的第一台纺织机；工业 2.0 是电气化时代，始于 1870 年辛辛屠宰场的第一条生产线；工业 3.0 是信息化时代，始于 1969 年第一台可编程逻辑控制器；工业 4.0 始于 2000 年，是利用信息化技术促进产业变革的时代，即智慧化时代，也称为第四次工业革命时代。

工业 4.0 是指利用物联信息系统将生产中的供应、制造和销售信息数据化和智慧化，最后达到快速、有效、个人化的产品供应。

（一）德国工业 4.0

工业 4.0 这个概念最早出现于德国，在 2011 年的汉诺威工业博览会上被正式推出，其核心目的是提高德国工业的竞争力，在新一轮工业革命中占领先机。随后，由德国政府列入《德国 2020 高技术战略》中所提出的十大未来项目之一。该项目是由德国联邦教育局及研究部和联邦经济技术部联合资助，投资预计 2 亿欧元，旨在提升制造业的智能化水平，建立具有适应性、资源效率及基因工程学的智慧工厂，在商业流程及价值流程中整合客户及商业伙伴，其技术基础是网络实体系统及物联网。

（二）美国工业互联网

美国工业互联网以通用电气为代表，注重通过机器互联、软件及大数据分析，提升生产效率，创造数字工业的未来。工业互联网的本质和核心是通过工业互联网平台把设备、生产线、工厂、供应商、产品和客户紧密地连接融合起来，帮助制造业拉长产业链，形成跨设备、跨系统、跨厂区、跨地区的互联互通，从而提高效率，推动整个制造服务体系智能化，同时，这也有利于推动制造业融通发展，实现制造业和服务业之间的跨越发展，使工业经济各种要素资源能够高效共享。

（三）中国工业 4.0

"中国制造 2025"与德国"工业 4.0"的合作对接渊源已久。2015 年 5 月，国务院正式印发《中国制造 2025》，全面部署推进实施制造强国战略，成立两化融合领导小组，推动"互联网＋"行业的运动，提出智慧城市建设目标，试图在第四次工业革命时实现"弯道超车"或"换道超车"。从国家战略、组织领导、实现目标任务时间节点等各方面制订明确具体的方案，效果也颇为明显，缩小了与发达国家的发展距离，因而也受到美国等西方列强的无情打压。

华为集团经过不懈地努力，在其所涉足的领域，大踏步地转向研究开发领域，一系列专利技术已经明显地走到国际前列，稳固地占有行业领先地位；已经从 3G 技术时期的购买专利技术和一般性参与、4G 技术时期参与部分标准的制订，到达了 5G 技术领域时期，实现了技术的领先，主导制定很多相关行业标准，开始销售专利技术。

5G 技术的应用，不仅会改变我们的工作方式、生活方式，而且会在各行各业产生革命性的影响，这也是工业 4.0 的具体应用。

二、工业 4.0 的特征

（一）两化融合

1. 信息化与工业生产的精细化管理融合　两化融合是指信息化与工业生产的精细化管理融合，即指电子信息技术广泛应用到工业生产的各个环节，信息化成为工业企业经营管理的常规手段。

信息化进程和工业化进程不再相互独立，不再是单方的带动和促进关系，而是两者在技术、产品、管理等各个层面相互交融，彼此不可分割并催生出工业电子、工业软件、工业信息服务业等新产业。

2. 两化融合是工业化和信息化发展到一定阶段的必然产物　两化融合的核心就是信息化支撑，追求可持续发展模式。"企业信息化，信息条码化"，是国家《物联网"十二五"发展规划》中的描述，旨在实现业务工作全流程信息化管理、物流工作全寿命周期追溯管理。

3. 信息化与工业化主要是在技术、产品、业务、产业四个方面进行融合　两化融合包括技术融合、产品融合、业务融合、产业衍生 4 个方面。

（1）技术融合：是指工业技术与信息技术的融合而产生新的技术，推动技术创新。例如，汽车制造技术和电子技术融合产生的汽车电子技术，工业和计算机控制技术融合产生的工业控制技术。

（2）产品融合：是指电子信息技术渗透到产品中，增加产品的技术含量。例如，普通机床加上数控系统之后就成为数控机床，传统家电采用了智能化技术之后就成为智能家电，普通飞机模型增加控制芯片之后就成为遥控飞机，而加上人工智能控制之后就成为无人驾驶飞机。信息技术含量的提高使产品的附加值显著提高。

（3）业务融合：是指将信息技术应用到企业研发设计、生产制造、经营管理、市场营销等各个环节，推动企业业务创新和管理升级。例如，计算机管理方式改变了传统手工台账，极大地提高了管理效率；信息技术应用提高了生产自动化、智能化程度，生产效率显著提高；网络营销成为一种新的市场营销方式，受众大量增加，营销成本显著降低。

（4）产业衍生：是指两化融合可以催生出的新产业，形成一些新兴业态，如工业电子、工业软件、工业信息服务业。工业电子包括机械电子、汽车电子、船舶电子、航空电子等；工业软件包括工业设计软件、工业控制软件等；工业信息服务业包括工业企业 B2B 或 BTB（Business-to-Business）、工业原材料或产品大宗交易、工业企业信息化咨询等。

（二）两网整合

两网整合是将互联网与物联网整合为一个统一的物联网络，通过应用云存储、云平台信息技术，把中央集中式控制，变为分布式智能部署，也称去中心化，可以提高工作效率、提升工作效益。

1. **互联网（internet）**　是网络与网络之间所串联形成的庞大网络，这些网络以一组通用的协议相连，形成逻辑上的单一巨大国际网络。

（1）互联网能够不受空间限制来进行信息交换。

（2）信息交换具有时域性（更新速度快）。

（3）交换信息具有互动性（人与人、人与信息之间可以互动交流）。

（4）信息交换的使用成本低，通过信息交换代替实物交换。

（5）信息交换的发展趋向于个性化，容易满足不同人的个性化需求。

（6）有价值的信息被资源整合，信息储存量大、高效、快速。

（7）信息交换能以多种形式存在，如视频、音频、图片、文字等。

2. **物联网（internet of things，IOT）**　物联网即物物相连的互联网，是新一代信息技术的重要组成部分，是在互联网基础上延伸和扩展的网络，也是"信息化"时代的重要发展阶段。

物联网的核心和基础仍然是互联，其用户端延伸和扩展到了任何物品与物品之间，进行信息交换和通信，也就是物物相息。物联网通过智能感知、识别技术与普适计算等通信感知技术，广泛应用于网络的融合中，也因此被称为继计算机、互联网之后，世界信息产业发展的第三次浪潮。

3. **去中心化智能部署的物联网络**　物联网是互联网的应用拓展，与其说物联网是网络，不如说物联网是业务和应用。因此，把中央集中控制变为分布式智能部署的物联网的应用创新是物联网发展的核心，以用户体验为核心的创新是物联网发展的灵魂。从大的范围来讲，没有互联网，就没有物联网。物联网即物与物之间通过互联网的通信信道相互协调、控制、分析等。

分布式智能部署的物联网的应用，依靠云信息中心处理，通过云平台、云存储、云信息交换，实现云信息应用。物联网应用技术条件已经具备，法律环境也已经建立健全。用户可能会担心的通信带宽、信息处理速度、信息安全与保密、法律保障等问题，也已经得到解决。

（1）通信带宽要求：中国移动、中国电信和中国联通三大运营商所提供的国家骨干网宽带和移动宽带服务，完全能够满足用户业务要求，5G 的扩大应用，会使其移动应用更有保障。

（2）信息处理速度：只要通信带宽满足要求，现在的计算机处理速度，可以使用户感觉不到信息处理是在本地或云端，也不会感觉到图像信息处理延迟。

（3）信息安全与保密：在公用网络上建立虚拟专用网络（virtual private network，VPN），通过特殊加密的通信协议连接互联网上不同地方的两个或多个企业内部网，建立一条专有的通信线路，进行加密通信。VPN 网关通过对数据包的加密和数据包目标地址的转换实现远程访问。VPN 有多种分类方式，主要是按协议进行分类。VPN 可以通过服务器、硬件、软件等多种方式实现。VPN 具有成本低、易于使用的特点等。一些专业大公司提供的网络安全软件，对于信息系统的正常运行保障，明显优于应用局域网的机构，如勒索病毒攻击的大部分是局域网建设的机构。

（4）国家信息安全法律：国家制定了一系列网络安全法律和信息建设行业规范，使物联网的应用增加了法律保障。

（5）机构使用云信息中心优势：不仅可以节省购置服务器、交换机等硬件费用，还可以节省招聘计算机硬件工程师的费用。受电子行业摩尔定律影响，计算机 2～3 年就有一次升级换代，机构会一直面临信息设备更新的压力。信息系统软件，存在着与硬件一样的问题，一个机构需要几名工程师开发维护，需要什么专业水平高度的工程师，既是专业技术问题，也是系统维护的性价比优的商业问题。

采用云部署、云存储、云应用、云维护的云信息中心，不仅可以节省软硬件购入成本，还可以节省人工使用成本，云存储的费用也不会高于自建信息中心存储；信息安全对于云存储的几家国家级电信运营商，安全级别可以达到 99.999 999%，这是机构自营信息中心所不容易达到的级别，这也是"让专业的人干专业的事"的具体体现。

（三）信息共享

1. 信息共享概念　信息共享（information sharing）是指在不同层次、不同部门信息系统间，信息和信息产品的交流与共用，即把信息这一在互联网时代中重要性越趋明显的资源与其他人共同分享，以便更加合理地达到资源优化配置，节约社会成本，创造更多财富的目的。信息共享是提高信息资源利用率，避免在信息采集、存储和管理上重复浪费的一个重要手段。

2. 信息共享需要标准化、规范化和法律支撑　信息共享的效率不但依赖信息系统的技术发展和传输技术的提高，而且依赖信息标准化和规范化，因此必须严格在信息安全和保密的条件下实现并用法律或法令形式予以保障。

3. 信息共享受技术、观念、利益、法律等各方面制约　受技术条件制约，更重要的是受人们观念、利益、法律等各方面影响，不同国家的信息共享程度是不一样的，当前，西方国家的信息共享程度要大得多。信息共享对各部门、各行业间无论是工作方面的合作还是科研方面的数据需求都有极大的促进作用。因而，尽早地解决各岗位工作平台、流程、质量等信息互联、互通和共享问题，实现个体、部门、机构、行业、区域、城市、国家信息共享，全球信息共享，是非常具有里程碑意义的。

三、工业 4.0 的应用案例

例 1　家里的门被恶意开启：门磁会给家庭网关发送一个开启信号，家庭网关会通过互联网发到服务器，服务器通过 4G、5G 网络或短信发到用户手机，用户手机获得消息会立刻开启通知提示用户远程查看，用户只要点击按钮，就又从互联网返回到用户家中的视频监控摄像头，方便用户查看家中的情况，并且立即进行处置。

例 2　工厂 4.0 工作模式下：机器、装置、工件及其他元件实时交换数据及信息，实现物联网与互联网的结合。这代表了从呆板的集中式工厂控制系统到分散式智能工厂控制系统的转变，由中央主控电脑执行的任务将会由组件来替代执行，这些元件将智能地彼此联网，可以自行配置且过程简单，能够独立满足生产订单的各种需求。

例 3　车联网系统：是指通过在车辆仪表台安装车载终端设备，实现对车辆所有工作情况和动静态信息的采集、存储及发送。系统分为三部分：车载终端、云计算处理平台、数据分析平台，根据不同行业对车辆的不同功能需求实现对车辆的有效监控管理。车辆的运行通常涉及多项开关量、传感器模拟量、控制器局域网络信号数据（controller area network，CAN）等，驾驶员在操作车辆运行过程中，产生的车辆数据不断回发到后台数据库，形成海量数据，由云计算平台实现对海量数据的"过滤清洗"，数据分析平台对数据进行报表式处理，供管理人员查看。

车联网是互联网与物联网的具体应用，在有互联网信号时，无人驾驶汽车正常行驶，而在没有互联网信号时，物联网就需要分布式智能部署的信息处理中心进行工作，每辆汽车之间、车辆与环境之间都可以进行信息交互并能够做出决断，向车辆发布各种指令，保证车辆正常行驶，否则无人驾驶汽车就不能正常工作，也不会有用户市场了。

例 4　数字化士兵：这些单兵及全套装备由武器、综合头盔、计算机、通信、软件和防护、携行装备等组成，使士兵的态势感知、战场协调、指挥控制、通信、进攻、防护能力得到了质的提高。数字化士兵系统的头盔就是一个信息化平台，它安装了显示器、夜视眼镜、耳机、话筒、激光报警器等多种信息设备。

侦查及作战任务已经预先设置在士兵所佩戴的数字头盔当中，对于符合授权任务的行动，计算机可以自动进行报告和指挥作战行动，一个在执行侦察任务的数字化士兵，可以远程调动导弹攻击预定目标。这样一个单兵，就可以当作一个营、一个团、一个师甚至一个军的兵力使用。尤其是在信息化条件下，战场已经没有前方后方之分，战争状态大部分也是以超视距攻击形式出现的。各国都在努力发展自己的"数字化士兵系统"，这种"单兵"就是去中心化的具体应用，他们已经把中心集中控制规则、权限赋予数字化士兵，当出现的情况符合预定的战斗或战役情况时，数字化士兵就可以自动完成战斗指挥任务，作为一个系统来装备和管理，这既是信息时代出现的新军事理念，也是军事思想的一次重大突破。

例 5　无人驾驶的智能飞行器：可以担负人类赋予的各项职能，完成攻击、拍摄、救援、天气信息采集等任务，这是工业 4.0 应用成功的案例。

第二节　健康 4.0 是工业 4.0 在医学中的应用

健康 4.0 通过信息化与精细化健康管理服务融合，互联网与物联网整合去中心化，实现健康服务供给侧、需求侧、监管侧信息共享，建立以医院为健康服务枢纽、个人全生命周期健康服务为主线的全民全生命周期健康服务体系，健康 4.0 是医疗卫生行业的智慧化革命。

一、医疗卫生行业处于信息化 3.0 阶段

（一）以医疗为中心的行业管理

1. 没有形成以健康为中心的管理体系　医疗卫生行业的管理仍然是以患者为中心、以医疗为中心的，还没有形成以健康为中心的统一协调机制和一致行动。

2. 医保报销支付以医疗为中心 患者所能报销的经费，医保是按罹患疾病所规定的报销项目进行报销，预防疾病的费用不在报销之列，形成重治疗、轻预防现象，这就使健康行业服务与管理只能局限在医疗卫生范畴，局限在具体报销项目，而没有涵盖健康服务。

3. 按医院等级报销医疗费用政策需要不断完善 同一疾病在一级、二级、三级医院报销比例不一样。一、二级医院可以诊治的疾病，请三级医院医师到二级医院手术，仍按二级医院标准收费；如果转到三级医院，报销比例就会增加。不同等级医院分灶吃饭的医保经费报销做法，使县区医院积极评审三级医院，既影响二级医院的职能发挥，还会造成医保基金使用管理的巨大压力。

疾病诊断相关分类、按病种分值付费方式仍然是医保报销按医院等级分灶吃饭，严重影响具备条件的下级医院开展诊疗而影响优质医疗资源下沉。

三级医院与二级医院双向转诊，几乎都是向上转诊，一、二级医院收治疑难杂症患者积极性受到影响，稍有难度的病例一转了事，这也会影响基层医疗卫生工作开展，使分级救治流于形式。

（二）医院信息化建设缺少顶层设计

医疗卫生行业信息化建设从医疗收费开始进行，不同医院所使用的不同公司软件，所开发语言和数据库产品不尽相同。各家公司的产品对医疗机构信息化建设都发挥了历史作用，不同开发语言所形成的医院信息系统，在具体应用中各有短长。若以行政命令方式推出一款适合不同类型和等级医院所使用的医院信息系统（hospital information system, HIS），在目前很难做到，一是没有这样一个 HIS；二是即使有这样一个 HIS，其更换费用对于二级医院至少也会在几百万元，三级医院会在几千万元；三是更换 HIS 对于医院业务的冲击，医院主要领导要有充分的思想准备，业务是全面系统的，所带来的冲击也必然会是全面系统的；四是国家卫生健康委员会应用 JAVA 跨平台开发语言的规范要求，需要对医院引进信息化产品选型，对信息技术公司信息化产品开发形成政策引导，使其能有充足的转型适应时间，避免简单地一刀切造成不良后果。

医院信息系统开发语言从 ASP、PB 到 NET、JAVA、BS，数据库有 Oracle、Sybase、Informix、Microsoft SQL Server、Microsoft Access、Visual FoxPro、Cashier 等产品，这使医疗机构成为异质异构软件的载体，软件引进越多，信息化孤岛就越多，形成医疗机构人员、部门的信息孤岛。消灭信息孤岛，实现信息共享，需要通过开发不同软件接口才能实现，这不仅是技术问题，也是商务问题，更是管理问题。

（三）软件不支持跨平台多机构使用

信息化软件 HIS 架构必须能够支持多层级、多医疗机构和跨平台使用，能够实现跨生命不同时期，满足儿童、少年、青年、中年、老年时期，满足跨健康、亚健康、疾病三种状态，满足跨院域、区域、广域医疗机构等健康服务与管理需要。如果不能满足上述条件，医院信息化建设在医院内部存在孤岛，在健康行业同样是一个个孤岛，这对健康行业智慧化服务与管理会产生新的制约。

（四）信息化建设是系统工程

1. 信息化建设首先是一把手工程 作为院长，对医院进行信息化建设时，一是要舍得投入；二是要在思想上对信息化建设真正重视，不但要亲自抓、还要亲自用信息化手段进行工作和决策，使信息化建设发挥赋能作用。

2. 信息化是领导者工程　机关及科室领导要亲自参加信息化基础字典客户化、工作流程优化、工作标准和业务模板制订等具体工作，这样才能实现信息化与精细化管理融合，满足管理要求，实现绩效考评、数字说话。一些年长的主任把自己不懂的信息化工作交由下级人员完成，如同盲人骑瞎马，怨天尤人却没有实现业务与管理目标。同样的软件在不同医院出现完全不同的使用效果就说明了这个问题。

3. 信息化建设是一个全员工程　信息化作为所有业务的基础应用，医院各个部门人员都必须使用计算机工作，不会使用计算机就不能胜任工作。信息化培训对系统应用至关重要，可以达到事半功倍的效果。

4. 信息化建设是"通用"工程　从医疗行业信息化建设来讲，医院是医疗行业重要组成部分，医院信息化软件要能够支持医院内部两化融合，实现"通用"，通是基础，用是目的。通，即医院内部人员信息、部门信息、业务信息、管理信息必须通畅，没有信息孤岛，实现互通共享；用，即信息利用，包括患者、医务人员和医院管理人员的使用。

（五）经费不足制约信息化建设

信息化建设经费问题，实质上是医院领导对信息化建设的重视问题。当把信息化建设当作医院管理的基础和手段时，信息化建设经费来源就不是问题了。

二、工业 4.0 对医疗行业改革的促进与反思

（一）以患者为中心，不能实现健康服务融合

以治疗疾病或患者为目标，造成"重医疗，轻预防"，医疗卫生"供给侧"改革不能实现与"需求侧""监管侧"其他机构的健康服务融合。

（二）以健康为中心，智慧服务共赢

在关注疾病的基础上，需要增加对亚健康和健康的关注，推动医学从疾病诊疗向全生命周期预防保健服务转变，推动康复养老、体育健身、休闲养老等机构的智慧健康服务，把健康服务"供给侧""需求侧""监管侧"纳入全民健康智慧服务体系，实现"健康智慧服务利益共同体"。

1. 以健康为中心的医疗卫生行业改革　如果应用医院 4.0、医疗 4.0 模式，势必还会以医院为中心、以医疗为中心、以患者为中心，不能突破医疗机构、医疗项目和区域限制。以健康为中心则会实现跨健康不同状态、跨生命不同时期、跨不同区域医疗机构的健康服务。

2. 个人全生命周期健康智慧服务　是指从个人单次医疗事件向全生命周期健康服务与管理转变，包括疾病、亚健康、健康服务，诊疗、体检、健身、康复、养老休闲、可穿戴健康设备服务等，实现跨健康不同状态、跨生命不同时期、跨不同医疗卫生服务机构（三跨）健康服务，实现以全生命周期健康记录为核心的订单式、流程式、维基式、沉浸式健康服务。每次诊疗或健康服务事件都是全生命周期健康订单的一部分，单次事件或全生命周期订单，都有其固有的流程规律，就诊流程激活历经的科室、医务人员、医疗设备所提供维基式元宇宙健康服务和记录；医务人员及顾客可以通过移动终端享受虚拟诊疗、健康预测、医患交流、病友交流等沉浸式服务（图 1-2-1）。

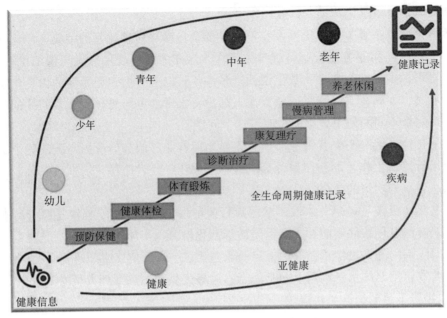

图 1-2-1　健康 4.0 产业 "三跨" 图

3. 机构全民健康智慧服务体系　即从单一科室诊疗行为向院域、区域、广域健康服务信息共享的转变；从医疗卫生服务供给侧改革向健康服务供给侧（医院、康复、休闲、体育）、需求侧（患者、健康及亚健康人群）和监管侧（卫健委、医保局、民政局、商业保险公司）的全民全生命周期健康智慧服务体系建设转变，把医疗卫生服务的部门信息孤岛变为健康服务信息共享和 "三侧" 利益共同体。

（三）健康 4.0 产业服务范围

（1）按照人类生命周期，划分为 "生、老、病、死" 四个阶段。

（2）按照生长阶段划分为 "儿童、少年、青年、中年、老年" 五个阶段。

（3）按健康状态划分为 "健康、亚健康、疾病" 三个状态。

（4）按健康产业划分为 "健康管理、医疗医药、康复智能、养老养生" 四个维度。

（5）按健康服务体系划分为 "供给侧、需求侧、监管侧"。

1）按供给侧分为医疗、医药、医技、护理、预防保健、康复养生、休闲旅游等。

2）按需求侧可以把客户按身份划分为工人、农民、城市居民、职员、公务员、解放军、外国人等。

按医疗费用支付方式可以划分为自费、公费、基本医疗保险、大病补充保险、商业医疗保险等，来自不同区域报销的项目和自付比例也不完全一样。

3）按监管侧可以划分为卫健委、医保局、物价局、发改委、民政局、商业保险公司等。

按医保局业务可以细分为核查参保对象身份、医保报销项目、诊疗合理性、是否 "骗保" 等。

（四）健康 4.0 发展趋势

将单次医疗卫生服务事件转化为全生命周期健康服务订单，实现疾病、健康、亚健康服务，实现跨区域、医疗及健康服务机构的服务，这无疑会使健康事业变为健康产业，从高度、广度和深度都会有无限发展空间。

按传统方法计算，2019 年中国医疗卫生费用占 GDP 的 6.6%，远低于世界平均水平的 10.5%、美国的 16.2%。健康产业在中国发展空间巨大，健康产业未来必然是朝阳产业、蓝海产业，具有良好的发展前景。

三、健康 4.0 是医疗卫生的智慧化转型

（一）健康 4.0 建设需要组织重构和流程优化

信息化建设不是对传统工作方式简单地信息化和软件客户化，而是将信息化与医疗、康复、保健、养老、休闲等与健康服务相关的组织架构、工作流程、岗位工作标准、绩效考评办法等相融合，通过组织重构、流程优化实现智慧化管理。

（二）健康 4.0 建设是一个系统工程

1. 健康智慧化建设实质上是健康服务模式建设　健康智慧化建设实质上是健康服务模式建设，这就要求在其建设、管理、应用过程中要将其当作系统工程、全员工程抓紧抓好。一把手真抓实用、各级领导分工明确、各负其责，各级部门、各类人员、各项业务，都要按健康 4.0 工作标准落到实处。

2. 信息化与健康管理融合是健康 4.0 的核心　组织架构、科室、人员、物资等字典客户化质量，会影响健康智慧化服务与管理效果，需要各部门通力合作，逐一排除与纠正各种相关软件字典级别的错误。很多医院指派不了解信息化的人员突击进行客户化，客户化后各回各位，如果不同软件统计的数据不一致，可能是时间字典出了问题，这不仅会影响基于数据的决策，还可能造成医院管理、医务人员、信息技术公司之间相互指责的局面，影响信息化软件安装实施。

3. 互通共享是医院信息系统建设目标　医院信息互通共享是健康智慧化基础，未能实现共享可能是技术因素，也可能是管理因素，更可能是学术或数据垄断因素引起。

例 1：某大型三级特等医院要求 CT、MR 及 X 线检查后即时上传，但在落实过程中出现莫名阻力。经调查发现是由于某知名专家与某位影像科室专家有矛盾，该影像科室专家不愿意把自己的诊断意见被该知名专家作为参考，这就形成了技术信息孤岛。

例 2：医院成本核算要求院级与科级核算一致，但财务人员通常会以各种理由不提供院级财务数据，对开发成本核算与医院财务接口也不热心，影响医院绩效管理。现在一些医院仍然存在财务软件、计算机和服务器单独运行的情况，理由是保密和安全，但在出现问题时，财务人员不能自行解决，还需要信息科技术人员帮助解决，这就形成了财务信息孤岛。

（三）健康 4.0 赋能健康产业智慧服务

1. 赋能健康智慧服务流程　医院的产品是健康，健康的载体是人。健康智慧服务流程即以人的健康订单驱动形成的业务流，激发途经的医生、用药、护士、医技、药品、物资、质量控制、医保、商保等工作岗位维基式参与，形成诊断、治疗、发药、手术、付费、随访等方方面面的人、财、物伴随云保障、云计算的智慧服务过程。

（1）顾客就诊流程：顾客通过医院网页、触摸屏、APP、人工服务窗口进入 HIS，提交健康订单（即电子健康记录），获得医院就诊医师预约安排；到医院后直接到预约诊室就诊，医师根据病情安排患者进行检查、检验、手术、取药、自动扣费等。整个诊疗过程，

顾客按预约流程有序进行，顾客可以预知每项诊疗操作，还可以看见每位医务人员的诊疗意见，形成过程参与和全程知晓。

（2）医务人员诊疗流程：收到健康订单信息，诊疗活动被激活，医务人员按订单要求进行各项检查、检验、诊断治疗，自动统计工作量、成本核算，接受患者或同事的匿名或实名评价。

（3）诊疗收费流程：根据人员、设备、检验、房屋设施使用情况，自动扣减顾客费用，分别计入承担该项工作的个人及核算单位。

（4）诊疗物资设施保障流程：根据诊疗需要，自动安排手术室、医疗物资材料等，保障医疗活动有序进行。

（5）医疗业务流程：门诊、住院患者业务流程，反映患者、医务人员、财务、物资保障程度和使用效率，是对患者、医务人员、财务、物资流程合理性和医院管理水平的检验。

2. 建立全民健康智慧服务体系　患者在医疗机构及健康服务体系诊疗过程，形成以人的健康为中心的核心业务信息流，形成以人的健康记录为核心的诊疗过程记录，健康服务的各利益攸关方共同参与，建立信息共享的全民健康智慧服务体系。

（1）供给侧：整个业务活动均在网上进行，形成实时、客观的记录，分别向顾客本人公开诊疗记录，向卫健委公开医疗过程，向医保局、商业保险公司公开合理诊疗过程及收费。

（2）需求侧：无障碍全程参与诊疗过程并可以实时看到诊疗记录、随时下载，随时看到每项检查检验收费情况，随时与医务人员进行交流，还可以看到每位给自己实施诊疗的医务人员的学历、职称、相关技术开展例数、同行和顾客的评价等，如果需要，还可以预约与医务人员进行交流。

（3）监管侧：实时获得医疗过程、诊疗收费及顾客身份验证信息，使监管部门维基式参与诊疗和过程管理，提高工作效率，使各部门之间的利益博弈，通过信息共享变为利益共享，成为健康服务利益共同体。

3. 实现全生命周期健康服务　应用健康 4.0 理念、技术和方法，可以实现对人生不同阶段的疾病、亚健康及健康状态的诊疗及维护、预防保健，实现全生命周期健康服务，这就要求能够实现不同医疗机构之间的健康信息能够共享，实现跨越医院诊疗，实现县域及广域调阅健康记录，实现检查检验结果互认，实现异地实时报销。

四、引进咨询赋能健康 4.0 产业服务

（一）咨询与实施一体化

健康 4.0 是一个管理体系，是一个政策性与技术性要求较高的工作体系，如果不能够从整体入手，而是从局部入手，可能就会影响体系的整体性、协调性，进而影响对机构的适宜性和可操作性。引进咨询，会达到事半功倍的效果，尤其是在非职业化人员担任医院领导时，引进咨询管理就显得更为重要。

对健康 4.0 这样一个体系进行咨询，咨询公司不但要为客户提供管理上的咨询服务、软件系统的信息技术服务，还要通过有效的方法、工具和推进力，将最初的咨询方案和提升目标转变成分阶段的、可落地的转型步骤，将具体实施变成是咨询公司与企业共同承担的一系列的子目标、策略和行为。例如，将单纯的软件实施扩展到对机构的信息技术战略

规划、业务流程梳理、流程优化、非ERP（企业资源计划）流程电子化、管理和信息化应用提升等，只有这样，才能顺利实现两化融合、实现去中心化、实现信息共享。

（二）以智慧化服务结果导向为咨询标准

1. **实施时间**　医院的领导可能是某一方面专家，在机构以惯性运行时可以得心应手，但在一个需要组织重构、流程优化、重新定义岗位工作职责和绩效管理的医院，就需要调度运行，需要调动各级各类人员的积极性，同时要科学使用咨询公司，把专业的事交给专业的人去做。咨询公司的成功经验和失败教训，对每一个具体的机构都是很重要的可以借鉴的经验。以智慧化服务结果为导向实施咨询，既要咨询公司承担结果落地责任，也要赋予其实施权利和相应利益，尽量减少组织重构对医院运营的冲击。

2. **实施效果**　信息技术可以是"交钥匙"工程，但是企业的管理与信息整合本质是管理提升、是"两化融合"、流程优化，不会是"交钥匙"工程。在实施过程中，应当从业务流程这一企业基础管理的角度入手，采用与企业互动而非"交钥匙"方式，与企业一起工作，伴随企业一起成长。

咨询公司通过管理与信息整合服务总包、专业外包等方式，形成与企业和所在行业更紧密的联系，将健康产业服务与信息化两大领域"无缝集成"，真正实现"两化融合"，咨询公司可以按贡献程度分享实施效果。

第三节　健康4.0赋能健康服务体系建设

一、健康与健康产业

（一）健康

1. **健康的概念**　健康既是人的基本权利，又是人生的第一财富，也是一种心态。预防是最经济、最有效的健康策略，每个人都是自己健康的第一责任人，对家庭和社会都负有健康责任。健康追求的不仅包含科学的健康生活，更包含正确的健康消费等，它涉及各类与健康相关的信息、产品和服务，也涉及各类组织为了满足社会的健康需求所采取的行动。

传统的健康观是"无病即健康"，现代人的健康观是整体健康。

世界卫生组织提出"健康不仅是躯体没有疾病，还要具备心理健康、社会适应良好和有道德"。健康不仅指一个人身体没有出现疾病或虚弱现象，还指一个人生理上、心理上和社会上的完好状态。

现代人的健康内容：躯体健康、心理健康、心灵健康、社会健康、智力健康、道德健康、环境健康等。

处于亚健康状态的人，生活质量会降低，一个人的健康，关系着个体乃至家庭的命运。大健康产业是指维护健康、修复健康、促进健康的产品生产、服务提供及信息传播等活动的总和。大健康产业涉及医疗服务、医药产品、保健用品、营养食品、医疗器械、保健器具、休闲健身、健康管理、健康咨询等多个与人类健康紧密相关的生产和服务领域，未来大健康产业还将纳入教育体系、医疗体系、健身体系，实现不同健康产品和健康服务不同形式的共享。

健康产业是倡导一种健康的生活方式，不仅是"治病"，更是"治未病"；是消除亚健康、提高身体素质、减少痛苦，做好健康保障、健康管理、健康维护；是帮助人民群众从透支健康和对抗疾病的方式转向呵护健康和预防疾病的新型的健康管理模式。

大健康未来场景会将医院与健身和康复共享，在医院不只是看病，还可以参加各种健康活动、辅助性康复治疗等，AI 智能机器人将进入医院进行病因诊断、提供健康服务等。

2. 健康产业产生背景

（1）医学界开始从传统模式向健康产业模式转变：当今医学界，单因单病的传统生物医学模式逐渐力不从心，医学已向多因多病的"生物 - 社会 - 心理 - 环境"大健康模式转变，一个人的健康不是光靠医师、药品决定的，不能仅靠病有所医，更需要自我管理，健康产业服务模式应运而生，它研究的不是病因，而是影响健康的危险因素，其核心是个人健康管理，通过科学地排除或减少健康危险因素，达到保护和促进健康的目的。

（2）发达国家已经开始实施健康产业战略：一些发达国家已经开始关注健康产业，几年前日本就提出并实施了"新健康开拓战略"，围绕平衡健康医学，加强国民健康管理与教育，该战略第一项内容就是儿童健康，还包含女性健康、克服肥胖、减少癌症等多项内容。

与传统的健康产业相比，健康 4.0 产业出售的不单是一种或一类产品，而是为人们提供全生命周期健康服务的生活解决方案，进而创造更大的商机，这已经成为越来越多企业的共识。如果把整个健康产业比作海上的一座冰山，那么，治病救人的医药事业只是浮在海面上的冰山一角，而治未病的保健事业沉在水面下的部分大得更加惊人，日本等国已经将健康产业列为重点投资对象。

美国著名经济学家保罗·皮尔泽曾预言，健康产业将成为继信息技术产业之后的全球"财富第五波"，美国未来几年健康产业年产值将达 1 万亿美元。在中国，健康产业的规模也日益扩大，投资者表现出对健康产业的关注与偏爱。

3. 健康 4.0 产业细分　健康 4.0 产业可以按照人类生命周期"生、老、病、死"四个阶段进行大健康相关产业区分和功能定位，还可以按照大健康业态区分为"健康管理、医疗医药、康复智能、养老养生"四个维度。

从健康消费需求和服务提供模式角度出发，健康产业可分为医疗性和非医疗性健康服务两大类并形成四大基本产业群体。

（1）以医疗服务机构为主体的医疗产业。

（2）以药品、医疗器械及其他医疗耗材产销为主体的医药产业。

（3）以保健食品、健康产品产销为主体的传统保健品产业。

（4）以个性化健康检测评估、咨询服务、调理康复和保障促进等为主体的健康管理服务产业。

医疗产业、医药产业对于消费者而言多是被动消费，侧重治疗；健康管理服务产业则是主动消费，侧重预防；保健品产业则介于二者之间。

依托大健康四大产业层级，健康 4.0 产业形成了囊括医疗产品、服务、健康管理、环境、康体养生、智慧养老、商业配套、产业配套等全产业链的健康产业谱系。

4. 健康产业服务内容（图 1-3-1）　健康是根据时代发展、社会需求与疾病谱的改变，提出的一种全局的理念，它围绕着人类的衣食住行及生老病死，关注各类影响健康的危险因素和误区，提倡自我健康管理，它是在对生命全过程全面呵护的理念指导下被提出来的。

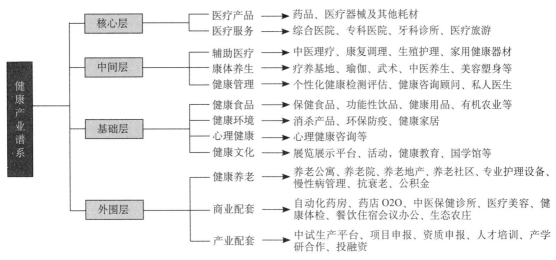

图 1-3-1　健康产业服务内容

（二）健康事业与健康产业关系

健康事业是在社会保障体系下的医疗健康服务部分，一般由政府财政支付。

健康产业一般是指市场行为下的健康"一产""二产""三产"的产业概念，包括医疗卫生健康服务、医疗产品、保健用品、营养食品、医疗器械、保健器具、休闲健身、健康管理、健康咨询等与人类健康紧密相关的生产和服务领域，参与的主体是市场化主体，也就是企业。

过去，健康事业和健康产业是分离的，健康事业都是靠政府买单，当下的发展趋势是健康事业更多地向市场化发展，通过政府购买服务的方式把更多的公共医疗健康服务交给不同举办主体的医院来做，"让市场来决定资源配置"，这样就为健康产业发展引入了竞争机制，打破了医疗卫生与健康服务之间的界限，为健康服务产业提供新的发展机遇。

（三）医疗卫生是健康 4.0 服务的核心

全民医疗保障是全民健康服务的核心，健康 4.0 服务把疾病诊疗、亚健康和健康服务与管理发展全部纳入健康服务范围，向生命不同时期、生活不同区域的健康服务延伸拓展，实现预防保健、诊断治疗、康复养老的生、老、病、死的全生命周期健康服务。

定义了健康服务范围，明确了医疗与健康的关系，就可以使健康服务与管理的利益攸关方聚焦健康服务，建设健康服务利益共同体。健康服务与管理范畴的利益攸关方都应该是健康服务的"运动员"，不能跳出这个范畴去当医疗卫生改革的"场外指导""教练"或"裁判"。

（四）基本医疗保险是健康 4.0 服务的基础

社会保险的内容包括养老保险、医疗保险、失业保险、工伤保险和生育保险，最近又增加了长期照护险。其中养老保险包括城镇职工基本养老保险和新型农村社会养老保险；城镇职工基本医疗保险、城镇居民基本医疗保险和新型农村合作医疗保险统一为城乡居民基本医疗保险，公职人员的公费医疗也逐渐参加到基本医疗保险系列，不同类别人员的保险支付比例是不一样的，长期照护险主要针对失能失智老年人。这样就基本实现了社会保险内容和对社会保险服务与管理的统一管理，为全民健康服务奠定了一个低水平广覆盖的医疗保险服务基础。

1. 按服务项目付费模式　为医疗服务过程中所涉及的每一个服务项目制订价格，患者在进行诊疗时逐一对服务项目付费或计费，然后由保险机构向患者或者医疗机构支付，这就是按服务项目付费模式，简称按项目付费。其主要特点是必须对每一个诊疗项目确定一个价格，并按每个项目服务总量进行支付。

在运用按项目付费模式时，付费价格直接关系到整体医疗保险效果，因此，在运行中要不断进行修正、调整，善于运用价格手段去引导医疗需求和供给的行为。为了减少按项目付费带来的过度利用医疗服务的副作用，必须注意加强对医患双方的管理与制约。对于医疗服务提供者，要加强医德医风和医学伦理道德教育，建立严格的费用审核制度，防止有意或无意的不规范行为。对于被保险人来说，最基本的手段是实行费用分担，实质上是用分担费用的利益机制来控制消费。

2. 按单病种付费模式　按单病种付费模式是指通过统一的疾病诊断分类，科学地制订出每一种疾病的定额偿付标准，医保局按照该标准与住院人次向定点医疗机构支付住院费用，使得医疗资源利用标准化，即医疗机构资源消耗与所治疗的住院患者的数量、疾病复杂程度和服务强度成正比。按病种付费的特点是，医疗机构的收入仅与每个病例及其诊断有关，而与医疗机构治疗该病例所花费的实际成本无关。

简而言之，单病种付费是指对一个不含合并症和并发症、相对独立单一的疾病进行诊疗全过程的独立核算和费用总量控制，还要制订出相应的付费标准，医保部门按标准向医疗机构支付费用的一种方法。也就是明确规定某一种疾病该花多少钱，既避免医疗单位滥用医疗服务项目、重复项目和分解项目，又防止医院小病大治，以保证医疗服务质量，而且操作也十分简便。

3. 按疾病诊断相关分类付费　疾病诊断相关分类（diagnosis related group，DRG）是由医保机构根据医疗机构出院病历首页体现的主诊断、主操作、医疗资源消耗、年龄、性别、住院天数、病症、手术、疾病严重程度、合并症与并发症及转归等因素把患者分为 500 ~ 600 个诊断相关组，然后决定应该给医院多少补偿。

基于 DRG 原理形成的不同的付费过程、结算方式，改变了传统的项目付费方式，是目前世界范围内推行的医保支付方式之一，它可以督促不同类型医院科学利用医疗资源，有效地降低运行成本，对医院持续发展有积极的推动意义。

4. 按病种分值付费　2021 年 5 月 20 日，国家医疗保障局发布了《按病种分值付费（DIP）医疗保障经办管理规程（试行）》。DIP 是利用大数据优势所建立的完整管理体系，这种管理体系通过发掘"疾病诊断 + 治疗方式"的共性特征对病案数据进行客观分类，在一定区域范围的全样本病例数据中形成每一类疾病与治疗方式组合的标化定位，客观反映疾病严重程度、治疗复杂状态、资源消耗水平与临床行为规范，可应用于医保支付、基金监管、医院管理等领域。

DIP 是深化医保支付方式改革的重要组成部分，是符合中国国情的一种原创付费方式。DIP 以大数据为支撑，将点数法与区域总额预算相结合，引导医疗卫生资源合理配置，体现了医务人员劳务价值，保障了参保人员基本医疗需求，推进了医保基金平稳高效运行。

医保付费从按医疗项目服务向单病种、DRG、DIP 不断转变，按以医疗为中心付费管理取得了巨大成绩，但没有按以健康为中心进行智慧服务付费，造成医保导向的重医疗轻预防、轻保健结果。

二、全方位全周期保障人民健康

（一）没有全民健康，就没有全面小康

要把人民健康放在优先发展战略地位，努力全方位全周期保障人民健康，为实现"两个一百年"奋斗目标、实现中华民族伟大复兴的中国梦打下坚实健康基础。没有全民健康，就没有全面小康。

（二）为人民群众提供全方位全周期健康服务

人民健康是民族昌盛和国家富强的重要标志。要完善国民健康政策，为人民群众提供全方位全周期健康服务。健康是促进人的全面发展的必然要求，是经济社会发展的基础条件，是决胜全面小康、建成社会主义现代化强国的重要前提，也是广大人民群众的共同追求。

（三）坚持以人民健康为中心

把人民健康放在优先发展的战略地位，将公平可及、群众受益作为出发点和立足点，全方位、全周期保障人民健康，增进人民健康福祉，增强群众改革获得感。

（四）将健康理念融入各项政策

医疗卫生与健康事业应当坚持以人民为中心，为人民健康服务。各级人民政府应当把人民健康放在优先发展的战略地位，将健康理念融入各项政策，坚持预防为主，完善健康促进工作体系，组织实施健康促进的规划和行动，推进全民健身，建立健康影响评估制度，将公民主要健康指标改善情况纳入政府目标责任考核。

（五）推动从以治病为中心向以人民健康为中心转变

坚持预防为主，倡导健康文明生活方式，预防控制重大疾病，加快推动从以治病为中心转变为以人民健康为中心，动员全社会落实预防为主方针，实施健康中国行动，提高全民健康水平。要坚持基本医疗卫生事业的公益性，不断完善制度、扩展服务、提高质量，让广大人民群众享有公平可及、系统连续的预防、治疗、康复、健康促进等健康服务。

三、健康 4.0 服务体系建设任重道远

城市公立医院依托优势医疗资源，强强联合建立的医院联合体，医科大学附属医院以教学医院方式建立的教学医院集团，确立了公立医院在区域医疗卫生资源配置的优势地位。

由县域龙头医院牵头建立的医共体，实行六统一管理，即行政、人事、资产财务、业务、绩效考核、药械供应保障统一管理，要求建立"基层首诊、双向转诊、急慢分治、上下联动"的分级诊疗模式，促进和提升了基层医疗卫生服务水平。

家庭医生签约和个人健康档案脱节，以及是否向患者公开，这两个根本性问题对基层基本医疗卫生服务造成很大影响。家庭医生签约顾名思义，应该与家庭成员签订协议，明确提供的具体医疗服务内容。

医联体和医共体对省域、市域、县域医疗卫生市场的优势地位，使企业和社会办医院发展的空间明显受到影响，尤其是在公立医院去编制化、去行政化、全员合同化没有得到很好落实的情况下，其他类型医院在人员招聘、市场拓展等方面没有享受到与公立医院一样的待遇。

医保局通过信息化手段对医院的机构、人员、设备、药品、耗材、诊疗项目的全部进行赋码，实现医保诊疗动态控制，这是一项非常庞大的系统工程。

医院申请医保资格需要达到一定运营时间和一定的病例数量要求，这限制了医院吸引及接收医保患者；但没有医保报销患者就不来就诊，这使得医院不能很快获得医保报销资格，严重制约了新建医院的运营发展。

国家层面卫健委、医保局调整及省市级医管局成立，为推动从以治病为中心向以人民健康为中心转变、向健康产业服务转变提供了组织保障和费用支付保障，有利于从顾客单次的医疗服务向生命全周期预防保健、全方位智慧服务转变，有利于把提供基本医疗与健康服务的互不隶属机构的健康服务信息共享从而有利于健康产业服务体系建设。

第 2 章　健康 4.0 医院模式概论

第一节　健康 4.0 医院模式的形成

1998 年王景明到邯郸钢铁公司学习"模拟市场、成本倒推"绩效管理，开始，他率先思考医院企业化管理。20 多年间，从思考摸索、实践探索、归纳提炼、实施检验、复盘形成，体现了在医院企业化管理基础上的科学成长性。

健康 4.0 医院模式转型，首先是医院院长的思维层次、管理能力、执行能力的转型，这些决定了医院管理模式植入的科学性、必要性、紧迫性、全面性和彻底性。

在公立医院管理体制、运行机制、管理流程基本固定情况下，医院大多是惯性运行管理，因此医院运营受到的影响较小。但对于其他类型的医院，包括新建的医院，调度运行是院长工作的主要内容，包括岗位设置、工作流程、成本核算、绩效管理、医院产品、市场、品牌等方面。医院院长对于医院发展至关重要，医院发展比院长个人的专科业务发展更重要。

王景明曾当过农村赤脚医生、部队卫生员，做过军队医院外科医师，医务处副主任、主任，医院副院长、院长，从事医疗和医院管理工作长达 40 余年，有普通医生的一线经历、丰富的部门管理经验，更有驾驭医院发展的多次实践。经历了从科室、到机关、到领导岗位历练，有宏观的思考，又有对改革发展的前瞻判断、精细的把握。

王景明运用的健康 4.0 医院模式，在军队医院、公立医院、民营医院、企业医院、中外合资医院均有推行尝试，在营利性、非营利性医院有过推演操作，在三级、二级等大小医院取得了成功，实现了医院的社会效益、经济效益、品牌效益的全面提升。

第二节　健康 4.0 医院模式的内容

一、医疗卫生是公共所有制服务

"公"体现政府，也代表全民；这里的"共"体现社会和具体民众，大多数的事业单位可以朝着公共所有制的方向改进。对于企业来说，除上市公司已经是公众公司外，其他企业也可以探索公共所有制的形式，包括不同产权形式及经营性质的医院。

公共服务是指由政府或公众采购的服务，它具有行业准入和行业监管严格的特点，如医疗保健、金融、保险、交通运输等服务。不同产权形式的公司，包括公立、民营和介于公私之间的混合型所有制医院等，不管是什么类型的资本、不管产权比例多少，只要投资公共服务领域就必须接受行业统一监管，成为公共所有制公司；投资医院就必须承担向政府和公众提供医疗保健服务的责任与义务，自然地成为公共所有制医院。

股份制是能够使从事公共服务的不同类型资本、不同性质所有权相互融合的方式。混合所有制就是通过股权形式实现公有财产与私有财产聚合运作的方式。

医疗卫生服务属于公共服务、所有医院都是公共所有制服务性质，使不同投资主体的医院具有公共所有制同一性质和平等地位。

健康 4.0 医院模式，正是在公共所有制理论指导下，主张对资产保值增值、对合作方互惠互利、对员工持续提高其社会地位和经济待遇等原则，公开、公平、开放地与各种性质的法人主体进行合作，组建各种形式的混合所有制医院或医院集团。

在国家鼓励扶持非公有制医院发展的政策环境下，健康 4.0 医院模式力推的公共所有制医院必将在建立医联体、医共体、家庭医生或私人医生签约、分级救治、区域医疗服务协同等方面，使不同所有权类型的医院，在公共所有制服务上实现公平发展、平等竞争。

二、二权并重

资产所有权与经营管理权同等重要。资产所有权是资产所有者最基本的权利，简称产权，表现为资产管理权和资产分配权。经营管理权是指对所有权人授予的、为获取收益而对所有权人的财产享有使用的权利，主要有经营方式选择权、生产经营决策权、物资采购权、产品销售权、人事劳务管理权、资金支配使用权、物资管理权、其他经营管理权等。

资本是基础，经营管理是手段。没有资本，经营管理就没有平台与机会；不懂经营管理，企业及医院资产就不可能自动保值增值，甚至会成为负资产，资产保值、增值在医院发展壮大过程中同等重要。二权并重，一方面是保护原有法人主体的权益，确保资产保值、增值；另一方面也是充分保护经营管理者的权益，使管理者效益通过管理和期权实现。

医院产权可以通过购买直接获得，也可以通过参股控股获得，对于暂时无法收购、参股控股的医院，可以将经营管理技术纳入股份，实现对医院资产的经营管理权，实现专业的事由专业的人做。

资产所有权与经营管理权的目标一致。资产所有者和经营管理者都期望通过对资产的有效经营管理取得最大经济效益，但是，有的资产所有者并不善于经营管理，这可以通过引入职业经理人、建立现代医院制度等方式解决，确保管理者取得资产最大效益。

为了使职业经理人充分发挥其经营能力，医院资产所有者可以对经营管理达成的经济效果进行期权奖励，使经营管理者也成为持有医院一定股份的资产所有者。

三、三维管理

在信息化时代，我们把医院管理模式概括为五维管理，即企业化、数字化、精细化、共享化和规范化。在智慧化，即健康 4.0 时代，我们把具有智慧化特征的数字化、精细化和共享化合称为智慧化，与之前的企业化、规范化合在一起统称为三维管理。这样就把以医疗为中心的医院管理模式，适时转变为以健康为中心的智慧服务模式，意味着医院管理模式从医院信息化时代进入到以医院为核心枢纽的健康 4.0 医院智慧健康服务时代。

健康 4.0 在明确医院目标、医院产品、服务方式基础上，通过信息化与医院组织架构、工作流程、工作标准等融合，推动实现健康服务精细化管理；通过互联网与物联网整合去中心化应用和健康服务信息互通共享，把过去的以医疗为中心、单次医疗服务的信息化，转变为以健康为中心、全生命周期连续性健康服务的智慧化，转变为供给侧、需求侧、监管侧三侧联动的共享健康服务体系。

（一）信息化与精细化管理融合

1. 信息化　在信息化时代，把不同数据库、不同开发语言的异质异构软件安装到医院，就认为是客户化或信息化。在实际操作过程中，需要开发不同软件之间接口，才能连通与完成业务，既会遇到接口协议的技术问题，还会遇到原软件供应商垄断的商务问题。

医院管理人员、医务人员、信息技术人员对信息化软件及业务流程不了解，信息技术公司人员对软件功能、医院管理需求一知半解，不同类别人员站在个人岗位提出的信息化要求各不相同，软件引进越多，信息孤岛就越多，医院则成了"软件博览会"。

2. 两化融合　在智慧化时代，信息化作为健康智慧化服务的基础，不再是简单的医院软件安装，必须在全院统一的组织架构下，实现信息化与精细化管理融合，即两化融合，也可称为数字化转型。数字化建设标准就是实现信息"通用"，也就是融合，"通"是基础，"用"是目的；医院内部不同类别和岗位人员信息共享、医院外部区域协同医疗及健康服务信息共享，实现医院及区域智慧诊疗、智慧服务和智慧管理等，赋能医院对区域居民提供全生命周期健康智慧化服务。

管理者通过信息化手段使业务单位与核算单位融为一体，实现学科专业细化及核算单位最小化，使三级学科建设获得绩效支持，明确绩效奖励方向，促进学科发展。

管理者从质量、效率、效益及学科建设四个维度实施管理，建立基于数字化平台、以全成本核算为基础的绩效管理体系，实现医院"全部门、全员额、全流程、全要素、全成本核算"，实现人力、物力资源全院、区域共享，提高医疗健康服务市场竞争能力，获取社会效益和经济效益。

"两化融合"或数字化转型，是院领导牵头，以医务人员、管理人员和信息技术人员三结合为主体的全员工程、是信息系统与医院精细化管理的融合工程。院领导不但要亲自抓信息系统建设，还要亲自用数据讲评工作，提出管理需求，及时进行组织架构重建、业务流程优化等，充分调动医务人员、管理人员和信息技术人员积极性，发挥三方人员知识互补作用，使健康 4.0 医院建设能够支撑医院业务和管理需要。

（二）互联网与物联网整合去中心化

积极推进"云大物智移"（云应用、大数据、物联网、人工智能、移动应用）服务模式，缩短医院信息化建设初始化时间，把复杂的客户化结果，变为登录即应用的快速复制过程，管理者需要及时全面进行业务应用和管理模式培训，提高医院人员对两化融合及数字化转型的思想认识和应用水平。

采用 VPN 技术，使医院员工和医院客户可以在任何时间、任何地点访问医院信息系统，进行办公和学习，查询健康信息、挂号及交费等，实现互联网及物联网整合应用。

1. 门诊一体化服务　通过门诊业务流程优化，把挂号处、收费处、医保核算等部门重构成一体化服务科，实现挂号、收费、医保结算、分诊、导医、复印病历等窗口业务一站式服务，实现信息流动、客户不动。利用互联网与物联网整合，开通一体化及微信公众号挂号、缴费、出院患者床旁结算等服务，减少患者无效流动。

2. 检验全双工传输　通过对移动护士工作站升级改造，应用与信息系统联网的电脑或护士手机对检验标本和患者腕带扫描，实现医嘱与检验标本和患者腕带绑定，使传统管理模式的护士"三查七对"变为一查一对，即查实患者身份和正确佩戴腕带；预制条码标本瓶使用，省去护士手工标记检验标本程序、减少标本传送环节标识脱落等可能发生的错误；检验科通过扫码验收标本、将标本直接放到检验流水线检验，再通过系统将结果传回到开单科室，实现双工传输，不但减少了差错还提高了工作效率。

（三）信息互通共享

跨健康不同状态、跨不同区域、跨不同生命周期的健康服务信息互通共享，是各健康服务产业利益相关方人才、技术、设备、床位、市场等共享的保障。

1. 医院内部信息互通共享　实现医院及科室管理的公平、公正、公开，促进医院经营管理。通过对医院异质异构信息系统的业务、人力、物力、成本核算及财务信息融合整合，实现各部门、各类人员、各种业务、收支费用等信息及时全面共享。医疗、护理、辅诊科室及时全面了解业务进程、核算信息，有助于各类人员及时了解病情和业务运营情况，如放射科摄片后将 X 线片及时上传到信息系统，有助于临床医师及时诊断治疗，还有利于临床医师与放射科医师及时交流诊断意见。就诊者可以随时看到自己的健康记录、收费信息，自觉配合医疗及健康服务，和谐医患关系。

2. 云信息服务共享　实现医联体、医共体统一信息支持，统一云 HIS 服务，实现信息化与精细化管理融合，实现在健康服务信息系统内的任何人在任何地点可以办理任何业务，提高集团医院智慧服务和管理能力，提高医院核心竞争能力。

3. 医院间健康服务市场共享　公立医院通过医联体、医共体对医院进行人才、技术、市场、设备、学科建设、采购资源等共享；民营医院还可以通过参股、控股、委托经营管理等多种方式，实现不同类型和级别医院联合体，进行统一管理模式培训、考核，实行集中统一的招标、采购、配送、付费管理，形成集团采购和专业管理优势，形成真正意义上的集团化。

4. "医生联盟"资源共享　为不同医院医务人员提供多点执业或自由执业信息咨询，提供多点执业场所，提供对患者、医院、公司执业的智慧化服务与管理平台，提供医务人员相互学习、交流机会，保护医务人员合法权益。

5. 区域检查检验共享　不同等级医院之间的医疗设备、诊疗服务可以通过检查检验中心形式共享。基层医院的 X 线设备使用率不高，诊断准确率低，受业务量少及待遇低的影响，基层医院很难聘任到高资质医务人员；上一级医院可以通过信息化手段对基层医院进行 X 线片及心电图诊断，解决基层医院人员聘任困难问题，还能提高上一级医院医务人员待遇；对基层医院不具备条件的检查检验和请求的会诊，基层医院医务人员可以通过多点执业方式直接在联合体医院进行，将结果及时传回医院，使患者及时得到上一级医院诊疗，也可以提升基层医院医务人员诊疗水平，还能够提高上级医院设备使用率，实现检查检验设备和医疗健康服务共享，促进区域医疗健康服务协同发展。

四、三大创新模式特征

（一）学科精细化分工

1. 三级分科 即通过推行专业学科细化改革，划小核算单位，使三级科室和护理单元成为医疗、护理和经济的自主运行单位，避免以往传统的综合医院以二级学科为主、三级学科划分不明确、学科专业精细化不够的弊端，形成"三级学科 - 二级学科 - 专科中心"的新格局。

2. 竞聘上岗 公开竞聘学科带头人，有利于岗位成才，有利于专业人才引进，有利于调动每个人的积极性。借助数字化使学科精细化分工管理和划小经济核算单位相结合，激活内部运行与核算机制，实现多劳多得、优劳优得、少劳少得、不劳不得。

（二）护理机场式管理

1. 医护分开管理 护理机场式服务是指在医护分开核算的前提下，将医院床位按一定规则划分给若干护理病区，使护理病区作为独立运行单位自主安排工作，其行政管理按"三级学科"运行，是医院护理经济管理的独立成本核算和绩效分配实体。

2. 护理机场式服务 使传统意义的专科护士长，变为病区护士长，负责统筹病区护理资源，协调和制订病区管理制度，保障各学科就诊者医疗连续性、有效性和可追溯性。护理机场式服务有利于护理管理人员的责、权、利的协调统一，使护士长成为护理病区的直接责任人，有利于建立健全配套管理制度，规范调整护理工作流程，合理设置护理岗位，使护士角色能级对应。

3. 激活床位资源 把专科垄断使用床位，变为护理病区分管床位，向全院所有专科提供使用，通过病区床位资源牵引，实现医院床位在各学科共享，有利于优势学科做大做强。

4. 调动护理人员积极性 护理病区作为单独经济核算单位，有利于提高护士的主人翁意识，鼓励其主动拓展发展空间，促进护理病区间展开良性竞争，努力提高效率效益，实现护理学科建设与医院改革并进、与医院发展同步。

（三）全天候服务

通过下放给科主任、护士长按每周 40 小时排班的权利，弹性安排时间，实现"医院无假日、员工轮流休"，使一部分工作人员可以连续休完假期。通过激活节假日闲置和 8 小时以外的医疗资源和人力资源，实现医院全天候服务，做到在节假日"所有诊室全部开放、所有检查检验项目全部开展、所有费用不另加收"，既缓解了看病贵看病难问题，还使医院每年额外获得 118 天节假日医疗收入，实现就诊者、员工、医院都满意的效果。

五、四方满意

健康 4.0 医院模式把顾客、员工、社会和医院举办人四方满意作为衡量医院发展好坏的基本标准。

（一）顾客满意

健康 4.0 医院模式把实体医院及互联网平台接诊的健康、亚健康和疾病状态三类人员统称作顾客，主动对顾客实施全生命周期健康服务与管理。没有顾客的满意，医疗卫生及健康服务机构就没有发展的空间和市场。顾客满意主要体现在以下几个方面：一是服务满意，通过标准化的服务，让顾客次次都满意；二是疗效满意，用较高医疗技术水平，切实解决顾客的就医需求；三是方便快捷的就医体验和满意舒适卫生的就医环境。

（二）员工满意

员工是医院发展的主力和动力。员工满意主要体现在：一是事业平台明显改善。竞争上岗机制让所有人都有机会，都有合适的位置；集团化发展提供集团内部晋升和跨地区交流，让有思路的人有出路，有作为的人有位置，有创新的人有发展、干事业的人有舞台。二是快速提高医疗技术。医院通过改善硬件条件，组织培训，给医务人员提供学习进修机会，扩大业务量，帮助员工快速提高业务技术，争取业务技术跟国际国内一流医院对接。三是经济条件明显改善，保证现有待遇不变的情况下，绩效持续增长。四是宽松愉快的工作生活环境。

（三）社会满意

卫生行政管理机关和医疗保险及第三方付费部门对医院经营管理的满意程度，决定医院等级评定、收费标准制订、是否向医疗机构采购服务并及时支付服务费用等。医院应该规范经营、积极实施智慧化管理，与相关部门主动接轨，赢得信任，让卫生行政机关和监督部门省心、放心。

（四）医院举办人（股东）满意

投资人即股东，也称为医院举办人，医院运营既要让投资人实现资产保值和增值，还要能够获得社会美誉。对于社会资本投资医院还要考虑使每个股东得到合理经济回报。

六、规范化管理

根据国家各级卫健委和医保局有关文件和医疗、护理操作常规，对医疗流程进行优化并进行 ISO9000 质量体系认证，对医院组织体制进行重构，制订适宜公共所有制医院惯性运行和调度运行的制度体系，实现医院每项工作都有法可依、有章可循，出现医疗事件有据可查。

按医院等级评审规范要求进行质量体系建设，可以实现医院各管理层级岗位有职责、办事有标准、做事有程序、过程有记录、落实有反馈，使医院从模糊管理变为精细化管理，使能人管理及经验管理转变为制度管理及文化管理，保障医院持续稳定快速发展。

第 3 章　健康 4.0 医院服务模式

以健康为中心的健康 4.0 医院模式，可以实现跨健康不同状态、跨生命不同时期、跨不同区域医疗机构的连续性健康服务，实现健康服务供给侧、需求侧、监管侧共享服务，形成健康 4.0 服务产业，是对以患者为中心的"数字化医院、智慧医院、互联网医院"的一次智慧化转型。

第一节　健康 4.0 服务模式

一、健康 4.0 产业服务

笔者借鉴工业 4.0 提出在医疗卫生行业应该引进以人的健康为中心的健康 4.0 产业理念：从纵向明确人从生到死不同成长时期的健康、亚健康和疾病服务与管理内容，横向定义提供健康服务的各相关部门，包括卫健局、医保局、医疗及健康服务机构，进而实现以医院为核心枢纽、个人为主线的全生命周期健康智慧服务与管理体系，在这里智慧医院、互联网医院是健康产业的有机组成。

健康 4.0 产业包含医院 4.0 及医疗 4.0，医院 4.0 是健康产业的核心枢纽，医疗 4.0 是健康产业的重要内容，只有健康 4.0 产业才能实现全方位、全周期保障人民健康的健康中国行动要求。

二、健康 4.0 医院建设

健康 4.0 医院，是指在医疗卫生行业借鉴工业 4.0 的两化融合、两网整合去中心化和信息互通共享理念与方法，推动医院从以医疗为中心、以患者为中心的管理向以人的健康为中心管理与服务转变，从医院内部一次性医疗服务向区域广域全生命周期医疗健康连续性服务转变，从医疗卫生改革向全民健康智慧服务体系建设转变，借以推动健康中国行动建设。

（一）健康产业服务组织重构

1. 医院健康服务组织重构　作为一个以医疗为中心的独立运行的医院，向以健康为中心的跨医院多机构服务体系转变，必然涉及对原有医院组织重构和新的功能任务划分。原来独立运营、单独核算的医院，在多机构健康服务体系内，是承上启下的核心枢纽部分。为了适应健康服务改变，整个服务体系，包括医院，需要明确健康服务组织建设、管理层次、服务标准、服务流程、成本核算、绩效管理等方面内容，需要明确服务体系内各机构之间对健康服务的行政领导与业务指导关系，还需要进行健康服务区域管理和行政协调等。

2.健康产业多机构服务组织重构　过去在一个医院发生的普通、封闭、孤立的诊疗活动，在健康服务体系运行下，就变成了就诊事件流程驱动，健康服务体系多方联合的连续性行动。

流程驱动健康服务人员在不同区域、不同岗位参与不同的健康服务，如诊断、治疗、检查、检验、健康指导、健身休闲、医疗旅游等；驱动财务人员对不同服务环节和内部工作进行核算与收费；驱动物资、设备设施对医疗服务随时提供保障，如药品材料的随时保障、设备设施及操作人员的随时待命和设备遂行保障状态，可以显示区域内医疗及健康服务机构物力使用和可协调使用状态。

对于一个因疾病就诊的孤立事件，也可能变为预防保健、康复理疗、体检、养老等健康的连续性服务，变为对一个人全生命周期健康的服务与管理，不仅仅涉及一个医疗健康服务机构，而是涉及整个智慧健康服务体系，正所谓"牵一发而动全身"。

在健康工作模式转变的情况下，需要对智慧服务体系内多个机构、人员、物资材料、设备设施、信息化保障等进行非隶属关系的统一管理协调，以适应和满足健康智慧服务需要。

3.医院健康服务企业化重构

（1）现代医院实行党委会或董事会领导下的院长负责制，院长全面负责医院经营管理，包括人力、财务、物资管理，确保医院运营盈利，确保医院生存发展和可持续发展。现代医院管理要求医院去编制化和去行政化，院长职业化，员工全员合同化，这些给医院带来了政府差额拨款和自收自支经营管理压力，逼迫作为学术带头人被遴选出的院长，从精业务向懂管理、会经营转型，这些也为医院技术发展和市场拓展赋予了活力。

（2）健康 4.0 医院把传统医院院长、副院长、机关、科室的 4 个管理层级，扁平化为院长、机关、科室 3 个层级；副院长兼任部门领导的做法，使副院长由分管机关工作变为负责机关工作，变为职业化副院长，使不懂业务的领导不能挂名副院长，这不但提高了工作效率，还加强了院长统一领导地位。

（3）通过精细划分学科、护理机场式管理、全天候医院服务，形成医院健康服务管理、运营业务与信息技术融合，实现对各核算单位的质量、效率、效益、学科建设四个维度成本核算绩效考核，使每个部门都在成本核算之中，每个人都在绩效管理范围之内，实现绩效考核数字说话。

（二）互联网与物联网整合去中心化

1.去中心化应用　通过 SaaS 应用和带上您自己的设备（bring your own device，BYOD）、带上您自己的通道（bring your own access，BROA），医院员工可以实现任何时间、任何地点在医院信息系统办公和学习，还可实现检验标本全双工传输。门诊实现挂号、收费、医保结算、分诊、导医、复印病历、出院患者床旁结算等窗口业务一体化服务。

就诊者通过互联网或手机访问医院信息系统，查询医疗过程、病历、健康服务信息、挂号及缴费、自我诊断、沉浸式服务等。

医联体、医共体医务人员可以通过手机和健康 4.0 医院移动终端开展诊疗业务、收付费等。

2.赋能就诊者全方位全周期服务　通过与家庭医生或私人医生签约，激活医师联盟、医院集团等，激活客户全生命周期健康服务，激活医务人员全职业生涯服务，提供各健康服务机构、各医师联盟及医务人员私人医生签约及智慧健康服务工具。

通过订单式、流程式、维基式、沉浸式服务实现跨健康不同状态（健康、亚健康、疾病）、跨生命不同时期（幼儿、少年、青年、中年、老年）、跨不同区域及机构的健康服务，使供给侧、需求侧、监管侧三侧成为全民全生命周期健康智慧服务利益共同体，实现从个人在医疗机构单次诊疗事件向全方位、全周期健康服务转变。

通过健康记录整合医院电子病历和公共卫生服务健康档案，实现订单式、流程式、维基式、沉浸式元宇宙健康记录。主动向客户本人公开并向行业监管部门共享健康记录，将客户与医务人员及医院密切联系，维持医院与监管部门密切关系。

3. 赋能健康服务人员多点执业　健康 4.0 医院提供医务人员执业服务工具、身份确认及付费担保，使健康服务各机构之间的人员、检查检验设备、诊疗技术、医院床位、健康市场等资源共享成为利益共同体，如检查检验中心、医联体、医共体等。

（三）赋能健康服务信息互通共享

1. 赋能传统医院数字化转型　按健康 4.0 产业要求云部署、云应用 HIS、实验室信息管理系统（laboratory information management system，LIS）、影像存储与传输系统（picture archiving and communication systems，PACS）、电子健康档案（electronic health record，EHR），整合融合人力、财务、物资及业务信息系统，实现实体医院与互联网医院组织、人员、设备、技术、药品等医疗资源集约共享，形成以患者为中心、以医疗为中心的传统医院，向以人的健康为中心的全生命周期健康服务与管理型医院转型，实现区域广域智慧诊疗、智慧服务、智慧管理。

2. 赋能健康服务产业共享　互联网医院建立居家、社区、医院床位，保姆、护工、护士、医生、客户等相关资源共享群体，实现床位、医务、休闲、生活等共享健康服务体系，如互联网医院社区诊所设置，可以实现社区医务人员就近注册，轮流值班，既能加强与和谐邻里关系，还能使医务人员专业技能服务得到尊重与经济回报。

3. 赋能检查检验资源共享　健康 4.0 医院检查、检验、会诊中心对局域及广域基层医院开放，实现检查检验、病理、心电图及查房、会诊和手术等双向转诊共享服务；对省域和全国的具有影响的上级医院开通远程会诊，惠及互联网医院客户，提高医院医疗健康服务质量，扩大医院及互联网医院医务人员影响。

（四）赋能健康 4.0 医院"新三无"特征

1. 信息化"老三无"特征　"老三无"即"无纸、无线、无胶片"，是医院信息化，即 3.0 时代的特征。

（1）无纸：是指医疗活动过程记录全部电子化，实现无纸化传输、无纸化记录、无纸化查询，其典型应用为电子病历、电子病案室、电子图书馆、电子签名、电子检查检验申请单等。

（2）无线：是指医疗活动信息实现无线传输，其典型应用有移动护士工作站、移动医生工作站等，实现在患者床旁进行诊疗操作，形成电子记录，开医嘱、书写病历等。

（3）无胶片：是指影像检查记录，包括 X 线片、病理图像、内镜图像等均能实现电子化记录、传输、存储和查阅等，实现无胶片诊疗活动。

2.智慧化"新三无"特征 "新三无"即"无漏、无疆、无时限",是智慧化时代健康 4.0 医院特征,"老三无"的所有内容包含在"新三无"的"无漏"中。

(1)无漏:健康 4.0 医院的无漏就是把医疗健康服务过程所包括的顾客求诊或寻求健康服务的每个环节、不同岗位人员提供医疗健康服务的所有过程及记录、对医疗健康服务每个环节或项目提供的财务支付与核算、物资及设备设施的遂行保障及记录等,通过信息化方式形成以就诊事件驱动的"五流合一"的医疗健康服务活动,即顾客就诊流、医务人员服务流、财务核算支付流、物资设备设施服务保障流和医疗健康服务主流协调统一活动的结果。

健康服务体系内任何一个部门、任何一个人员、任何一个流程、任何一个服务信息必须及时、准确、完整地记录并实时传输和交换,才能保证完成医疗健康智慧化服务。部门、人员、流程、费用、服务这五个信息"一个都不能少",漏掉任何一个,就会出现延迟或错误诊疗。

(2)无疆:医疗健康服务体系内医院、康养健身及休闲养老机构、卫健局、社保局、商业保险公司和顾客之间信息交换要做到及时、准确、全面,不能存在任何信息交换疆界和孤岛。

医院内部:人员、部门、软件、流程等信息必须顺畅,没有信息孤岛,主动向顾客公开诊疗信息,邀约其参与诊疗过程。

医院外部:与卫健局、社保局、商业保险公司共用健康服务信息系统或通过异质异构信息系统信息接口,实时参与诊疗过程,共享诊疗及收费等信息,实现利益相关方健康服务信息共享、利益共享。

客户:包括患者、健康人员、亚健康人员,可以通过医院信息系统、网页、公共信息平台等了解医院、科室及布局、医务人员、设备、技术特色、工作时间、收费价格等,能够无障碍进行线上线下(online to offline,O2O)医疗及健康服务活动,能够随时了解自己的检查检验结果,不同医师的会诊意见,还可以与医务人员互动。只有及时全面准确地向客户公开医疗健康记录,才能确保健康 4.0 产业服务成功运行。

(3)无时限:通过医院信息系统连接的各 PC 终端、触摸屏、智能手机、掌上电脑等实现对医务人员、顾客、卫健局、医保局、商业保险公司等提供365天×24小时连续服务,确保正常医疗健康服务工作惯性运转和调度运营。

(五)赋能顾客订单式健康服务

健康 4.0 产业,通过订单式、流程式、维基式、沉浸式全方位全生命周期健康服务,促进医疗产业从以医疗为中心向健康产业的以健康为中心服务转变。

1.订单式健康智慧服务 以人的健康记录为核心的全生命周期健康服务与管理,是一个跨生命不同阶段、跨健康不同状态、跨不同区域医疗机构、跨不同健康服务类型的健康智慧服务体系。整个健康服务过程围绕健康订单进行,这就需要定义订单内容、把提供订单服务的机构及人员按服务流程和体系进行梳理,明确各相关单位、人员功能任务,实现全方位、全周期、全项目健康订单服务。

2.年龄分段

(1)中国年龄分段:童年0～6岁(周岁,下同);婴儿期0～3周月;小儿期4周月至

2.5 岁；幼儿期 2.5 岁至 6 岁。少年 7 ～ 17 岁：启蒙期 7 ～ 10 岁；叛逆期 11 ～ 14 岁；成长期 15 ～ 17 岁。青年 18 ～ 40 岁：青春期 18 ～ 28 岁，成熟期 29 ～ 40 岁。中年 41 ～ 65 岁：壮实期 41 ～ 48 岁；稳健期 49 ～ 55 岁；调整期 56 ～ 65 岁。老年 66 岁以后：初老期 67 ～ 72 岁；中老期 73 ～ 84 岁；年老期 85 岁以后。

（2）世界卫生组织年龄分段：青年人，44 岁以下；中年人，45 ～ 59 岁；年轻老年人，60 ～ 74 岁；老年人，75 ～ 89 岁；长寿老人，90 岁以上。这 5 个年龄段的划分，把人的衰老期推迟了 10 年，对人们的心理健康和抗衰老意志将产生积极影响。

3. 制订不同年龄阶段健康服务订单

（1）人类预期寿命及生活质量：英国著名生物学家巴封的研究成果认为，哺乳动物的寿命一般为生长期的 5 ～ 7 倍，如牛生长期约 6 年，寿命为 30 ～ 42 年。人类的生长期为 20 ～ 25 年，自然寿命应为 100 ～ 175 岁，但这样的寿命人类并没有出现。其原因是人类自身造成的，如不注意科学保健、科学饮食、优化环境等。树立大健康观念，主动从多方面注意保证身体健康，是延年益寿之必需。中国人的平均寿命从过去不到 50 岁至今已达到 73 岁，但是很多人都处在带病卧床或半卧床状态，虽然生存下来但是生活质量低。

在不同历史阶段，人们对健康的认知和疾病预防的重点也有所不同，健康服务内容不断更新。例如，第二次世界大战后美国经济高速发展，孰料心脑血管病、糖尿病等"富贵病"也随之而来，这种困扰至今仍在。发达国家将医疗重点转移到预防领域，就是为了应对生活方式变化带来的挑战。中国也存在同样的健康挑战，亚健康人群增多、慢性病发病率上升、重大公共卫生事件等频敲警钟。

（2）制订不同年龄阶段健康服务订单：不同年龄阶段疾病谱、生理、心理、道德形成与发展具有很大不同，需要分别采取预防接种、疾病诊疗、心理疏导、强身健体、养生康复等健康服务，形成不同年龄阶段个性化的健康服务订单，分别由不同机构对不同人群提供健康订单服务。

健康订单也可以向前延伸至胎儿时期，开展优生优育；向后延伸至顾客死亡以后，建立维护健康族谱，为家族遗传医学和家族发展做出贡献。

（六）赋能顾客流程式健康服务

1. 机构健康服务流程管理　健康服务流程管理是从人的全生命周期健康服务与管理出发，从满足客户每一次健康需求出发，从具体诊疗、预防接种、休闲养老等业务出发，进行健康服务流程规划与建设，建立多机构健康服务流程组织机构，明确各机构流程管理责任，监控与评审流程运行绩效，适时进行健康服务流程变革，使流程能够适应医疗卫生行业经营环境，能够体现以人的健康为中心的管理思想，能够引入健康服务跨部门的协调机制，使健康服务降低成本、缩减时间、提高质量、方便客户，提升综合竞争力。

2. 顾客就诊流程管理　在以人的健康为中心的全生命周期健康服务与管理体系中，顾客在传统医疗机构单一、孤立的就诊行为，变为健康 4.0 对顾客系统的、多维的健康智慧服务。顾客可以通过医院信息系统相连的各种终端，包括挂号室、触摸屏、手机、诊室计算机等，实现挂号、交费、诊疗、查询医疗过程记录、查询检查检验记录等，完美实现信息系统与就诊流程融合，实现互联网与物联网整合，实现对各科室健康服务的过程参与，实现健康服务信息共享。

3. **医务人员诊疗流程管理**　提供健康服务的不同类别、不同级别医务人员，在就诊事件驱动下，分别提供诊断治疗、检查检验、预防接种、康复理疗等工作，同时形成自己的工作订单。

（1）门诊医师：接收健康订单后进行病史采集、查体、开具检查检验申请单等。对回报的检查检验结果进行分析、诊断疾病、决定治疗方法、进行手术申请、药品处方或开具住院申请单。

（2）住院医师：接收患者住院，进行病史采集、查体等门诊医师的重复性工作，只是住院患者病情复杂一些，需要医疗干预技术水平会高一些。

（3）检查检验人员：接收检查检验申请后，核对患者信息、按检查要求进行检查、出具检查检验报告，检查检验报告上传信息系统后申请医生可以查阅，做出临床诊断，患者也可以了解诊断情况及医师下一步诊疗安排。

4. **财务核算及支付流程管理**

（1）门诊一站式服务流程：门诊挂号、收费，包括医保人员收费、分诊、办理出入院、借阅电子病历、开具诊断证明等均在一个窗口完成，就诊者站在任一门诊窗口均可完成所有门诊业务，真正做到客户不动、信息流动。

完成一站式服务需要明确一站式服务作为一个行政组织对各项业务的行政领导关系，还要明确医院财务对门诊一站式服务财务部分的业务领导关系，即财务审批权限仍在财务部门，必须做到日清日结。

（2）科室核算考评流程：财务管理及经济核算软件可以对各核算单位所发生的每项业务收入、支出进行自动记录，每一项业务的开展都是财务记录全过程，这就实现了核算到班组、考评到个人；还能够实现医护分开核算、医技分开核算，还可实现单机核算、分室核算。

5. **物资材料设备设施运行保障流程管理**

（1）药品供应保障流程：从药品招标、采购、供应、使用、淘汰、管理实现全寿命周期管理。药品通过虚拟一级库，直接进入二级库供应环节，合并门诊、住院等各类药房，包括科室小药柜。科室存药也是药房存药的一部分，只是将小药柜作为货位的不同存放地点，不能出现患者使用时在系统内"借药"，之后系统还需要"还药"的现象。

很多医院药品信息统计不准确，主要原因如下。

1）药品字典不准确、一种药品有七八个名字，没有进行归集处理。

2）管理人员对药品管理流程不清楚，药品采购进入医院的正常流程是一级库、二级库（含科室小药柜存药），再根据医嘱用到患者身上。对于出现的科室退药、患者退药、盘盈入库、社会捐赠药品入库，必须通过一级库向二级库办理手续。如果药房作为管理部门收集退药，也必须退到一级库后，再按新药履行药品入库和供应程序。遗憾的是，大多数医院直接退到药房，造成医院药品存量、消耗量、货位存量不够清晰准确、药品管理混乱。

3）没有将科室小药柜常备药纳入日清月结内容，使小药柜成为药品流通使用的孤岛，影响药品管理和医保的进、销、存核查。

4）药库、药房软件设置的高低限量和有效期未进行基本维护、实时维护，致使药品频繁出现过期报废、积压与短缺并存的现象。

（2）设备设施保障流程：健康服务体系内的每一台设备都是信息互联网设备，接收到系统指令后进行的每一项检查检验，设备都会自动记录，在发出诊断信息的同时，也发布设备收费信息，还会对机器每日完成检查例数、成本收益进行自动核算，还提供设备技术状况、是否需要维修保养等信息，这样就自动做到了单机核算或单室核算。

（七）赋能维基式健康服务

1. 赋能利益攸关各方维基式健康服务　维基是一种在网络上开放、可供多人协同创作的超文本系统，支持面向社群的协作式写作，每个人都可以发布自己的意见，或者对共同的主体进行扩展与探索。

（1）供给侧：医院作为医疗及健康服务的主要提供者，在健康产业条件下增加了预防接种、健身保健、休闲养老等服务。这些健康服务资料需要与其他机构共享，这对健康服务可以起到互相促进、互相监督作用，对健康服务体系建设是有利的。

（2）需求侧：作为追求医疗及健康服务需求侧的顾客，不但需要医疗及健康服务的结果，也更关心医疗及健康服务的过程，信息化条件下，这种要求其实很容易实现，影响其实现的不是技术，而是医疗机构以医疗为中心的理念限制。我们只注重疾病的诊疗，对于顾客的心理需求不闻不问；医患关系紧张也是医院不愿意向顾客公开医疗或健康服务过程资料的原因之一。如果我们从心理、道德等方面关心顾客需求，顾客对医学技术会增加一些兴趣和敬畏感，医患关系也会愈加和谐。

（3）监管侧：卫健局、医保局、民政局、市场监督局、残联、商业保险公司等对于健康服务过程的监管，是健康服务行业有序运行的保障。在智慧化条件下监管侧可以实现维基式健康服务与过程管理，如对健康服务客户身份的确认、是否进行合理诊疗、合理用药等，医保局已经通过对机构、人员、设备、药品材料、诊疗项目等进行医保赋码得到解决。监管侧全过程维基式参与、共享健康服务结果，使其与供给侧、需求侧的博弈关系，变为健康服务信息共享的利益共同体关系。

2. 维基式服务是供给需求监管各方共同的责任　让客户参与健康服务过程，需要供给侧具备知情告知责任意识和提供信息化支持。对于一个封闭式健康服务过程，向服务对象全部公开服务过程和共享健康记录结果，客户难免会对服务过程挑剔，何况我们的服务体系和服务过程不能说是无懈可击，一般会以"多一事不如少一事"的心理影响信息共享。

在健康服务体系内，让其他利益攸关方共享结果，需要连接各系统之间接口，需要进行信息化改造。供给侧、需求侧、监管侧必须要有共同责任意识，只有过程参与，所获得的结果才会真实可信不可抵赖，要牢固树立只有利他才能利己的观念，明确健康服务是利益共享的产业，不是部门间的利益博弈。在健康智慧服务体系内，全民都是健康服务的运动员，关乎你我他。只有过程参与才能实现过程公开、结果共享，才能促进健康体系服务水平、管理水平的提高。

3. 维基式健康服务需要理念更新和法律保障

（1）健康服务信息是机构与客户共同拥有：健康服务信息的主要组成部分是病历和健康档案。在以医疗为中心的年代，病历是医院进行医疗、教学、科研的资料，基本不向患者开放，只有涉及会诊、医疗经费报销、法律纠纷时，凭本人申请和单位证明才能给予复印。

在以人的健康记录为核心的全民健康智慧服务体系建设的条件下，如果不向顾客公开和共享健康记录资料,我们还怎么说以患者为中心、以人为本呢?

健康档案是居民公共卫生服务记录,是通过家庭医生签约方式建立的。目前还没有家庭医生对家庭具体个人一对一的健康服务,也没有主动公开或让客户可以无障碍获得自己健康档案的地区与公共卫生服务机构。

病历、健康档案是医疗及健康服务机构的健康服务行为记录,是机构与顾客共同拥有的资料,医疗及健康服务机构具有收取储存和打印费的权利;顾客和其他健康服务机构,在获得顾客本人授权时,可以无障碍调阅病历、健康档案,包括病情分析等"主观病历";如果做不到向顾客公开病历及健康档案,顾客及其他健康服务机构就不能共享健康服务结果,每个健康服务机构就会成为孤岛,维基式健康服务就无从谈起。

(2)解放军原 251 医院主动向患者公开电子病历:笔者在担任解放军原 251 医院院长期间,于 2004 年率先向患者公开电子病历。当时,全国电子病历用户还很少,电子病历应用处在前沿和探索阶段。该院率先执行公开电子病历主要有如下几方面原因。

一是笔者在当泌尿外科医师时,每次向患者交代手术中可能出现的并发症与意外时,很多患者家属被吓得面色改变,甚至晕倒。对于医师来说,虽然一直在强调并发症和意外只占千分之一、万分之一,患者家属对这些说明根本就听不进去,勉强签字后还是不放心,反复询问。能不能给患者看病历呢?用什么形式看呢?这引起了笔者的思考。

二是医患关系逐渐紧张,每次打官司,医院病历一般都经不起推敲。医生书写病历,本来写错一两个字在其他行业不算错误;但在医疗行业,病历一页内出现两个以上错字就必须重新书写,医学生都练就了"刀片刮字"的功夫,但这在法律上就是瑕疵。医院没有把病历质量控制的医疗行业内部管理上升到法律文书的高度进行自我保护。病历写错、有错字没关系,只要是没有更改、篡改的原始状态,法律上就认为是证据;法律还关注记录错误和医疗后果是否存在因果关系,没有因果关系的记录错误,法院同样不作为证据采信。

三是医院强调病案表面质量,在医院评审时很多病历被要求重写,病历质量上去了,但作为医院自我保护的原始记录也消失了。

四是医师书写病历不认真,以为医疗纠纷发生概率较低,侥幸认为不一定发生在自己身上。在有了电子病历之后,随意粘贴,有时贴错了姓名,有时弄错了性别。某医院医疗纠纷病历记载"63 岁老汉有月经史",医院对原始病历记录进行修改,使医院在纠纷处理时进退失据,被患者家属及无良记者尽情发挥,对医院造成恶劣影响。

五是在出现医疗纠纷时,仍有修改完善病历情况发生,若患者保存的病历与医院修改后的病历不一样时,就会增加纠纷处理难度。

我们对医院病案质量管理组织、岗位职责、工作流程进行了彻底梳理,对医疗质量管理委员会进行重组,成立了医院、机关、科室三级质量控制小组,由医务处牵头,把经常性工作与突击性工作相结合,专职病历检查与科室交叉检查相互补充。从过去的一份病历分别由分管病历质量的医师、护理质量的护士和分管医院感染的医务人员的反复查阅,变为病案质量责任人制,谁检查、谁签字、谁负责,不必再反复查阅,不但提高了病案质量,还提高了工作效率。从此,在迎接上级检查时,医务人员不必再到病案室加班修改病历,出现医疗纠纷时也必须保持病历原始记录状态,不准修改。

2003 年我们尝试通过医院信息系统联网的触摸屏,向患者公开医疗收费情况,提供患者知情、择医、评价权利，"搭车开药"及医疗收费纠纷明显减少，改善了医患关系。

2004 年我们向患者公开了全部病历，患者凭就诊卡和密码，在医院无人值守的触摸屏上可以随时查阅，包括医师会诊记录，病例讨论等所有病历，尤其是费用信息的公开，不用医院催费，患者家属提前就可以进行补缴费。

2005 年我们建立了电子病案室，对原有纸张病历全部应用缩微加扫描技术进行无纸化处理。医疗活动产生新的病历已经全部电子化，我们按照一个都不能少的要求，对医疗过程产生的所有记录全部无纸化，包括没有标准接口、非常少用的仪器设备，我们也采用虚拟打印 PDF 文件方式实现无纸化。

医师在书写电子病历时，写对了诊断，ICD10 编码会自动对应，这样就代替了病案室病案编目工作，而且用这种方式上架的病案，在临床医疗、科研需要时不会找不到，医生也不用再到病案室即可电子借阅。病案室保留的纸张病历资料只剩下患者的知情同意签字书。

电子化病案室，使病案室工作内容发生了根本性变化，不必再进行病历编目、上架、借阅、复印等工作，病历复印变成了打印。病案室人员转行成为病案质量监督员。病历无纸化后，节省了 300 多平方米病案室存放空间，不必再担心电子病历存放空间问题。

病历公开后，患者成为病历质量监督员。只要医师提交病历，患者马上就可以看到，医师会反复核对，不会再出现低级错误。

医院要求，病历是历史记载，提交后就不要更改，尤其是出现医疗纠纷后就更不能修改。医院规定"谁修改病历谁负责，不修改，病历出现问题医院负责"。法院判定医疗纠纷时，病历记载的错误，只要与医疗纠纷主张的赔偿没有因果关系就不能作为证据。但是，如果病历有一处修改，法院就会判决"部分病历记录有涂改现象，本病例不作为法院采信的证据"。

笔者曾担任院长的北京北亚骨科医院、西安长安医院也都实现了主动向患者公开病历，促进了病历质量、医疗服务质量的提高，医患关系也得到极大改善。

（八）赋能顾客沉浸式健康服务

1. 沉浸式健康服务　沉浸式健康服务是指顾客基于医学及生命科学知识库，通过"云大物智移"应用，模拟个人检查检验数据、诊疗、健康服务结果推演，实现自我诊断、治疗、康复、健康服务等。沉浸式服务，可以激发顾客参与健康服务过程的兴趣，了解、探索诊疗过程与风险，增加对医学及生命科学的敬畏，减少或避免医患纠纷。

医科大学在临床疾病教学时，经常出现大学生利用刚学到的医学知识，在门诊部或医院对自身某个疾病集中诊治或排除诊断的现象，一般被称为"学生病"，这也是一种沉浸式健康服务体验现象。

2. 元宇宙健康大数据中心

（1）元宇宙：是共享虚拟 3D 世界或者是交互性、沉浸式和协作性的世界，是利用科技手段进行链接与创造的，与现实世界映射与交互的虚拟世界，是具备新型社会体系的数字生活空间。

元宇宙本质上是对现实世界的虚拟化、数字化过程，需要对内容生产、经济系统、用户体验及实体世界内容等进行大量改造，但元宇宙的发展是循序渐进的，是在共享的基础设施、标准及协议的支撑下，由众多工具、平台不断融合、进化而最终成形的。

（2）元宇宙健康服务：元宇宙健康是指在健康 4.0 条件下，健康服务供给侧、需求侧、监管侧各方交互性、沉浸式和协作性的虚拟健康服务，是基于实体医院及健康服务机构映射与交互的虚拟世界，是健康服务智慧化的重要组成，是数字化医院建设的高级阶段。

在顾客授权下，把分散在各个医院的电子病历，如检查检验结果、手术记录等资料，在公共卫生服务体系的健康档案、其他健康服务如健身、美容、可穿戴设备等资料，按时间、内容、病种、类别、家族等汇集整合融合成为全生命周期健康记录，存储在元宇宙云健康大数据中心，确保客户在任何时间、任何区域，随时可以获得私人医生、会诊医师、医院及健康机构云健康服务，与健康中国行动同频共振。

（九）赋能健康产业服务三个转型

1.从点到线、到面的服务体系转变　从个人单一医疗事件，向个人全生命周期健康服务订单转变，向居家、社区、广域机构共享全方位全周期智慧服务体系转变。

2.从供给侧改革向供给侧、需求侧、监管侧共享服务体系转变　从医疗卫生服务供给侧改革，向健康服务供给侧（医院、康复、休闲、体育），需求侧（患者、健康及亚健康人群）和监管侧（卫健委、医保局、民政局、商业健康保险公司）联动的健康智慧服务体系建设转变。

3.从按医院等级控费向个人控费转变　将按医院等级进行总量医保控费，变为通过客户个人和私人医生进行控费，节约的费用归客户和私人医生，实现医疗与健康服务、康复理疗、休闲康复融合，实现基本医疗保险与商业保险融合，形成类似车辆保险支付机制的健康服务方式。

三、健康 4.0 医院建设的影响因素

实现以健康为中心的健康产业智慧服务与管理，需要建立病历及健康档案共享理念，破除以医疗为中心的家庭医生签约，建立以健康为中心的私人医生健康服务签约，通过云部署、云存储、云应用健康服务，提升智慧医院或互联网医院建设品质，建立全方位、全周期健康 4.0 产业服务。

（一）病历及健康记录共享观念

1.病历和健康记录归医院和患者所共有

（1）病历是医疗过程记录和健康服务凭证。病历是患者的就医历程记录，是患者为了明确诊断和获得治疗，通过付费而获得的一种医疗服务凭证。

在门诊，患者付费看病获得病历，医患之间没有争议；住院时，病情更加复杂，需要医院提供三级检诊、会诊、病历讨论等服务，诊疗过程中医务人员之间诊疗意见可能产生分歧，但不能改变患者付费看病的事实，不能改变医患双方诊疗疾病的共同目标。

所以，门诊病历、住院病历都是患者和医院共同拥有的病历，患者有无障碍获得的权利，医院因教学、科研、诊疗等需要病历，只能是与患者共同享有，决不可本末倒置，反倒成了医院的病历，对患者实施的诊疗记录，患者倒成了局外人，患者不能及时、完整、方便地获得病历，使患者产生疑问、怀疑医患目标不一致、怀疑医师有意隐瞒，而且医患纠纷也一再证明病历一般经不起检验，特别是纠纷病历等。

（2）获得全部病历是患者的权利。《医疗纠纷预防和处理条例》第十六条：患者有权查阅、复制其门诊病历、住院志、体温单、医嘱单、化验单（检验报告）、医学影像检查资料、特殊检查同意书、手术同意书、手术及麻醉记录、病理资料、护理记录、医疗费用以及国务院卫生主管部门规定的其他属于病历的全部资料。

规定要求医院平时向患者公开客观病历，在有纠纷时，医疗机构必须向患者出示主观病历，这就造成平时患者看不到主观病历的情况，使病历没有受到医疗服务过程公开的检验与约束，降低了病历质量。

医院应在医疗过程中向患者公开全部病历，经受检查检验，患者及其家属就是医院虚拟的病案一般项目质量监督员；非法用户不能查询、打印，合法用户查询适当收费，提交同时进行电子签名认证，提交后不能修改，包括在出现医疗纠纷时更不能修改；这样可以约束医务人员医疗行为，促使其及时提交、认真书写，随时保持与患者沟通和自我保护的病历书写意识等，可以使医患关系密切，减少不必要的医疗纠纷。

2. 电子病历存储与归档

（1）病历无纸化：大部分医院医疗过程已经基本实现病历无纸化，不再打印病历，医疗终末也就没必要再进行打印。医疗过程需要病历可以上网查询，患者复印病历的要求可以通过直接打印实现。

（2）采用虚拟打印技术实现病历电子化：利用现有的医师、护士工作站等业务系统的打印功能，通过虚拟打印接口，将每例患者的病案资料从医院 HIS 系统中调出，以 PDF 格式按病案号长期在线归档、集中存储于电子病历归档库中，方便调阅单例患者完整的住院资料，通过授权开启安全密钥为患者提供病案打印服务。

（3）病案室只保留知情同意签字书：出院病案只保留、装订患者知情同意手工签名部分的纸质病案，其余包括病程记录、医嘱、检查与检验单、治疗操作单等电子化的病历内容均无须打印，直接保存于医院 HIS 系统数据库，以备临床查阅、患者复印、医保检查所使用。手写板加指纹的签字程序，可以将知情同意书实现电子化，实现电子病历完全无纸化。

3. 病历无纸化存储是医院数字化的重要标志

（1）要保证各种病历资料的完整性：存储的电子病历中不能漏掉任何一个项目、一个记录，否则可能影响疾病诊断、治疗、区域医疗，还可能成为医患纠纷的"扳机点"。

（2）全部病历资料都要电子化，否则不能实现无纸化。要求所有业务流程必须信息化，包括医疗经费信息，甚至是非常少用的电测听、胃电图等一个都不能少。

（3）存储的病历要能够经得起检验：存储的病历包括医疗过程病历和终末病历的可靠性应该让医患双方都感到放心。解决办法就是在医疗全过程公开病历，满足、维护患者知情、选择权利，消除好奇、猜忌心理。得到诊疗过程公开检验的病历，是患者维基式参与的结果，已经得到患者认可。如果不向顾客公开病历或健康记录，即使应用了电子签名认证（CA）和时间戳技术手段，顾客仍然会对诊疗过程与结果提出异议。

（4）无纸化存储病历优点：科室不再打印，减少了打印机的投入和维护，也减少纸张的浪费；避免医疗信息的外流（偷、抢、丢失）；住院病历能及时回归（自动回归）；减少病案管理人员；减少病案库房的压力；医疗信息得以再利用；有利于医疗质量的提高。

病历无纸化有利于电子病历推广，有利于所有医院信息系统软件的全面推广，如 LIS、PACS、放射信息系统（RIS）、EHR 的应用，有利于无线网络系统的推广应用。

（二）"云大物智移"技术应用

云部署、云存储、云应用是健康 4.0 产业服务的建立与运营的支撑，通过信息化与精细化健康服务及管理融合，使智慧化服务延伸到每个用户、机构和设备，使其与医疗流程、健康服务流程、康复理疗流程、休闲康养流程紧密结合，使系统内外客户不论在何处，都能够以维基方式参与健康维护过程，如电子挂号、预约门诊、预定病房、专家答疑、远程会诊、远程手术、远程医务会议、新技术交流演示等服务，实现人财物信息实时共享。偏远地区的患者通过网络同样能得到著名医院、高级专家的医疗资源，这是患者的福音。

按国家技术标准建设的云部署、云存储、云应用的医院，信息安全与保密程度比较高，被勒索病毒侵害的医院，大多是局域网信息化的医院。

（三）推行私人医生签约健康服务

在健康产业和智慧化健康服务体系条件下，推行私人医生医疗及健康服务签约，必然成为健康服务新理念；推动以人的健康为中心的全方位、全周期健康服务，实现跨健康不同状态、跨生命不同时期、跨不同区域医疗机构的健康服务，必然成为生活品质的象征，也必将成为推动全民健康智慧服务体系建设的有力抓手。

（四）健康服务体系协调联动关系

互不隶属的健康产业上下游服务链，在进行健康服务时应该明确各自分工及服务过程中的权利、责任和利益分配；明确具有行政领导的上下级之间关系、没有隶属关系的协作健康服务关系、具有流程式监控行政指导关系，还有作为健康服务获得者的顾客的健康服务费用支付等，这些都应该经过反复讨论，形成文件落到实处，而且还要在执行中不断修正，提升健康服务质量。

从医疗保险向健康智慧服务产业过渡，涉及服务人群、服务范围、健康服务发生地点、健康服务报销经费额度等一系列问题。虽然政策性趋势已经明朗，但作为全国性的政策只能逐渐实施落地。一些经济发达先行先试的地区，与落后地区政策衔接等还需要一些时间才能实现。

第二节　智慧医院

一、智慧医院建设

（一）概念

智慧医院是在智慧医疗概念下对医疗机构的信息化建设。从狭义上来说，智慧医院可以是基于移动设备的掌上医院，在数字化医院建设的基础上，创新性地将现代移动终端作为切入点，将手机的移动便携特性充分应用到就医流程中。

智慧医院概念在全球被提出来只有 10 多年的时间，各个医院都进行了不同程度的探索，包括将互联网技术、人工智能技术，用在医疗服务的领域。

（二）内容

智慧医院的范围主要包括如下三大领域：

1. **面向医务人员的"智慧医疗"**　以电子病历为核心的信息化建设，将电子病历与影像、检验等其他的系统互联互通，形成智能辅助诊疗。

2. **面向患者的"智慧服务"**　很多医院的一体机、自助机，包括手机结算中心预约挂号、预约诊疗、信息提醒服务，包括衍生出来的一些服务，如停车信息的推送、提示等，让患者感受更加方便和快捷。

3. **面向医院的"智慧管理"**　医院精细化管理很重要的一条是精细化成本核算，用于这些医院内部后勤管理，管理者用手机或在办公室的电脑上就可以看到全院运转的状态，包括 OA 办公系统，实现可视化指挥，数字化决策。

（三）组成

智慧医院由数字医院系统、区域卫生系统及家庭健康系统三部分组成。

1. **数字医院系统**　数字医院包括 HIS、LIS、PACS 及医师工作站四个部分，可以实现患者诊疗信息和行政管理信息的收集、存储、处理、提取及数据交换。

医师工作站的核心工作是采集、存储、传输、处理和利用患者健康状况和医疗信息。医师工作站是包括门诊和住院诊疗的接诊、检查、诊断、治疗、处方和医疗医嘱、病程记录、会诊、转科、手术、出院、病案生成等全部医疗过程的工作平台。

2. **区域卫生系统**　由区域卫生平台和公共卫生系统两部分组成。

（1）区域卫生平台：是收集、处理、传输社区、医院、医疗科研机构、卫生监管部门记录的所有信息的区域卫生信息平台；包括运用尖端的科学和计算机技术，帮助医疗单位及其他有关组织开展疾病危险度的评价，制订以个人为基础的危险因素干预计划，减少医疗费用支出，以及制订预防和控制疾病的发生和发展的电子健康档案。例如，社区医疗服务系统，提供一般疾病的基本治疗、慢性病的社区护理、大病向上转诊、接收恢复转诊的服务；科研机构管理系统，对医学院、药品研究所、中医研究院等医疗卫生科研机构的病理研究、药品与设备开发、临床试验等信息进行综合管理。

（2）公共卫生系统：由卫生监督管理系统和疫情发布控制系统组成。

3. **家庭健康系统**　是最贴近市民的健康保障系统，包括针对行动不便无法送往医院进行救治的患者的视频医疗，对慢性病及老幼患者的远程照护，对智障、残疾、传染病等特殊人群的健康监测，还包括可以自动提示用药时间、服用禁忌、剩余药量等的智能服药系统。

从技术角度分析，智慧医疗的概念框架包括基础环境、基础数据库、软件基础平台及数据交换平台、综合应用及其服务体系、保障体系五个方面。

（1）基础环境：通过建设公共卫生专网，实现与政府信息网的互联互通；建设卫生数据中心，为卫生基础数据和各种应用系统提供安全保障。

（2）基础数据库：包括药品目录数据库、居民健康档案数据库、PACS 影像数据库、LIS 检验数据库、医疗人员数据库、医疗设备等卫生领域的六大基础数据库。

（3）软件基础平台及数据交换平台：可以提供三个层面的服务，首先是基础架构服务，提供虚拟优化服务器、存储服务器及网络资源；其次是平台服务，提供优化的中间件，包括应用服务器、数据库服务器、门户服务器等；最后是软件服务，包括应用、流程和信息服务。

（4）综合应用体系：包括智慧医院系统、区域卫生平台和家庭健康系统三大类综合应用。

（5）保障体系：包括安全保障体系、标准规范体系和管理保障体系三个方面。从技术安全、运行安全和管理安全三方面构建安全防范体系，确实保护基础平台及各个应用系统的可用性、机密性、完整性、抗抵赖性、可审计性和可控性。

通过应用远程图像传输、数据计算处理等技术，可以实现数字医院智慧应用。例如，远程探视的实现，可以避免探访者与患者的直接接触，杜绝疾病蔓延，缩短疾病恢复进程，通过远程会诊，可以支持优势医疗资源共享和跨地域优化配置；自动报警功能可以对患者的生命体征数据进行监控，降低重症护理成本，防止精神病患者走失；临床决策系统可以协助医师分析详尽的病历，为其制订准确有效的治疗方案提供基础；智慧处方功能，可以分析患者过敏和用药史，反映药品产地批次等信息，有效记录和分析处方变更等信息，为慢性病治疗和保健提供参考。

（四）智慧医院特点

1. 互联协作平台　通过互联协作平台，授权的医师能够随时查阅患者的病历、患病史、治疗措施和保险细则，能够搜索、分析和引用大量科学证据来支持他们的诊断，提升临床医师知识储备和提高其过程处理能力，进一步推动临床创新和研究，达到医学继续教育效果。患者也可以自主选择更换医师或医院。

通过专业的无线信息平台将患者、医护人员、医疗服务提供商、保险公司等以无缝协同的方式智能互联，可以让患者体验一站式的医疗、护理和保险服务。

2. 互通共享平台　可以把信息仓库变成可分享的记录，整合并共享医疗信息和记录，以期构建一个综合的专业的医疗网络。支持乡镇医院和社区医院无缝连接到中心医院，以便基层医生实时获取专家建议、安排转诊和接受培训，也便于上级医院实时感知、处理和分析重大的医疗事件，从而快速、有效地做出响应。

3. 健康智慧服务平台　即通过医疗信息和记录的共享互联，整合并形成的一个高度发达的综合医疗网络，它可以使各级医疗机构之间、业务机构之间开展统一规划，实现医疗资源的优势互补，达成监管、评价和决策的和谐统一。

（五）智慧医院应用

1. 从患者角度出发

（1）实现医疗信息共享：智慧医疗的核心就是"以患者为中心"，给予患者全面、专业、个性化的医疗体验。通过智慧医疗整合区域医疗体系，能够使大量的医疗监护工作实现网络化、无线化的应用，实现医疗信息共享。例如，社区医院可以预约三级医院的专家号和特殊检查，各种检查和检验结果各级医院共享共认，实现区域医疗"一卡通"等便民诊疗效果。

（2）对诊疗过程智慧监控：本着对患者负责的态度，在后台实施预防性核实，全程对患者的姓名、电话、身体状况、药品使用情况等敏感数据的操作访问进行监控，使患者资料在授权许可范围内被访问。

（3）远程会诊：智慧医疗通过联网也可开展远程会诊，还可以通过自动查阅相关资料和借鉴先进治疗经验，辅助医师给患者提供安全可靠的治疗方案。

2. 从医护等工作人员角度出发

（1）提高智慧诊疗效率：通过快捷完善的数字化信息系统使医护工作实现"无纸化、智慧化、高效化"，不仅可以减小医护人员的工作强度，提升诊疗速度，还可让诊疗更加精准。在提高诊疗效率的同时，提高医护人员的绩效，从而调动医护人员的工作积极性。

（2）全流程实时审核：智慧医疗可以根据患者病理特征，对医护人员的系统操作进行全流程实时审核，减少医疗差错及医疗事故的发生。例如，患者出现相对的危机值时，系统可发出即时提醒或远程报警，也可避免医师在开药时出现配伍禁忌等现象和避免使用患者过敏药物，还可实施各级医生权限控制，避免抗生素的滥用等现象，使整个治疗过程更加安全可靠。

3. 从医疗机构的角度出发

（1）整合的智慧医疗体系：除去了医疗服务当中各种重复环节，降低了医院运营成本的同时提高了运营效率和监管效率。

（2）可以提供实时访问：信息交换平台可以提供对于疾病数据接近实时的访问。通过这些数据，既提高了医疗机构的医疗水平，起到良好的品牌效应，又能使用户能够预测和分析健康风险，为医院腾出更多的时间应对可能出现的灾难性疾病暴发。

（3）实现实时监控：通过整合医疗信息系统，医院可对其就诊量、医生用药及检查检验情况、医保基金使用、财务结余等业务运作的每一项数据做到实时监控。在最难把控的药品监管方面能从入库、每个医师工作站的使用、库存量、过期期限等全程跟踪每一种药品，使限制大处方、滥检查的实时监控成为现实。

（4）可以实现全时空运行：医院的信息系统是一个数据量巨大、数据类型复杂的实时系统，由于医院业务的特殊性，任何人为或自然因素所导致的应用或系统中断，都会造成医院巨大的经济和名誉损失及严重的法律后果，所以医院的业务运转和发展对信息技术系统的持续稳定运行提出了非常苛刻的要求。

4. 从健康服务体系角度出发

（1）云存储、云应用：医院医疗服务信息储存在最适宜的存储设备或云平台上，通过建立信息使用或调用机制，方便各健康智慧服务机构根据数据的类型，自动调用顾客不同生命周期数据。

（2）互操作性：按照集中、整合的方式统一构建医院信息系统需要的存储资源，保证患者数据在多个站点间的可访问性、可靠性和安全性。

（3）数据安全：数据存储具有自动纠错功能，当风险发生时能够自我修复、自动重建，保证患者数据在多个站点间的可访问性、可靠性和安全性。

（4）信息保密：建立信息使用规则，方便授权用户使用。对非授权用户要从行政管理、技术保障、法律应用等多方面进行管理，保证多用户使用条件下的信息安全保密。

二、智慧医院建设注意事项

（一）要按照以医疗为中心体系进行组织重构和流程优化

智慧医院建设要保证以医院为主体、个人为主线的以医疗为中心的服务得到落实，按照医保付费要求，对不同疾病、诊疗项目、DRG、DIP 等具体细节，逐一梳理，重构医疗服务组织，优化服务流程，系统规范服务内容，确保每一项医疗服务都能得到组织保障、流程保障和信息技术和智慧化保障。

（二）积极发挥智慧医院对医联体／医共体建设的促进作用

智慧医院与医联体／医共体在疾病预防控制体系中，可以相互促进、达到事半功倍的效果。智慧医院应该是健康服务的枢纽，医院要做到对医联体／医共体开放人才、技术、设备，形成对体系内医疗机构及人员帮带关系，这种模式不但可以实现教学相长，还可以增加医院信誉度，提高医院影响，扩大医院在分级救治市场当中的份额。

（三）积极发挥智慧医院对私人医生或家庭医生签约的促进作用

O2O 模式，提供了三级医院、二级医院医务人员新的私人医生市场，私人医生主要向有个性化医学专科需求的高端顾客提供服务，这与家庭医生的基本医疗政策设计不但没有矛盾，而且还可以对家庭医生形成市场补充和技术支持。

医院支持医生以私人医生身份参与医疗市场活动，是对医师以医院为品牌依托，开展多点执医和自由执医的有力支持，也是医院留住医学人才，吸引疑难危重患者、高端患者到医院就诊的有效办法。体制内与体制外的业务能够同时兼顾，利益可以共享，医学优秀人才就没必要辞职闯世界。体制内的龙头医院，毕竟在人才、医疗技术、设备水平、就医环境等方面具有一些先天性的优势，而在医疗市场还没有形成的情况下医学人才辞职去闯世界难免到处碰壁。

（四）智慧医院建设重在发挥智慧作用

数字化建设对医院来说就是一个工具，引进同一软件的各家医院，应用效果大不相同。只要院领导重视，把信息化建设当作管理模式建设，医院信息化建设自然会成为领导者工程、全员工程，抓紧抓好。否则，智慧化医院的智慧就不会发挥出来，只能停留在抱怨软件或者炫耀引进高级软件的层面。

软件使用效果，即智慧化医疗服务效果，是对管理水平和管理能力的最好检验。

第三节　互联网医院

互联网医院与智慧医院有很多相同之处，互联网医院更倾向于走出医院向区域、广域发展，对于"云大物智移"应用比智慧医院要求更高一些，从某种方面讲，智慧医院是互联网医院发展的基础。

一、互联网医院建设

（一）解决医疗资源匮乏背景

国家发布《国务院关于积极推进"互联网＋"行动的指导意见》《国务院办公厅关于推进分级诊疗制度建设的指导意见》《互联网诊疗监管细则（试行）》，目的是解决医疗资源匮乏、医疗资源分布不均和分级诊疗的问题。国家鼓励医疗机构和科技公司积极探索互联网延伸诊断、电子处方、药物配送等网络诊疗应用。

（二）互联网医院建设现状

1. 医院自建平台　医院将自有医师放在线上，进行在线诊疗。例如，2015 年 12 月首家乌镇互联网医院，开展在线复诊、远程会诊、电子处方。黑龙江省医院互联网医院，自建平台，开展在线诊疗业务。

2.互联网公司搭建平台　互联网公司搭建平台，再由实体医院入驻，进行在线诊疗。例如，银川京东互联网医院有限公司搭建平台，人民医院入驻并提供在线诊疗，京东物流提供药物配送。还有 6 家互联网医院依托这种平台申办证照。

（三）互联网医院申报要求

1.注册公司　注册 ×× 互联网医院有限公司，股东一般必须是公司，面积 200 ～ 400 平方米，注册资金建议最少 1000 万；需要两份宽带接入协议；购置 HIS、EMR、PACS、LIS 软件，通过三级等级保护备案，CA 认证，配置行政、药学、质控和信息各两位以上人员，5 位以上临床科室的医护人员等。

2.设置申请　与实体医院签约协议，然后递交设置申请，审核部门 20 ～ 45 个工作日下发设置许可文件。

3.登记申请　设置许可下发后，递交登记申请，20 ～ 45 个工作日下发登记许可证；登记许可证下发后整个项目办理完毕。

二、互联网医院做法

（一）提供医务人员服务

1.提供家庭医生签约服务　医务人员与顾客签约家庭医生服务、建立公共健康档案和收取相应服务费用。

2.提供医务人员多点执业服务　对医务人员提供在多个医疗机构发生的诊疗收费、退费担保及绩效等管理，促进医务人员流动和优质医疗资源下沉，实现医务人员全职业生涯保障。

3.提供互淘医疗服务平台　通过互联网医院实现医务人员与顾客、顾客之间医疗健康服务交流合作，实现顾客选择医生医疗服务。

（二）提供就诊者服务

1.提供医疗社交平台　通过互联网医院公众号载体进行医患、病友和亲友定向及多向互动，赋予顾客知情择医评价权利，建立医生之间、医患之间、顾客之间各种医疗服务兴趣交流群。

2.提供与私人医生签约服务　顾客在互联网医院平台自主选择基本医疗、中高端健康套餐或分项服务，合理选择不同等级保险定点机构、不同类别医疗、健康服务人员，科学使用及支配个人医疗保险、附加医疗保险、商业医疗健康服务等保险费用，发挥私人医生高品质健康保障作用。

3.提供无障碍医疗记录服务　把分散在各个医院的电子病历及公共卫生服务体系的健康档案，如检查检验资料、X 线片、病历、会诊记录、手术记录等资料，按时间、内容、病种、类别汇集整合成为全生命周期健康记录，确保客户不受时间、区域限制，随时获得不同的家庭医生或私人医生、不同机构、不同级别会诊医生的 O2O 服务并付费。

（三）提供医院互联网运营管理

1.提供多点执业服务管理　提供院内外人员在多个执业地点执业支持和绩效管理，给予执业时间、执业内容、相关专业配合及核算方式等方面的支持与管理要求，实现个人不需要跳槽也能够实现个人业务发展，提高员工对主执业医院的忠诚度，实现个人与医院共同成长。

2. 提供医联体、医共体内部业务闭环核算　提供医联体、医共体双向转诊患者不间断诊疗服务和按业务流程成本核算及绩效管理机制，实现诊疗信息实时共享、利益共享。

3. 实现对不同顾客的分类管理　提供对不同类型人群、器械、药品商家的服务管理，实现慢病医疗规范化、健康服务个性化。

例如，对小区居住老年人群的个性化管理，在"4∶2∶1"计划生育要求的历史背景下，在城市主城区及旅游休闲小镇居住的老年人的一个共同特点就是生活孤独，尤其是在旅游休闲小区入住的老年人，既需要生活丰富多彩，更需要医疗健康保障。根据这种情况，开设在街子古镇的成都青城山医院，依托中国青城颐养中心项目优势，开办了两个食堂和两个超市，满足了小区居民生活需要，还在每个家庭安置 3 个与物业保安和医院 120 联动的一键呼叫按钮，在居民有医疗需求时做到立即响应；在对入住居民免费建立医疗健康档案基础上，积极推进医务人员与老年人签订私人医生服务协议，通过互联网医院平台，私人医生可以对签约老年人随时提供医疗及健康服务，医院也可随时提供遂行保障。

（四）提供医疗服务监管

1. 实现维基式、流程式监管　互联网医院可以提供家庭医生医疗服务订单的流程式管理，实现卫健委、医保局及商业健康保险公司对以基本医疗保险为主体，商业健康保险、医疗救助、职工互助医疗和医疗慈善服务等为补充的、多层次的医疗保障体系流程式、维基式服务与监管。

2. 实现供、需、监三侧利益共同体　互联网医院可以为卫健委、医保局、商业健康保险公司等监管机构提供维基式医疗服务共享载体，实现个人支付账户信息与医保局或商业健康保险公司连接，实现对在不同医疗服务机构的服务账户实时支付及个人支付，提高医疗服务管理效率，提高客户医疗服务满意度。

三、互联网医院建设探讨

（一）互联网医院业务及商务模式尚不成熟

互联网医院业务仍停留在挂缴查（挂号、缴费、查询）或售药功能，家庭医生签约服务还没有形成，商业模式，互联网医院服务尚未纳入医保报销范围。

（二）用健康 4.0 标准建设互联网医院

实现信息化与精细化管理业务融合。以医疗为中心的局域网信息化，不能满足广域互联网信息化要求，最终造成既有软件的不支持，不能突破院域医疗服务的院内外组织架构、工作内容、标准、流程、考核及开发语言等多重融合不匹配情况。

（三）需要实现互联网与物联网整合去中心化

局域网信息化基本没有"云大物智移"使用要求，就如同"白天不知夜的黑"一样，原有信息化根本不可能满足互联网与物联网整合要求，不可能一蹴而就地实现门诊一体化服务、智能医师、智能护士、可穿戴设备去中心化应用。

（四）需要实现互联网服务信息互通共享

异质异构局域网应用的软件，基本都是来自不同公司各自独立的子系统，在医院就如同软件博览会一样，软件越多、信息孤岛就越多，造成各类部门和人员信息孤岛，使医务人员与患者、医院与监管部门之间不能实现真正的信息互通共享，影响互联网医院效果。

第4章　健康4.0医院企业化模式

医院是按事业单位还是按企业经营管理，对医院经营管理至关重要，直接影响健康4.0医院转型效果。

第一节　现代医院企业化管理

一、法人治理结构

法人治理结构的科学性已经得到广泛认同，公立医院采用法人治理结构，可以实现"管办分开"，这对于医院管理水平的提升有着重要意义。

（一）建立理事会、监事会和管理层治理结构

公立医院的法人治理结构由负责决策的理事会、负责监管的监事会、负责医院实际运营管理的管理层三者组成，这是一种具有较高科学性的管理结构。

1. 理事会　主管公立医院的关键决策，享有决策权，属于医院的主要决策机构；党委班子成员应当按照章程进入医院管理层或通过法定程序进入理事会，医院管理层或理事会内部理事中的党员成员一般应当进入医院党委班子。新医改、新形势下，公立医院改组改制加速，公私合营的、托管的、医联体多种形式的医院，明确规定把党的领导融入医院治理各环节，把党建工作写入章程，确保党的领导地位和监督作用。

2. 监事会　享有监督权，肩负着医院各项财务情况、管理者行为的监督责任，属于主要的监督管理机构。

3. 管理层　是医院日常经营活动的实际管理人员，主要负责决策执行和经营活动管理，享有实际管理权的执行机构。

（二）实行管办分开

1. 分工明确权责统一　在实行法人治理结构的公立医院中，三者权力范围和职责划分非常清晰，实现了权责统一。由于实现了责任分工，在医院运转中，它们就可以各司其职，避免了职责不清导致的管理混乱等情况出现。

2. 相互促进、相互制约　法人治理结构的三部分之间具有密切的联系，医院系统的正常运转需要三方的配合和协调，缺一不可。三者之间也因此形成了互相牵制的关系，不同层级、结构之间的制约关系，反而使得各方利益主体能够维持微妙的平衡。

3. 提高管理效率　法人治理结构可以在一定程度上简化管理流程，提高了管理工作的效率。

（三）实行党委会领导下的院长负责制

《国务院办公厅关于建立现代医院管理制度的指导意见》（国办发〔2017〕67 号）、中共中央办公厅印发《关于加强公立医院党的建设工作的意见》是科学性、适宜性和可操作性均很强的现代医院管理的纲领性文件。

1. 党委会工作

（1）充分发挥公立医院党委的领导核心作用：实行集体领导和个人分工负责相结合的制度，凡属重大问题都要按照集体领导、民主集中、个别酝酿、会议决定的原则，由党委集体讨论，作出决定，按照分工抓好组织实施，支持院长依法依规独立负责地行使职权。充分发挥党委把方向、管大局、作决策、促改革、保落实的领导作用。

（2）把党建工作要求写入医院章程：公立医院章程要明确党组织的设置形式、地位作用、职责权限和党务工作机构、经费保障等内容要求，明确党委研究讨论医院重大问题的机制，把党的领导融入医院治理各环节，使党建工作要求得到充分体现。

（3）健全医院党委与行政领导班子议事决策制度。党委会议由党委书记召集并主持，研究和决定医院重大问题，不是党委委员的院长、副院长可列席党委会议。

院长办公会议是医院行政、业务议事决策机构，由院长召集并主持。重要行政、业务工作应当先由院长办公会议讨论通过，再由党委会议研究决定。

要健全医院党委会议、院长办公会议等议事决策规则，明确各自决策事项和范围，不得以党政联席会议代替党委会议。坚持科学决策、民主决策、依法决策，坚决防止个人或少数人说了算。重大问题在提交会议前，党委书记和院长要充分沟通、取得共识。加强党务、院务公开，强化民主管理和民主监督。

2. 院长工作

（1）院长全面负责医院的医疗、教学、科研、行政管理工作。按现代医院管理法人治理结构要求，对组织架构、岗位职责、工作流程、规章制度、质量、效率效益、执行力等各方面全面管理，实现事业单位企业化管理，提高政府购买医疗卫生服务的竞争能力，解决差额拨款单位的生存与发展问题。

（2）院长是医院依法执业和医疗质量安全的第一责任人：落实医疗质量安全院、科两级责任制。建立全员参与、覆盖临床诊疗服务全过程的医疗质量管理与控制工作制度，严格落实首诊负责、三级查房、分级护理、手术分级管理、抗菌药物分级管理、临床用血安全等医疗质量安全核心制度，严格执行医院感染管理制度、医疗质量内部公示制度等。加强重点科室、重点区域、重点环节、重点技术的质量安全管理，推进合理检查、用药和治疗。

（3）在决策程序上，保证党组织意图在决策中得到充分体现。公立医院发展规划、"三重一大"等重大事项，以及涉及医务人员切身利益的重要问题，要经医院党组织会议研究讨论同意，充分发挥公立医院党委的领导核心作用。

（四）民营医院实行董事会领导下的院长负责制

1. 公立医院市场化是民营医院的发展机遇　公立医院市场化和企业化管理为民营医院发展提供了机遇，使公立医院和民营医院在政府购买公共服务的平等环境中竞争，同时对民营医院也造成了莫大的压力，因为竞争的基础是不公平的，无论从房屋建筑、设备设施、人员配备、技术水平，还是政策保障等方面，公立医院都是得天独厚的，民营医院与之差距很大。

民营医院发展不会得到国家给医院的差额拨款，就如逆水行舟，不进则退。在获得政府购买医疗卫生服务份额时，与公立医院比较有先天的劣势，因此民营医院"生存靠自己，发展靠管理"的理念很容易得到投资者与员工的认同，企业化管理办法也容易获得支持。

2. 民营医院董事会　董事会是民营医院的经营决策机构，也是股东会的常设权力机构，向股东会负责，代表股东对医院的经营运行实施监督管理。董事会的主要职责如下所述。

（1）负责召集股东会，执行股东会决议并向股东会报告工作。

（2）审议批准医院年度医疗活动经营目标并对其实施监督。主要目标：医疗活动计划目标、品牌定向整合目标、品牌规模目标、销售计划目标、主要经济效益目标、节能降耗与节能减排目标、资产经营目标。

（3）决定医院内部管理机构的设置。

（4）批准医院的基本管理制度。

（5）听取医院院长（或总经理）的工作报告并做出决议。

（6）制订医院年度财务预、决算方案和利润分配方案，弥补亏损方案。

（7）对医院增加或减少注册资本、对外担保、分立、合并、终止和清算等重大事项提出方案。

（8）聘任或解聘医院院长（或总经理）、财务负责人并决定其奖惩。

（9）审议医院的年度投资计划，报投资方获批准后执行。

（10）审议批准医院薪酬分配总体方案，包括年收入增长水平、分配政策和分配方案等。

3. 民营医院院长岗位职责　民营医院有两种管理模式的院长职责：

第一种模式为董事会领导下的总经理负责制，这种情况下院长就是业务院长，总经理主抓人力资源管理和医院财务及经营管理。

第二种模式为董事会领导下的院长负责制，这种情况下院长为医院全面管理的第一责任人，不但要抓业务，还要抓人力资源和财务运营管理，这是一元化的领导模式，既可以减少多头领导向下发号施令，还可以减少管理层级，提高管理效率和效果。

本章介绍的是董事会领导下的院长负责制：

（1）医院院长在董事会领导下，主导制订实现医院价值最大化的总体战略，全面负责并实施医院的整体业务规划与经营战略。

（2）组织实施董事会决议，组织制订医院总体发展规划、年度工作计划，按期布置检查、指导总结工作，完成董事会下达的目标任务。

（3）主持制订现有各项业务的计划，注重医院经营效益，确保医院资产保值增值。

（4）负责全院医疗、护理、院感、教学、科研等各项业务工作，主持医院日常工作目标的制订及开展。

（5）抓好医院的经营管理和质量考核工作，把医院的经营效益与员工的薪酬待遇挂钩，最大限度地调动员工的工作积极性。

（6）指导、检查、督促全院各科室、各部门、各岗位的工作，以及医疗常规和操作规程的执行情况，随时纠正工作中出现的偏差，保证医疗工作正常有序地开展。

（7）组织医护人员学习新技术、新业务，创造条件开展医疗技术新项目，不断提高医疗技术水平和服务质量。

（8）根据国家有关人事政策和医院的管理制度，决定员工的聘任、解聘、提职、晋升、奖惩等，根据医院战略领导制订人力资源政策并监督其执行。

4. 实行董事会领导下的院长负责制　民营医院一般是指以营利为目的，运用各种生产要素（如土地、劳动力、资本和技术等），向医疗市场提供健康产品或服务，实行自主经营、自负盈亏、独立核算的具有法人资格的社会经济组织。

院长作为职业经理人，其职责如前所述，主要是保证投资效益回报，医疗安全是医院经营的基础，人才、技术、设备、学科特色、就诊环境、服务等都是获得投资效益的手段。民营医院更应该把社会效益放在第一位，没有社会效益就不可能有经济效益，民营医院院长应该着力把社会效益打造成民营医院耀眼的品牌，应该积极参加公益事业、爱心救助、积极和谐医患关系、积极融洽社区居民友好关系，这些既属于医院文化建设内容，也是医院良好社会效益的标志。

二、按企业化进行组织重构

必须按照现代企业管理办法，对医院组织进行重构，对功能任务重新进行划分，各项业务都必须以医院发展这个中心作为载体。只有这样，医院各项工作的形式才能与医院发展这个内容实现统一。企业化的医院也不例外，需要从功能上划分为生产、销售和管理服务三个类型机构设置。

（一）生产单位

1. 医院的产品是健康　在健康 4.0 医院时代，顾客需要的是全生命周期健康服务，包括疾病、亚健康、健康三种状态，以时间为纵轴的连续性的服务；过去的单次疾病诊疗事件，在全生命周期健康服务过程只是作为一个节点存在。作为全生命周期健康服务的横轴，医院、预防保健机构、康复医院、养老院等提供的各种健康服务产品，形成健康服务产业。医院提供给顾客的健康服务产品，也就不再局限在一次诊疗事件、一个机构的具体服务，而是提供全生命周期健康服务。医保局也把预防、保健、康复、异地诊疗等健康服务纳入报销范围，如中医治未病，在信息化系统支持下，一个全民健康智慧服务体系正在形成。

2. 医药护技科室是健康生产部门　医院临床科室、检查检验科室、医药服务部门、护理病区等是对健康维护和转化的部门，可以把疾病状态，经过内科、外科、介入、放射疗法等干预手段，转入到亚健康或健康状态。这些部门通过健康干预，实现健康状态转换，同时获取健康服务回报，整个过程就是健康产业服务过程，健康产品生产过程。

3. 医护管理部是生产管理部门　健康产品质量、生产速度、投入产出效益、生产过程客户满意程度等都是医护管理部工作内容。

在健康智慧服务时代，健康产品生产线，应该从客户在互联网挂号视为 O2O 健康服务的开始，在门诊包括挂号、收费、门诊诊疗、检查检验、注射、手术等；病情稍重一些的客户在住院部诊疗，包括内科治疗、手术治疗、放射治疗等。从客户就诊流程形成客户健康服务线、从医师诊疗服务形成诊疗服务线、检查流程线、化验流程线、药品供应线、医用耗材供应线等。对每一个具体的业务流程都需要进行质量控制、生产效率效益分析指导，确保健康服务质量。

（二）销售单位

1. 健康服务公司是健康产品销售部门　任何一个企业对销售部门都很重视，"以销定产"说明销售部门工作的重要性。但是对于医院这个行业，医疗市场拓展、健康产品销售部门似乎还不能登大雅之堂，主要是因为大部分人认为医院这个行业是公益事业单位，是上级拨款单位，传统观念也有"医不叩门"说法，致使医疗市场拓展不被重视。

实际上上级拨款不足以支撑医院正常发展，工资尚是差额，获得绩效奖励更是无从谈起。医疗设备设施使用率低，不能发挥经济效益。这就需要健康服务公司积极拓展医疗和健康服务市场，通过提供健康服务实现医院价值、员工价值，合理获取工资及绩效回报。

2. 企划拓展是健康服务市场的拓展手段　"酒香不怕巷子深"，医院拓展市场必须要让机构客户、群体客户、病种客户、会员客户知道这个机构的存在及地理位置，同时要知道这个机构的学科技术特点，专家姓名、工作时间、联系方式等。要积极拓展医疗机构市场，通过建立医联体、医共体实现医疗机构双向转诊业务联系；通过私人医生、家庭医生签约建立忠诚客户群体联系；通过常见疾病防治知识宣传建立一般客户群体服务市场联系；通过特色专科技术宣传建立会员客户群体联系；通过与基本医疗保险管理部门、民政养老管理部门、残联康复管理部门等签订医疗服务协议，获得基本医疗健康服务市场；通过与商业健康保险公司签订医疗健康服务协议，获得高端医疗服务市场。

3. 全生命周期健康服务是市场拓展的载体　单次就诊服务是"一锤子买卖"，随机性、随意性很强，顾客下一次就诊可能就不再去找这个医生，也可能不再到这家医疗机构就诊。依托数字化平台进行全生命周期健康服务与管理，就需要从私人医生、家庭医生做起，不但要提供医疗服务，还要提供健康和亚健康服务，实时进行健康干预，真正把客户当朋友、把健康服务当事业，才可能建立滚动式扩展的管家式健康服务市场，促进医务人员完成单位人向自由执业人员的身份转变或在体制内获得多点执医带来的经济效益。

（三）管理服务单位

医护管理、人事行政、财务运营都属于管理服务部门，其他职能管理部门需要从机关剥离，形成小机关大服务。

1. 医护管理部　是医院健康产品生产管理部门，是医疗组织架构、岗位职责、岗位工作标准、医疗流程、绩效考评标准的制订与监督管理部门，通过对医疗、医技、药学、护理各部门各项操作流程的规范性和执行力进行定期检查，确保医疗组织高效、医学流程顺畅、岗位职责清晰、工作标准规范，使各项规章制度得到落实。健康服务质量得到保证、健康服务工作的效率效益在行业竞争中就具有优势。

2. 人事行政部　是医院人力资源和医院行政管理部门。

（1）人力资源管理：医院企业化管理已从人事部对单位人的管理，变为人力资源管理，具体业务包括招聘、试用、使用、考核、晋升、淘汰、绩效考评等。在全员合同制情况下，对于人员劳动合同协议签订、社会保险缴纳、异地结转等政策性及业务性要求较高。医院劳动合同纠纷发生概率仅次于医疗纠纷，需要医院领导予以足够重视。

（2）行政管理：包括医院行政、党务工作、工会、青年团、妇女联合会等各类组织的管理与服务，需要满足各级各类组织检查验收要求。医院、机关和各科室各种会议召开、主题、参加人、记录等都要有明确要求，还要有落实记录。行政管理要做到做事有标准、办事有程序、过程有记录、落实有反馈。

3.**财务运营部**　包括医院财务和物资管理两个部门。

（1）财务管理：通过财务预算管理、全成本核算管理、绩效考核等，实现院、科两级核算一致，提高医院运营效率效益，提高医院在行业及区域的竞争能力和水平。

（2）物资管理：通过物资招标、采购、供应、使用、报废淘汰的全寿命周期管理，实现医院物资材料、药品供应高性价比，提高物资使用效率和效益。通过虚拟一级库管理减少物资、药品库存，提高物资药品周转次数，提高物资运行效益。

（四）健康 4.0 医院企业化管理组织建设要点

1.**医院各项工作要以医院发展中心作为载体**　医院是医疗卫生服务的公益事业单位，也是差额拨款单位，大部分二级以上公立医院都已经成为自收自支单位，也就是说具有企业性质。医院所有人员、所有部门、所有活动都要以医院发展这个中心作为载体。没有成本核算意识的医院活动，会造成医院经济规模增加，医院亏损更大，最终造成医院发展难以为继。

2.**扁平化管理层次**　由副院长向下兼任部门领导，减少政令在中层梗阻的机会，提高医院管理效率（图 4-1-1）。这就要求医院副院长必须懂机关业务，而且要亲自抓机关业务，使分管工作达到现代医院管理水平。

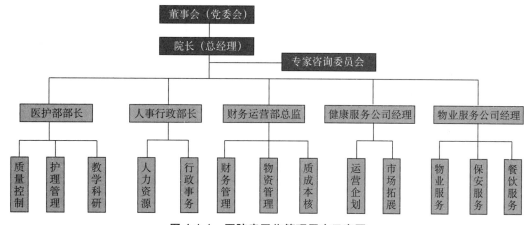

图 4-1-1　医院扁平化管理层次示意图

3.**管理职业化**　管理是一门科学，也是一门艺术。参与医院及机关管理的领导，必须把管理作为职业。医院管理的重要性大于科室管理和个人业务发展，这一点毋庸置疑，医院的企业化性质，决定了医院管理必须靠调度运行才能促进医院发展，医院管理职业化也是国务院关于现代医院管理制度建设指导意见中提出的明确要求。

4.**学科专业化**　要适时将学有所长的学科中心主任提拔为专家副院长，参加医院专家咨询委员会，为医院发展提供决策意见；参加区域专科学会，提高医院及其个人学术地位。专家副院长一般不参与医院行政管理，以确保其能有充裕时间钻研专科业务。

5.**核算单位最小化**　从企业运营来讲，医院每个组织都应该是成本核算中心和利润贡献中心，正所谓"千斤重担大家挑，人人身上有指标"。要把医院经营发展和市场拓展等各方面职能任务，分解给医院每个科室，使每个人、每个核算单位和医院都清晰知道成本核算保本点是多少，使医院全员形成成本核算意识、效率效益意识及全员营销意识。

6. 岗位设置一专多能　医院科室顾名思义，只要设置就要有编制人数、功能任务，各科室之间业务沟通属于组织间信息沟通，需要通过一定程序才能实现。我们在部以下机关没有设置科长或处长，而是对内称为主管，目的是实现业务管理的一专多能，使相近业务的管理人员可以多一些自然交流。管理作为一门科学，没有必要画地为牢，应该一专多能，这一点笔者在人员流动性大的军队医院和民营医院体会尤其深刻。

第二节　健康 4.0 服务企业化运营

现代医院管理实际就是现代企业管理，对于不同类型的医院来说，健康 4.0 服务市场的企划拓展缺少专门的部门进行管理，本文探讨把企划拓展、医院形象宣传、机构和个人的健康服务签约等健康服务功能进行集约管理，促进医院发展。

一、健康服务市场企划拓展

(一) 市场企划

1. 企划　即医院战略规划，是为企业理性决策提供按效益化原则设计的方案。激发创意，有效地运用手中有限的资源，选定可行的方案，达成预定目标或解决某一难题，就是企划。规避风险和追求效益最大化是企划的两大功能。企划是一种程序，本质上是运用脑力的理性行为，是针对未来要发生的事情进行当前决策，即企划是预先决定做什么，何时做，如何做，谁来做。

企划广义上涉及医院的发展战略、品牌战略；狭义上涉及医院的营销管理、广告策略和市场管理。

2. 企划内容　包括市场营销调研企划、营销企划、市场定位企划、医院形象企划、产品企划、品牌企划、价格企划、营销渠道企划、促销企划、广告企划、整合营销传播企划、服务企划、网络营销企划、关系营销企划及微营销企划。制订医院的发展战略是医院规划的核心问题。

通过运用各种不同的思考方法产生构想，好的构想就成为创意，而有目标的、可能实现的创意（或是用创意来做工），就变成企划了。由此可知，企划有别于构想与创意，它应该包括下列三个要素：

(1) 必须有崭新的创意：企划的内容必须具有新颖、奇特的特点，令人拍案叫绝，使人产生新鲜、有趣的感觉。

(2) 必须是有方向的创意：再好的创意，若缺乏一定的方向，势必与目标脱节，就不能称之为企划。

(3) 必须有实现的可能：在现有人力、财力、物力的限制之下，有实现的可能，才是企划，否则再好的创意均属空谈。

3. 市场定位企划功能

(1) 有利于增强医院核心竞争力和长期竞争的优势，有利于增加医院无形资产。市场营销企划是医院营销企划的前提和基础。

（2）有利于树立医院形象和医院品牌形象，有利于提高健康产品知名度和美誉度，有利于提高医院顾客的满意度。

（3）市场定位企划是医院整合营销企划的基础。健康服务市场整合营销企划事业是其营造核心竞争力的基本手段。

（4）有利于医院对各级市场的建立和完善，有利于医院降低经营风险，从而确保医院长期战略目标的实现。

4. 营销企划书　是为了实现企划而产生的具体构想。一份成功的企划书，通常需要经过以下企划过程：提出问题或策略；搜集现有的资料；进行市场调查；分析并统计资料；讨论并激发创意；选择可行的方案；实施与事后检讨。

（二）市场拓展

市场拓展就是开拓和扩展市场，如何将服务和产品的市场扩大，是市场拓展的核心任务。健康产业服务市场拓展需要通过市场调查分析确定市场需求，再根据市场需求进行产品定位和市场定位，在明确了健康产品市场和产品销售对象后，制订详细的市场推广策划方案，借助宣传媒体（如电台电视广告、平面媒体广告、终端广告等多种方案形式组合）、展销展会、网络推广、电话营销、电子商务平台、约洽上门推广及终端销售等方式，提升产品和服务在市场的认知度和影响力，从而获得更大的市场份额。

1. 市场调研　健康产业市场调研是一种有目的的活动，是一个系统的过程，是对信息的判断、收集、记录、整理的活动，是一项对市场信息工作进行设计、收集、分析和报告的过程。

2. 市场营销　营销企划是医院在市场营销活动中，为达到预定的市场营销目标，结合市场调研结果，全方位、多角度地把握目标市场和顾客群的利益共性，从而对医院的人、财、物等各种资源进行优化配置并就整体市场营销或市场营销的某一方面进行分析、判断、推理、预测、制订市场营销方案的行为。市场营销方案的实施要从如下几个方面入手：

（1）明确市场目标定位。

（2）针对目标客户的需求调整产品设计、价格设计。

（3）向目标专业客户宣传推广，推广形式多种多样，有学术研讨会、展览、专业杂志广告、人力推广，人力推广即寄资料、发传真、打电话，上门约洽等。

（4）有一定的市场份额或市场成熟到一定程度后，可以进行系列的促销。

（5）公关活动：如赞助、捐赠仪器给某公益机构。

3. 营销方式

（1）关系营销企划：是把营销活动看作一个医院与顾客、供应商、经销商、竞争者、政府机构、社区及其他社会公众发生互动作用的过程，其核心是建立并发展与这些群体的良好关系。在这一过程中，营销人员对顾客所做的分析、判断、构思、设计、安排、部署等工作，便是关系营销企划。

（2）网络营销企划：是指医院以电子信息技术为基础，以计算机网络为媒介和手段，对整个健康服务产品营销活动进行的超前决策。

医院要利用各种新闻载体进行医院形象宣传，包括广告词、宣传资料、医院标志系统等。医院应注重与新闻媒体的沟通，抓住正面新闻，引起公众关注，提高知名度；开展和参加社会公益活动，如赞助、捐款、免费咨询、义诊等活动，通过此类活动迅速树立医院在患者心目中的良好形象；举办各类知识讲座，组织群众参观有关健康知识的展览，在提高群众健康意识的同时让其了解医院在治疗某些病种方面的专长。

此外，医院还应成立专门的危机公关部门以应对和处理各类突发事件，维护医院的利益与声誉。

（三）医院形象企划

医院形象企划是指通过专业运作把医院经营管理和医院精神文化传达给社会公众，从而塑造医院个性，显示医院精神，使社会公众对医院产生认同感，营造医院的核心竞争力和长期竞争优势的一种行为。医院形象设计是其中的一部分工作，而医院形象企业是综合行为。

1. 健康产品企划　其最终目的不在于如何使顾客接受医院的健康产品，而是如何最大限度地满足顾客的各种健康服务需求。

2. 品牌企划　包括品牌定位、品牌认知、品牌忠诚、品牌命名。

3. 价格企划　是指医院为了实现一定的营销目标而协助处理医院内部各种价格关系的活动。价格企划有利于实现医院的长期经营目标，有利于医院营造长期的竞争优势，有利于医院缓解巨大的价格竞争压力。

4. 营销渠道企划　是指将生产者、中间商和顾客有效地连接起来。

5. 促进销售企划　简称促销，用以帮助消费者认识健康产品或服务，给购买者带来的利益，促进和影响人们购买健康服务的行为和消费方式。

6. 广告企划　是对广告传播活动的运筹规划，是在充分获取健康服务市场信息的前提下，预测市场的发展规律，在符合广告主营销策略的基础上，科学地制订广告总体战略，以追求最优化的广告效果的活动过程。

7. 整合营销传播企划　是医院对于客户沟通中的传播行为进行超前的规划和设计，以提供一套统一的有关医院传播的未来方案，这套方案是把医院公关、促销、广告集于一身的具体行动措施。

8. 服务企划　是将用于出售健康服务或者是同产品连在一起进行出售的活动，有规划、有效果地实施。

二、健康服务公司建设与管理

（一）建立健康服务公司

健康服务公司是医院健康服务市场拓展和健康产品销售的主管部门，通过参加医联体、医共体建设拓展医院健康服务市场，通过签约基本医疗保险、商业健康保险公司和参加私人医生、家庭医生签约吸引目标客户购买医院科室健康服务，实现健康服务公司价值。

医院所有健康服务及部门相关业务，由健康服务公司统一管理，在院长领导下进行医院健康服务市场拓展与维护工作。医院形象宣传、科室业务宣传等要并入健康服务公司管理，明确政治、业务要求。医院各项工作均是以业务工作为载体，以医院发展为中心，医院各部门人员都是差额拨款经费供养人员，所有活动和所有人员都应该按预算进行业务活动。

（二）统一健康服务市场拓展管理

1. 开发内部健康服务营销市场

（1）医院营销的出发点是顾客所需要的健康服务，而不是医院所能提供的健康服务，其目的是通过顾客的满意获利，而不是通过增加顾客数量获利。目前大多数医院还是坐等患者上门求医，以医院为中心，而不是站在顾客的角度为其提供相应的服务。很多医师甚至不会将就诊者当作顾客来看待，不会对顾客耐心解释，而多半是居高临下，颐指气使。

（2）内部营销是指将职工看作内部消费者，以先满足内部消费者为目标，进而达到满足外部消费者的目的。对于医院来说，内部营销应先于外部营销。针对医院职工服务观念滞后的问题，医院应为职工提供令其满意的价值感，提高职工对医院的满意度和忠诚度，从而使职工通力合作，转变服务态度，让消费者满意。

2. 拓展外部健康服务市场

（1）拓展医保局基本医疗保险市场、商业保险公司的健康服务商业保险市场，既包括对机构的签约，也包括对有定点医疗保险选择权利客户的吸引，要理顺报销流程，直接按比例进行报销。境外人员医疗健康服务保险，医院还需进行 ISO9000、JCI 认证，吸引商业健康服务保险高端客户人群。

（2）医联体、医共体建设，对于公立医院来说是一个指令性任务，民营医院按照自愿原则参加，但有被边缘化趋势。不同举办人所举办的不同类型医院，积极参加医联体、医共体建设，对于获得区域自然就诊客户是必要的，尽管部分大医院人满为患，对医联体、医共体建设仍应重视。

（3）私人医生、家庭医生签约，对于分级救治的源头打造非常重要，专科医师担当私人医生，全科医生担当家庭医生都是其多点执医练手的机会；对于医院从源头吸引、筛选患者及对医院市场保持和扩大都有长远帮助。

（4）差异性服务：为了吸引更多消费者，医院应站在顾客角度，以顾客为出发点，为其提供一些区别于其他医院的服务，以差异取胜，促使医疗机构以优质服务吸引长期签约客户。例如，对于健康体检服务人群，既要获得单位认可，还要顾客满意，才能赢得客户信赖。

（三）做好医院营销

医院为了满足健康需求者（患者、潜在患者）的需求，实现医院整体组织目标而进行的制订计划、将医疗技术与服务从医务工作者输送到健康需求者而进行的一系列必要活动，即医院营销是医院以医疗服务需求为出发点，有计划地组织各种医疗经营活动，为健康需求者和利益相关者（通称为医疗顾客）提供满意的医疗技术及健康服务，实现医院整体目标的过程及一系列必要活动。

为了更好地提升医疗技术水平，更好地服务于患者，医院也要学会营销，医院的营销理念主要有以下五个方面。

1. 营销医院的品牌　一家医院要得到患者的信赖，有很多影响因素，但关键是医院的品牌。好的品牌可以赢得患者和家属的信赖，可以提升医院的社会知名度，可以吸引更多的患者，反过来又促进医疗技术水平的提高，所以营销医院的品牌很重要。

健康服务产品的质量直接关系到医院的信誉，高质量的产品是医院竞争的王牌，这也需要凭借医院整体的系统管理能力来确保，高质量的诊断治疗也是打动顾客和让顾客信赖的重要因素，远胜于医院的一切促销手段，从另一方面来说，医院产品的高品质，不仅能够为顾客带来品牌价值，也会带来较大的使用附加值。

品牌意识的落后，与医院过去一直处在计划经济体制下不无关系，多数医院陷入了名气就是品牌的桎梏中。一些医院不重视生活服务品牌，包括服务态度、就诊环境、医院餐饮等方面，新形势下就要求医院要精心呵护这些品牌。

2.营销医院的技术　医院的发展，离不开技术的进步，高水平的技术必然造就高水平的医院。因此医院的管理者，要敢于把自己的高超技术亮出来，营销出去，让大家知道医院的技术优势、技术特点，认可医院的技术特长，用技术立院，用技术赢得患者。

3.营销医院的人才　在患者就诊的问题上，很多人相信名医专家，有时为能够找知名专家宁可舍近求远。因此，我们必须在医院重点打造名医专家品牌，通过学习交流、走进社区、对口支援、专家讲座等形式，把医院的专家学者推销出去，得到社会认可，营销好医院的人才。

4.营销医院的诚信　近年来，在医疗卫生行业，有一些不正当的行为，甚至是欺诈行为，这使一些医院失去了信誉，给患者带来很坏的影响，有的医疗机构甚至出现信任危机。医院应该在诚信方面下功夫，围绕诚信做文章，让诚信成为医院发展的基石，促进医院的良性发展。

5.营销医院的服务　医师的诊疗过程，是服务水平的延伸过程，营销好医院服务是非常重要的。有一些医院，技术水平不相上下，服务水平却相差很远，导致患者的满意度大不一样，原因就是服务不同。因此医院既要强化好自己的服务，更要营销好自己的服务，让服务成为医院发展的推进器。

随着健康服务市场细分，高中低端健康服务内容、服务档次和消费水平也会进行细分。客户关注的是物有所值，对医院药品及医疗服务的规定价格尤为敏感。这就要求医院在医疗服务的定价方面拥有了一定的自主权的情况下，一定要设计好健康服务内容、工作标准并在公开场所进行公示，真正做到让政府放心、客户满意。

（四）统一健康服务市场绩效管理

根据具体健康服务项目，按完成单位和业务流程进行考核。健康服务市场项目定价、各业务完成单位分割比例需要利益相关方共同讨论确定，每次业务完成，需要购买服务的科室签字确认，确保绩效考核结果公开、公平、公正，以起到对健康服务工作的促进作用。

第 5 章　健康 4.0 医院学科精细化管理模式

第一节　健康 4.0 医院三级学科架构管理模式

一、三级学科架构管理模式产生背景

2004 年 9 月，解放军原 251 医院对传统的中心医院进行了以二级学科为主的模式结构再造和以"三级学科 - 二级学科 - 科中心"为基本组织模式的学科重建，使医院整体发展呈现学科分工精细、多种医疗技术综合提升的良好态势，打破了传统学科管理模式对人才建设所造成的种种制约，为人才发展提供了广阔空间与平台，促进了优势学科群快速发展，使大批优秀人才脱颖而出，年轻人才快速成为知名专家，医院的社会效益、经济效益大幅提升。

这一模式在解放军原 251 医院的成功实践，吸引了大批军地医院参观学习，被多家医院借鉴应用。2009 年 9 月，王景明出任西安长安医院院长后，在西安长安医院快速复制了这一学科精细化管理模式，同样取得了巨大成功。2013 年 7 月、2015 年 9 月又先后将这一模式在南昌大学附属 334 医院、承德市双滦区人民医院成功实施，均在 1 年内取得了显著成效。2021 年 5 月成都青城山医院引进这种模式后，医院快速进入发展之路。

学科精细化分工管理模式已成为医院管理景明模式的核心特征和手段，也是健康 4.0 医院模式的重要内容。

（一）传统医院的学科配置模式

传统临床学科资源配置根据医院等级及功能任务设定编制床位，根据床位按床工比例配备医疗、护理等工作人员及相应的设备等资源。各科室之间管理相对独立，实行科主任负责制；医疗业务管理实行三级查房等制度，住院医师分管床位，护理单元提供专科专属床位，住院医师—主治医师—（副）主任医师逐级负责，科室按医护混合核算方式管理。随着医疗卫生服务的不断进步，这种条块分割的资源配置方式缺点越来越突出。

1. 粗放型学科配置不能适应医疗市场竞争需要　由于地理环境和服务对象不同，人民的医疗及健康服务需求在不断发生变化，粗放型的学科配置和医护混合管理方式，制约了学科向精细化方向发展，不能满足精细化医疗需求，不能适应医疗服务及中高端健康市场竞争的需要，客观上造成了医疗护理资源闲置与浪费并存等现象。

2. 资源固定配置造成以科室为单位的资源垄断　传统模式下医院发展只关注学科局部利益而不顾及医院整体利益，学科之间争床位、人员及设备，即使床位、设备等资源闲置也不愿或不主动共享；护理单元需要保持必要的规模，工作量小也必须配备相应的人力物

力资源；形成以二级学科为单位的对床位、人员的垄断性使用；受学科设置体制、机制影响，形成以科室为单位的行政垄断、技术垄断和经济垄断。尽管运行效率低下，绩效管理手段也很难在这种垄断体制内发挥作用。

3. 缺乏激励竞争机制抑制了工作人员的积极性和创造性　科室内部资源平均分配，科室医师平均分配病房、床位，不能形成自动共享，严重制约了优秀医务人员发挥才能和优秀科室在全院范围的资源共享。整体或同类型组织分配上的平均主义，"大锅饭""干多干少一个样"等问题，影响了工作人员的积极性和创造性。

（二）现代医院学科建设发展趋势

随着医院学科建设步入优化增长期，其资源配置结构和利用方式也随之发生变化。宏观上，对重点学科及优势学科群要加大资源配置力度。微观上，医院对学科资源配置的方式逐步由固定比例资源配置向激励、共享的弹性资源配置方式转变。未来医院的学科建设必然向人有专长、科有特色、院有重点的以"三名"（名医、名科、名院）为标志的方向发展，医院管理队伍必然向精业务、懂管理、会经营的综合素质要求发展。

1. 建立培养精通业务的专业人才队伍　打造一支精干高效、综合素质高、创新意识强的专业技术人才队伍，对医院建设和发展至关重要，科技人员是第一生产力在医院的体现尤为明显。一个名医可以带动一个团队，一项技术可以带动一个学科的发展。医院内部的用人机制、人员培养模式和激励机制将起到重要作用。

医院要引进激励竞争机制，实施人力资源弹性组合，以技术资源与医疗需求匹配为切入点，以医疗技术骨干为核心，以科室管理为基础，通过实施患者选医师、主诊医师负责制等制度，成立适应市场需求、灵活而富有弹性的医疗项目小组，完善激励约束机制，带动医疗人力资源的优化重组并以此促进学科知识及资源的整合，形成充满竞争和活力的人才资源使用新模式。这种机制可以丰富传统的人才培养使用模式，建立起较为公平、合理的激励竞争机制，克服"大锅饭""隔代"培养、技术垄断和行政垄断等问题，有效调动工作人员的积极性和创造性，有力地提高工作效率和质量，极大地促进技术水平的快速提高，为人才成长和施展才能提供更为广阔的平台。

2. 建立培养具有专业特色的优势学科群　高新技术和信息手段在医院中的应用，促使科室工作和管理模式发生巨大变革。现代管理对医院人才、知识、资源、信息整合等综合效应明显。高新技术是建立在综合科学研究基础上的，处于当代科学技术前沿的，对发展生产力、促进社会文明、增强综合国力起先导作用的新技术群，是知识、人才投入密集的新技术群。高新技术所具有的前沿性、战略性、高投入与高效益性、渗透性、群体性、风险性等基本特征，决定了其在基础医学的发展和应用，能够为医院各学科专业技术的迅速发展打下坚实的基础。

高新技术在临床医学中的发展和应用，使医院在疾病诊断方面不断获得重大突破；在预防医学中的发展和应用，使预防医学在医院的地位和作用越来越重要；在药学中的发展和应用，使医院在疾病的诊断、治疗及预防效果上更为显著；在医疗仪器设备上的发展和应用，使医院的诊断治疗水平和医疗质量又上新台阶；在医院管理中的发展和应用，使医院医疗保障的效率和效益不断提高。

3. 以区域和行业领先发展愿景引领医院建设　以技术创新为主旋律的特色技术建设，

将成为提高科室整体水平和竞争实力、提高社会效益和经济效益主要手段。在注重各学科共同发展的同时，医院将向重点科室倾斜，瞄准区域和行业领先目标发展，真正发挥重点科室在医院建设中的辐射和龙头作用。高度重视技术创新，寻找学科发展和进步的支撑点，营造"拳头产品"，创建"人无我有、人有我精"的特色优势项目，提高医院整体水平和综合竞争实力。

4. 实现"两化融合"提高医院发展核心竞争力 依托医院信息化实现精细化管理，实现数字化与精细化融合，是健康 4.0 医院主要特征。大质量、大财务、大人力、大物业管理的说法较多，所谓"大"，实际是强调在数字化条件下的信息共享，能够实现人财物等统一领导和管理，能够实现虚拟角色与现实作用完美结合，以流程式、分工合作式的方式实现了"大"的统一。医学科学的发展和医学模式的转变，也赋予了医院管理"大"的内涵，即医院医疗工作的效率、患者负担的医疗费用、社会对医院的整体服务功能评价等，都可以从"大"处找到责任对应的组织和个人。例如，"大质量观"内涵的核心，就是强调质量和成本、效率的统一，讲究质量的经济性，用较小的成本取得较高的质量，达到疗效好、疗程短、费用低、满意度高的效果。

5. 区域协同医疗使医院工作模式产生深刻变化

（1）患者来源和病种的变化：个人账户的建立、保险机构的严格监管及社区医疗服务的开设，使医院与社区成为没有隶属关系的利益共同体和业务联合体，使普通疾病不需再进大医院就医。社区全科医师、家庭医生已经接诊和进行了初步检查和处理的患者因病情康复再到医院就诊，实际上已经不是传统意义上的初诊患者。

因此，医院的科室与社区诊所都面临着服务对象和服务内容的重新定位问题，即医院科室工作中心应当也必须转变到处理急危、疑难重症患者上来，转变到一般医疗健康服务客户的会诊和向下转诊服务上来，还要提供向上一级医院转诊的通道。

（2）性价比优的医疗健康服务成为竞争优势：要做到花钱少、疗效好、痛苦轻、服务优，一方面，要保证有足够数量和较高质量病种的病源，以满足医院技术建设、人才培养和创造效益的需要；另一方面，又要很好地与区域卫生规划、社区医疗服务网络和医疗保险制度接轨、与新形势和新环境氛围相融合。既要考虑"走出围墙、走进社区"，实现预防、保健、治疗、康复一体化的职能和新的管理模式与方法，又要做好医院功能、任务的合理定位，处理好与初级医疗卫生机构的关系和建立好与社区全科医师的良好协作，还要考虑所提供服务的报销比例。

（3）医院与社区医疗服务合作必须互利共赢：在医疗信息网络化、医疗保险制度化的情况下，医保部门对医院的行业监管也逐步实现自动化。如何平衡医院科室与社区诊所的业务合作与经济利益就显得尤为重要。健康 4.0 医院信息共享模式所带来的工作效率提高、质量和成本效益的有效控制，将极大提高医院核心竞争力，医院有责任、有义务对社区进行帮带，实现共赢。

（三）学科再造的必然性

随着数字化医院建设的深入和现代绩效管理体系的完善，医院改革创新的观念已深入人心，只有紧跟形势，与时俱进，敢于打破传统观念，解决机制和体制上的问题，才能把握先机，掌握主动。医院打破原有医护一体的二级学科单一学科模式就成为必然。

1. **要在管理体制上谋求突破** 在原有模式下，由于没有实行明确的三级分科，经济核算仍很笼统，这就造成三级学科划分不细，缺乏应有的自主权，相对发展较快的专业没有形成更强劲的优势学科群，相对发展较慢的专业难以形成自己的特色和优势。打破体制限制后，三级学科被推到市场的前沿，必将有利于学科建设的整体进步和良性发展。

2. **要在细化专业中培育人才** 实行三级分科，可以使医师从事的专业相对固定下来，学术上有专攻方向，业务上突出重点，对于培养专家型人才必将起到有力的推动作用。"一招鲜吃遍天，样样会活受罪"就说明了专科医务人员一专多能的重要性。

3. **要在全面竞争中挖掘潜力** 医护一体的模式，导致床位短缺与浪费现象长期并存。护理单元之间没有形成有效竞争，不利于医、护队伍各自功能作用的发挥和价值的体现。医护分开，能够形成有效合理的竞争态势，进一步调动各层次人员的积极性，对于充分挖掘内部人力、物力资源具有重要作用。

通过实行床位统一调配使用等制度，使过去由医师管理使用床位，变为医院统一协调使用，在大专科的范围内模糊小专科的界线，实行伤病员相对集中收治，在患者数量较多时可以跨病区收容，床位由科室专管专用向由病区管理全院共享共用转变，打破过去科室床位资源难以共享、护理单元忙闲不均等现象，解决在床位方面有的医师不够用、有的医师用不了的矛盾；通过床位管理优化，极大地提高床位及其他医疗资源整体利用效率，创造更大的资源利用效益。

二、三级学科架构基本模式

三级学科架构是对传统的以二级学科为主的医院学科建设模式进行的结构再造，按三级学科设置的标准要求，将二级学科（如普通外科）细化为若干三级学科（如肝胆外科、胃肠外科、腺体外科、血管外科等），使三级科室成为最小的医疗业务独立运行单位和经济核算单位；将两个或两个以上三级科组成一个二级学科，二级学科在行政上是三级学科的领导单位，在业务上是三级学科的指导单位。

将传统的医护混合管理科室变为医护分开管理，将专业学科专享的病区转变为所有专业科室服务的病区，各临床病区设立一名护士长，负责对本病区内的三级学科、护理单元进行统一协调管理，确保医疗健康服务工作连续进行。

两个或两个以上的二级学科组成学科中心，形成"三级学科－二级学科－专科中心"为基本模式的三级学科体系（图 5-1-1）。

三、三级分科规划目标

三级分科是按照"专科设置精细化、人员组成团队化、资源利用最优化、核算单位最小化"的思路，进行的三级分科、医护独立运行的改革创新。

（一）三级分科改革的总体规划

1. **基本思路** 按照医疗改革和健康 4.0 医院建设规律，结合医院建设特点，大力推进优势学科群建设，建立健全公平、公正、公开的人才培养激励机制；科学合理地划小经济核算单位，充分挖掘床位资源潜力，全面提升医院运行效率；积极构建二级扁平结构的管理体制和三级等科核算机制，使三级学科主任、护士长作用得到充分发挥。按照因事设岗、

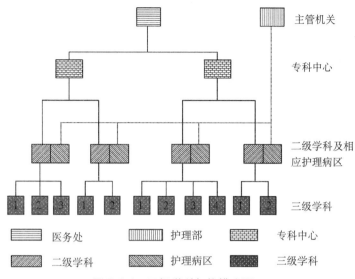

主管机关

专科中心

二级学科及相应护理病区

三级学科

医务处	护理部	专科中心
二级学科	护理病区	三级学科

图 5-1-1　三级学科架构模式图

竞争上岗、优化组合、降低成本、提高质量的原则，努力创建国内一流、国际接轨、满足医院发展需要的高效运行体系。

2. 主要内容

（1）全面推行三级分科：三级分科是指按三级医院（含三级规模医院）对专科设置的要求而进行的科室建设，三级学科是独立运行、单独核算的科室，接受二级学科行政领导和业务指导；以病区为单位组建党、团支部或分工会。

根据医院实际情况，要对条件成熟的二级学科直接按三级学科设置要求进行分科；对三级专业发展不平衡的科室，要按划小核算单位的要求实行平行分科，但各平行学科必须确定各自的三级学科发展方向并按照要求限期达标，不能在学科建设上产生"内卷现象"；对学科建设确实偏弱偏小的二级科室暂不分科，原则上按三级学科对待。

管辖4个（含）以上三级学科且人均效益、床均效益领先的二级学科成立院级专科中心，医院对各级专科中心实行倾斜政策，可以聘任专科中心主任为专家副院长，主要负责相关专业科室医疗、教学、科研等工作，参加各级各类医学学会、医学协会工作，提高个人及医院知名度；专家副院长不参与医院行政管理。

对于实行三级分科的二级医院，要按照医院等级评审对学科建设要求，突出划小核算单元，在核算单元内明确各专业学科功能任务，尽可能实现学科精细化，才能有利于专业学科发展、有利于个人成长、有利于患者找到专业的医务人员。

（2）学科主任与员工双向竞聘上岗：三级学科主任实行竞聘上岗制，主任与医师间双向选择，使志同道合的业务人员自动组成团队。二级学科主任从三级学科主任中竞聘产生。

在分配制度上，保证全员收入水平稳步上升的同时，对重点学科、优秀人才、关键岗位给予倾斜，充分体现多劳多得、优劳优得、不劳不得的分配原则。

（3）实行护理单元独立运行管理：改革医护一体的传统管理模式，将护理单元与医生组分开，工作自主安排、经济独立核算，其行政管理按三级学科运行，在严格执行收容资格认证许可的前提下，床位向全院开放。

护士长竞争上岗，护士长与护士之间双向选择，志同道合的业务人员组成新的团队。把原来××科护士长改称为病区护士长，主要负责病区护理机场式服务，积极做好病区内各专业学科患者的护理，完成医疗资源的统筹安排、管理与服务，如医疗值班、交接班、传达周会、布置与病区有关的医疗护理工作等，确保医疗护理工作的高质量和连续性。

3.达到的目标和效果 深化改革，归根到底是要谋求发展。改革是不是可行，要看改革是否有利于医疗健康服务质量和保障能力的提高，是否有利于促进医院发展，是否有利于调动医护人员的积极性，医院通过三级分科管理模式改革，预期目标是要基本实现专科设置合理化、人员组成团队化、经济核算单元最小化。

（1）加快人才成长和专科发展的速度：建立公开、公平、公正的竞争机制，为每名员工提供充分展示才华的机会，培养一大批合格的学科带头人，造就一批真正的名医。要把现有重点学科做大做强，同时要催生一批新的重点学科，逐步建立起以大批名医为核心的优势学科群，打造以大批名科为支柱的知名医院，真正把"三名"工程落到实处。

（2）促进经济效益的显著增长：通过细化核算单位、加强成本管理、改革分配制度等措施，进一步解放生产力，激发每名员工的积极性、主动性和创造性，持续提高医院的创收能力和经济管理水平。

（3）全面提高服务保障能力：通过改革，大幅度提高医院学科建设水平、医疗技术水平、全面健康服务能力，使医院医疗服务水平持续提升，让患者满意、政府放心。

（二）三级分科要遵循的原则

三级分科是依据医院管理中的组织行为学原理而进行的内部体制机制改革，是根据医院的任务、环境、条件、资源、分工等因素及医院管理的要求，经过综合考虑而划分的，必须遵循以下原则。

1.合理划分专业 适当地合理地划分专业，对提高专业技术水平，结合临床开展科研，总结经验，培养人才是有益的。

2.综合专业的设置 在现代医学科学技术高度分化的同时，带来横向联系的高度综合。任何一个专业不可分解孤立发展，而这种协作发展到今天又发生了质的变化。根据专业之间的内在联系，又开始建立综合性新型科室，如心内科与心外科合并为心脏科、多专业结合成立的肿瘤科等。

随着医学发展，内外科界限越来越模糊，一些外科疾病，通过内科干预，所达到的治疗效果可能优于外科，逐渐会出现按器官或系统进行分科的情况。这种在专业上相互配套，在技术上相互补充的内容兼并，不仅可以相互替代，减少重复检查，而且也有利于医、教、研工作的开展，有利于医务人员技术水平的提高，有利于减轻患者负担，有利于医院管理，还有利于医学学科发展。

3.全科专业的设置 随着市场经济的发展和老龄化社会的到来，人们不仅希望生病后得到最好的医疗护理，而且希望预防疾病、保障健康、提高生活质量。因此，在医疗技术管理中，就必须适应市场经济的需要，适应社会不同层次、不同人群的需要，适应医学模式转变的需要，积极开展社区服务，提供全科相应服务。

设置医院业务技术科室，通常要兼顾学科专业的情况。在大型综合性医院的业务技术科室中，通常是一个科室对应一个学科，而在一个中小型医院中，则可能是一个科室对应两个甚至两个以上的相关学科。所以，医院的学科建设和科室建设有着十分密切的关系，学科建设是科室技术建设的主要内容，科室建设则包含了学科建设，其管理内容、内涵更为广泛。

第二节　健康 4.0 医院学科精细化实践

一、解放军原 251 医院融合整合共享的全军消化道疾病微创治疗中心

解放军原 251 医院通过融合整合共享，将肝胆外科、胃肠外科、消化内科及肛肠科强强联合，组建消化道疾病微创治疗中心，按照国家及军队专业学科建设要求，在消化道疾病的诊断与治疗上，投入最先进的高端设备，开展娴熟的诊疗技术，形成专科整体规模优势与特色，被批准为全军消化道疾病微创治疗中心。

解放军原 251 医院通过合理配置资源，充分发挥整体技术优势，把消化道疾病微创治疗及诊断作为中心的主攻方向及核心技术。学科建设的主要工作，如人才队伍建设、设备扩增技术发展及科研选题都是围绕这一方向展开的。中心坚持走"质量效益型内涵发展"之路，在消化道疾病研究诊疗领域取得了丰硕成绩，形成了具有较强竞争力的优势核心技术和学术研究体系。医院投入大量资金，购置了最先进的腹腔镜及消化内镜设备，拓展了多项新技术、新业务，尤其是在以腹腔镜、胆道镜和十二指肠镜"三镜"联合治疗胆石症方面，享誉冀蒙晋及北京军区，步入全军先进行列。

中心临床部分包括门诊区（含肝胆外科诊室及专家室、胃肠外科诊室及专家室，消化内科诊室及专家室，消化内镜室，^{13}C 检查室），肝胆外科病房、胃肠外科病房、消化内科病房及肛肠科病房。医院拥有国际上最先进的 128 层螺旋 CT 为强大的研究诊疗提供支撑条件，中心拥有国际上最先进的德国 STORZ 公司数字化 Image-1 腹腔镜系统及国际上最先进的日本富士能公司小肠镜诊疗设备，能最大限度地满足临床与科研需要。

二、解放军原 251 医院多学科肿瘤病理会诊全军中心

2007 年，随着医保及新农合政策的实施，有更多的肿瘤患者得到诊治，为规范肿瘤治疗，解放军原 251 医院不失时机地成立了肿瘤诊疗中心，并将病理科、肝胆外科、骨科、神经外科、心胸外科、泌尿外科、影像科等多学科知名专家加以组合，成立了肿瘤会诊中心，对每一位住院及术后肿瘤患者由中心专家进行集体会诊。

中心针对不同分期及病理类型制订最佳的治疗方案，使肿瘤治疗得到了规范，医院和科室的社会竞争力显著提高。收治的病种包含肺癌、胃癌、结直肠癌、食管癌、乳腺癌、鼻咽癌、肝癌、女性生殖系统肿瘤、男性生殖系统肿瘤、恶性淋巴瘤、白血病、软组织肿瘤、骨肿瘤等各系统恶性肿瘤。

中心开展新辅助化疗、时辰化疗、中晚期肿瘤化疗、普通放疗、适形放疗、调强放疗、"χ-刀治疗""γ-刀治疗"、妇科肿瘤的后装放疗、靶向治疗、微波热疗、介入治疗、CIK 免疫治疗、内分泌治疗及中医中药治疗等、自体外周造血干细胞移植治疗恶性淋巴瘤和同胞异基因外周造血干细胞移植治疗白血病。

三 、西安长安医院学科精细化超常规发展科室案例

西安长安医院呼吸内二科在全面推进精细化分工管理的背景下应运而生。西安长安医院呼吸内科与其他三级医院不同，自建院以来一直作为内科学的一个专业组存在。直至2009 年医院引入了医院管理景明模式后，才从内科中分离出来，正式成立了呼吸内科。经过 1 年左右发展，学科规模仍维持在 15 张床位左右，与未分离时变化不大。当时情况下，在有些人认为细化分科未必有效的时候，王景明院长力排众议，认为呼吸内科发展后劲不足的真正原因是其分科不细，没有特色治疗项目吸引患者，之后他决定再次推进呼吸专业三级分科，将原呼吸内科改称为呼吸内一科，新成立了呼吸内二科，选拔了一名有管理潜力的主治医师担任了呼吸内二科主任。

呼吸内二科成立后，他们在呼吸内一科不看好的专病领域寻求突破，选择了顽固性哮喘、粉尘吸入相关性肺间质肺病（肺尘埃沉着病）的支气管镜治疗技术作为特色项目进行打造，经过 6 个月左右努力即初具规模，住院患者从无到有，住院人数迅速稳定在 30 人左右，学科梯队基本建立完成。经过近 3 年的发展，到 2013 年，呼吸内二科年门诊量达到 6000 人次以上，出院人数达 1500 人次以上，年经济收入达到 1300 万元，同时在学科规模、人才梯队建立、技术特色形成和社会影响力方面取得了喜人的成绩。依托支气管镜技术，将顽固性哮喘、肺尘埃沉着病的诊治打造成了学科招牌特色，达到了国内领先水平，形成了以陕西为中心的区域品牌影响力。在呼吸内二科快速发展的带动下，呼吸内一科也有了较大幅度的提高，西安长安医院的呼吸内科成为西安区域中心，有了学科品牌的一席之地。

第6章　健康 4.0 医院护理机场式管理模式

第一节　护理机场式服务概述

"医护不分家""三分治、七分养"这两句话，说明了医护的密切关系和护理在医疗工作中的地位。传统的管理模式为医护一体，护士长在科室主任的领导下，分工负责护理工作。护理部作为业务管理部门，对护理工作起组织、计划、协调、控制的作用，而在实际工作中，护理人员在医师与护士的关系中，始终被动地处于从属状态，没有"当家做主"的感觉，医师也没有感觉到护理工作具有"七分"的重要作用，护士长工作多被事务性行政工作所累，主要精力并不能放在护理业务管理上。护理工作缺乏独立性与自主性，在医疗资源的支配上、组织结构的整合上、人力资源的管理上护理管理职能的充分发挥都受到限制。

本章描述的健康 4.0 医院护理机场式管理模式，主要是讲医护分开核算与管理的模式。

一、医护混合管理模式下的护理服务

（一）护理服务对象单一

1. 护理单元服务单一专业科室　我们在描述具体的护理单元时，一般会用哪个科的护理单元表达，与之相对应的有骨科护理单元、普外科护士、心脏内科护士长、泌尿外科病房等称谓，这些都说明护理是依附在某个学科专业而存在的，也说明某个护理单元就是为这个科室定制服务的。

2. 护理资源垄断性使用不利于医院发展　护理单元人力、物力、床位等标准配置，对应不同的专业学科，所产生的效率效益差别很大。学科强则护理服务可以最大限度地得到使用，学科发展不好，可能就会造成护理资源的闲置浪费；对应一个专业科室设置的护理资源，受到医院及科室编制体制限制，其他专业科室需要时，需要履行借用手续，这就造成医院资源短缺与浪费并存。

（二）护理业务发展受限

为单一专业科室提供护理服务，造成业务知识也局限于单一专业科室。有的护理单元危重患者多、业务量大，护理得到锻炼的机会也多，但对于"清闲"科室，闲置的护理资源因受体制机制限制，也不能流通使用。护理资源调剂使用必须通过上一级行政机关，如护理部批准，才能实现成本和利益分割。护理资源的垄断性使用，是传统的科室医护混合管理模式造成的。

（三）护理收入受制于单一学科发展

学科发展好，护理单元待遇就水涨船高；学科发展不好，护理单元待遇也随之大打折

扣。一方面，闲置的护理资源不能流通使用，另一方面，护理单元能力水平低，同样会影响专科发展。

二、医护分开管理下的护理机场式服务

把"捆绑式"医护混合核算，变为医护分开核算的优势互补竞争合作关系，使具体的医疗操作收入支出分别记到医师护士名下，通过具体项目的合理分割，实现医护各自利益最大化，调动各自积极性。

（一）医护分开核算调动护理人员积极性

1. 提高护理服务能力　护理管理改革思路是以满足患者需求为牵引，以提高护理服务能力、护理质量、护理人员待遇为目标，与医院改革并进，与医院发展同步。这就要求护理工作具有自身的独立性和主动性，在医疗工作中发挥基础和服务作用，护理机场式服务模式势在必行。

护理机场式服务改革，使科室医护混合管理变为医护分开管理，使护理单元在向驻病区专业学科提供护理服务的同时，开通了为全院所有专业学科服务的通道，也奠定了向院外执业医师开通护理机场式服务通道的基础，为医师多点执医提供了基地，为医院发展开辟了大机场服务模式新途径。

2. 提高护理人员待遇　按照护理工作的特点，建立健全配套管理制度，规范调整护理工作流程；合理设置护理岗位，护士角色能级对应；护理病区与医师组分开，经济独立核算，工作自主安排，床位资源共享，护理病区间开展良性竞争，提高护理效率效益，提高护理人员待遇。

3. 发挥护士积极性　在机场式服务模式中，护士从被动从属地位变为主动主角地位，积极拓展护理市场，积极配合医师工作，安排协调病区诊疗和医师值班等工作，拓展区域机场式医疗服务。

护理病区与医师组分开，护理病区管理床位，成为医院护理经济管理的独立成本核算和奖金分配实体，这是完成临床护理、手术配合、消毒供应、支持服务相关工作的基础组织形式。护理病区工作自主安排，行政管理按"三级学科"运行。护理病区作为独立运行单位，直接被推到了市场的前沿；护理管理人员的责、权、利协调统一，使护士长成为护理病区的直接责任人，其潜能得到充分发挥。另外，护理病区独立核算，使护理工作直接得到合理的价值体现和回报，有利于激发护理人员的工作积极性。

4. 医护分开核算促进分工合作　通过医院信息系统进行医护分开核算，实现医师护士的利益自动分割，赋予患者选择医师、选择护士的权利，赋予医护互选的权利，实现通过床位牵引调动医院资源重新分配，保障优势学科做大做强，形成大专科小综合学科发展局面。

医护分开管理使医护专业性都得到加强，医护分开核算使医护成本核算意识和工作积极性都得到提高。各级各类人员要转变观念，适应改革形势的发展，从行政管理、业务管理和成本效益核算上要分得彻底，在细分的基础上进行合作。

（二）护理机场式多维服务

1. 面向医院的护理机场式服务　把面向一个专业科室的护理单元，变为面向全院及院

外多点执业医师的病区，形成护理机场式服务。护士长是机场调度员，医师是飞行员，患者是乘客。对于能够降落的飞机，不管是什么机型、什么航空公司的乘客，只要具备降落条件，就可以由护士长调度降落（图 6-1-1）。

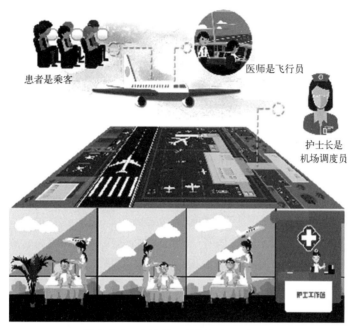

图 6-1-1　医护分开的护理机场式服务

2. 面向社区和多点执业人员护理机场式服务　通过医护分开管理，调动护理人员积极性，为不同优势学科发展提供床位和护理资源保障，为多点执业医务人员提供工作载体，有利于医联体、医共体建设，亦有利于家庭医生和私人医生开展工作，扩大医院内部和区域大健康市场。

（三）有利于优势学科发展

1. 需求牵引倒逼护理技术提高　护理机场式服务使护理人员的视野从聚焦一个专业学科，到面向全院每个有可能使用护理资源的专业科室，到面向一个区域每个有可能使用护理资源的多点执业人员。这些随时有可能发生的需求，会使护理人员学习医学基本知识及追踪医学前沿知识和技能，成为护理人员的自觉行动，倒逼护理人员医学知识和护理技术的提高。

2. 市场拓展倒逼护理服务水平提升　开放型的医疗市场，患者对不满意的科室和医院采取不相往来的做法；要留住忠诚顾客，如医院医师、多点执业医师和患者及其家属等，就必须提高医疗护理技术和服务水平，改善服务态度、提高就诊效率、维护就诊秩序和就诊环境等，达到顾客满意水平。

3. 机场式服务提升了护理人员的主人翁意识　护理单独核算，对于护理过程收益，护理人员都能够看得到，对于市场拓展的护理收益都能摸得着，这样就使护士个人收益和业务提高与病区和医院发展连成一个整体，使每位护理人员都成为主人翁。

第二节　机场式共享护理学科建设办法

一、健康 4.0 医院护理学科建设

（一）将专科护理单元改为医院护理病区

按照地理和科系分布进行病区排序，一是要易于医院管理，二是病区称谓可以使跨病区顾客在报销时不会引起收治科室的误会。每一病区有其主攻专业，床位资源在护理部执行收容资格认证的前提下，面向全院开放，具备条件时可以向具备自由执业资格的院外医师开放。这样就使一个向特定专科提供护理服务的护理单元，变为向全院、区域提供护理机场式服务的病区。

（二）将专科护士长称谓改为病区护士长

护士长除主管护理全面工作以外，还要及时制订改革模式下的配套管理制度，调整工作流程，以保证改革顺利实施。例如，增加对跨病区患者照护、收治、调床管理和对跨科收治患者的医师的服务与管理，包括医务人员值班和交接班规则制订、执行、修订，以及医疗及生活服务活动的物资设施保障等，保证所有住院顾客得到专业护理，保障医疗的及时性和连续性。

（三）将与其他学科的从属关系改变为协作关系

病区收治患者来源、病种均呈多元化趋势，护理人员不再像医护混合核算时那样依赖特定专科，床位使用率高的病区护士经济收入可能会高于原垄断护理服务的专科医师。每名收治在病区的客户都是护理机场式服务对象，以人的健康服务为中心是医务人员共同追求的，医护之间的协作关系从来没有如此紧密过。

护理病区在医学业务方面，要主动接受各专业科室医师的业务领导，确保各项医学操作符合临床护理操作技术常规要求。

（四）护理部对病区的行政及业务领导关系

1. 护理部　在医院管理体系中是相对独立的组织系统，护理部主任 - 病区护士长构成了医院的护理管理系统，护理部主任全面负责医院护理管理工作并参与医院领导工作及医院政策的制订。

护理部作为医院的机关职能部门，对护理病区业务与行政实行垂直领导、指挥、组织与协调。护理部对病区既是行政领导，也是业务领导关系，对病区行政和业务工作全面发展负有全面领导责任。

2. 病区护士长　为护理病区领导，享有医疗资源的管理权和使用权、人力资源上的调配权及经济上的支配权，这使病区护士长能够利用经济指标合理调节与监控护理活动。病区护士长真正从科主任身后走出来，医师与护士真正成为合作伙伴关系，共同成为医院发展与建设的主力军，改变了多年来护理人员处于从属地位的现象。

病区护士长职责：

（1）病区护士长在院长领导和业务部门指导下，负责所在病区的行政管理、床位使用、病区安全、经营管理等工作。

（2）按照临床学科业务需求和机场式管理模式要求，负责所在病区床位调配，院内联络协调，加强护理知识与技能的培训，及时向医务护理部申报病区专科患者收治资格，提高病区床位使用的效率与效益。

（3）根据病区病种收治的数量与质量及临床科室的意见，组织协调好本病区医疗、护理的值班和查房工作安排，并及时对病区经营管理进行分析、督导，制订有效整改措施。

（4）负责对病区内各临床科室提供全面的保障性服务，使临床科主任将更多精力用于学科建设、业务拓展、诊疗服务。

（5）严格执行医疗卫生工作的法律、法规、规章制度、诊疗规范常规，协助临床科主任严防医疗事故，确保医疗安全。

（6）积极参与、支持临床医师开展新技术、新项目，努力促进病区医疗水平提高。

（7）负责病区成本核算和绩效分配。

3. 病区护士　早期护理人员充当的角色仅仅是看护者或照顾者。随着社会的发展和现代医学模式的转变，人们对健康的需求日益增长，护理工作才逐渐得到拓展，医护分开，护理病区独立运行，使护士角色随之发生了变化。

健康4.0医院模式下护理工作已不只是单纯的床边护理、执行医嘱、照顾患者，还必须进行管理、研究、教学及心理和健康方面的咨询、指导、协调、治疗等工作，在不同的场合中护士的角色发生了根本性的变化。

（1）计划者角色：计划工作是搞好护理工作的基础，护士必须应用所学专业知识和技能，收集护理对象的生理、心理、社会环境等资料，以评估护理对象的健康状况，根据评估情况来制订和实施护理计划，有计划、有步骤地进行护理工作。如果是病区护士长或护理管理人员，还必须规划病房或科室护理业务，制订年、季、月、周、日工作计划，协助科内护士制订和修订护理对象的个人护理计划并提出修改有关规章制度、护理人员岗位职责的意见和建议，提出工作改进方案，促进护理质量的提高。

（2）治疗者角色：在临床工作中护士与患者接触最多、最密切，最容易发现患者情绪波动、心理变化和病情的细微变化，护士的言行举止对患者也会产生潜移默化的影响，并且医师提出的治疗方案也多是由护士来实施的。因此，护士不仅是各种治疗的执行者和协助者，更应该是护理照顾、心理治疗、促进康复的实施者，同样承担着促进疾病康复，达到治疗目的的重任，承担着临床护理和心理治疗方面的护理者和促进康复者的角色。要承担好这两种角色，护士就应具有良好的医德医风、丰富的专业知识和娴熟的专业技术，能为护理对象提供最佳护理服务；运用护理程序，对护理对象实施能够满足其健康需要的各种护理活动。

（3）合作者角色：合作是双方或多方共同决定某项活动或工作。在护理工作中，护士需要合作的部门及人员很多，有的是直接影响护理对象健康的，如护士与护士、医师和家属共同合作处理问题；有些是间接影响护理对象健康的，如护士可能需要与医务、物业、办公室等相关部门，甚至是居委会、学校、厂矿和当地有关政府部门通力合作。

（4）利益维护者和代言人角色：在日常护理工作中，护士必须知道护理对象及其家属的需求、家庭资源情况及他们可以从医院或社区得到的健康服务保障，需要代表患者反映其需求，与相关人员联络沟通，解决他们的相关问题，满足其对健康的需要，维护护理对象的合法利益不受侵犯或损害。如果担任护士长还必须维护下属护理人员的群体利益，代表下属与其他相关人员协商业务工作，向有关领导和部门反映护士的要求，争取护理人员的合法权益。

（5）管理者和协调者角色：护理管理在护理过程中起着协调和促进作用，它可以促使护理对象改变与其健康相关的行为。因此，每位护士均承担着管理者和协调者的角色。首先，科学合理的病房管理本身就是患者获得安全治疗和休养的保证，护士通过有效的病房管理和服务，提供给患者干净、整洁、舒适、安全的治疗和康复环境。其次，护理人员及护理管理者只有通过制订并组织实施对患者有保护和治疗作用的规章制度，合理地安排人力、物力资源，才能够保证护理工作的正常运转。最后，在护理服务过程中，护士需要与相关人员如医师、患者家属及有关部门协调处理有关问题，保证患者获得最适宜的整体性医护照顾。

（6）健康咨询者角色：由于护士的服务对象已由简单的护理患者扩展到了所有的人，工作的内容也逐步从对疾病的护理向维护健康、满足人们对疾病的治疗、预防、康复和卫生保健等各个方面需求转变，因此，护士必须运用沟通技巧，通过解答护理对象提出的与健康或疾病有关的问题和疑惑，提供各种相关的信息服务，给予护理对象精神支持及健康指导，满足服务对象的咨询要求，使护理对象清晰地认识到自己的健康状况，并以积极有效的方法应对及处理相关问题，从而提高护理对象的健康水平。

二、病区护士长及护士双向竞争上岗

（一）病区护士长与护士双向选择

全院护理人员实行护士长与护士间双向选择组合，统一竞聘上岗，为每位护理人员提供选择自己喜爱的护理专业机会，根据职称、年龄、学历、人缘，无障碍地加入到一个新的护理团队，同时可以投票选择自己满意的护士长，形成能级对应的优质护理团队。

（二）党委或院长任命病区护士长

根据竞聘上岗实施细则，公开选拔，民主评议，选拔优秀护理人才为学科带头人，由党委或院长任命。竞聘过程透明，公平公正。

三、护理学科建设动态管理

健康 4.0 医院推行"三级分科，医护分开，打破科室界限，跨病区收治患者"模式，对护理工作者的文化层次及综合能力水平提出了更高的标准和要求。

（一）护理岗位与护士角色能级对应

科学设置护理岗位，明确岗位职责，按照护理岗位的劳动强度、技术含量、工作风险等级对应地安排护士并在分配机制上向工作量大、技术性强、风险性高的岗位倾斜。

1. 界定临床护理岗位的种类和人员配比　护理人员的编制配比不仅要考虑数量，而且要考虑人员年龄、技术职务、资历，以及临床护理与教学、科研人员等方面合理的比例，优化人才组织结构，做到不同个性、智能、素质人员特长优势互补，从而充分发挥个人潜能，以最少的投入达到最大效益。

2. 落实各级护理人员的职责　根据护理岗位与任务，所需业务技术水平和实际护理工作量等要素科学设置护理岗位，合理安排人力资源，逐步实施按职上岗制度，分层次管理，明确工作职责，在重要护理技术岗位设置专科护士。按照工作职能编制人员，使护理人员的资历、级别等与之相适应。选择合适的人员担任所规定的各项任务，做到人员的资历、能力、素质与所担负的工作职务相适应，才能提高护理工作的质量和效率。

3. **建立护理员岗位**　满足患者需要，减少陪护，确保临床护理工作质量。护理员必须是经过护理专业知识技术培训，取得"资格证"，在病区护士长和注册护士的管理和指导下对患者实施生活护理的从业人员。对护理员的服务内容、服务行为和上岗资格均要做出明确的要求。

4. **设置护理文员岗位**　护理文员主要从事护士办公室的事务工作，如转抄医嘱、记录体温、整理出院病历、接发通知等。护理文员多由未取得护士执业资格的或具有高中以上文凭的人员担任，在病区护士长领导下，纳入护理病区统一管理。将护理工作中非技术性工作交由专职人员负责，减少护士非技术工作的劳动成本支出，保证护理专业技术人员的职能作用，更好地为患者提供护理服务。

5. **设立责任主管岗位**　责任主管在病区护士长领导下进行护理、教学和科研工作，承担难度较大的护理技术操作；协助病区护士长进行护理管理，参加急重危伤病员的抢救及专科特别护理，制订危重、疑难、大手术患者的护理计划，书写和审修护理病历，指导下级护士实施身心护理；参加科室主任查房和护理查房，全面了解本病区患者的病情和治疗情况；检查督促下级护士严格执行各项规章制度和技术操作常规，解决较复杂、疑难的护理问题；担任护理教学任务，指导进修、实习护士的培训；运用护理先进技术开展新技术、新业务和护理科研。

（二）护理病区的增加与撤销

1. **增加病区**　跨病区患者数量超过本病区患者数量的 50% 时，相应专科应该专设医师值班；跨病区患者数量超过 70% 持续 1 个月，报批后可以成立新的护理病区。

2. **撤销病区**　因人员、技术力量不足等原因不能开展正常工作；经济效益持续 6 个月增长低于医院平均增长幅度的 30% 或收支倒挂，年度综合考核不达标或科室 2/3 人员要求更换病区护士长时，护理病区予以撤销或重组。

四、提供医护分开的行政及信息系统支持

（一）明确医护分开的行政管理体系

从医护混合管理模式下分离出来的护理单元，由被临床科室领导变为由护理部垂直领导，组织架构、工作流程都发生了根本性的变化，这就要求医院行政管理体系能够及时、准确地适应这种变化，保障护理工作有序开展。

（二）基于医护分开核算的绩效考评系统支持

1. **医护分开核算**　医院经济管理从医护混合核算的临床科室与医技科室两方分割，变为医师组、病区、医技科室三方分割，从组织架构、工作流程、医学流程上都发生了根本性改变，尤其是所对应的各收费项目，对医院的科室字典、人员字典、诊疗字典、检查检验字典、药品字典、收费字典等都需要修改和进行软件接口，一个三级医院至少有几万条需要修改的字典项目。

医院领导要重视医院各字典的客户化工作，医院人员在不懂什么是字典、什么是客户

化的情况下进行这项工作，出现差错不足为奇。能否在使用过程中及时发现、及时修改才是管理水平和管理能力的体现。

2.公开、公平、公正的绩效考核　护理病区作为一个独立核算单元和行政组织，应该及时把握病区质量、效率效益、学科建设动态情况，尤其是护理机场式服务、收费等情况，这些都离不开信息化建设的基础和数字化绩效考评支撑。

第三节　健康 4.0 医院医护分开核算

一、护理成本核算的内容

（一）护理成本核算的必要性

1.医护分开核算有利于医疗资源重新分配　医师护士的利益自动分割，分开核算，赋予患者选择医师、选择护士，医护互选的权利，实现通过床位牵引调动医院资源重新分配，保障优势学科做大做强，形成大专科小综合学科的发展局面。

2.护士从被动管理转向主动服务　实行医护分开的核算方式，赋予护理专业发展和分配权利，在以人的健康为中心医院管理工作中，护士由被动从属地位变为主动主角地位，积极拓展护理市场，积极配合医师工作，安排协调病区诊疗和医师值班等工作，同时拓展区域机场式医疗服务。

3.成本核算可以真实显示护理价值　病区实行全成本独立核算，是落实护理机场式管理的基本要求。目前，由于我国医疗卫生价格管理体系的滞后性，医院经济核算中直接的护理项目收入与护理工作实际支出之间存在着巨大差距，常被视为"负担"。通过全成本核算管理，让护理从其参与的所有相关医疗服务项目中，按其技术、服务、成本的贡献度分享部分收入，使护理工作的真实价值得到充分体现，从而最大限度地调动护理人员的积极性、主动性和创造性。

（二）护理成本核算的原则

成本核算的目标是努力提供实际成本信息，要提高成本信息的质量，发挥成本核算的作用，必须遵循以下基本原则。

1.按实际成本计价的原则　护理成本必须能够正确反映实际发生的经济资源耗费，成本计算应当按照实际发生额核算成本，不得以估价成本、计划成本代替实际成本。

2.分期核算原则　成本核算应与整个会计分期保持一致，分别核算各期成本，以确认成本发生的时间和分配时间，成本核算一般按月进行，同一项成本，计算期内核算的支出、收入和起止日期必须一致。

3.权责发生制原则　这一原则是按受益原则正确进行成本计算的基础。凡是应由本期成本负担的支出，不论是否在本期支付，均应计入本期成本，本期支付应由本期和以后各期负担的费用，应当按规定标准分配计入本期和以后各期；凡是不应由本期成本负担的费用，即使是在本期支付，也不应计入本期成本。

4.一致性原则　成本核算时各种成本费用的计价方法、固定资产折旧方法、成本核算的对象、成本计算项目、间接费用的分摊方法等，前后会计期间必须保持一致，不得随意更改，这样才能使数据具有可比性。

5.**重要性原则**　是指在成本核算过程中基于管理的要求区分主次，对于对成本有重大影响的内容和项目，应重点处理，力求精确；对无重大影响的内容和项目，可简化处理，以提高效率。

（三）护理成本核算的具体内容

（1）护理人力成本：护理人力成本也称护理人工成本，主要包括各级护理人员的工资、社会保险费用、奖金及补贴。

（2）材料成本：材料成本主要是指护理过程中消耗的卫生材料和低值易耗品的消费。

（3）设备成本：是指固定资产折旧及大修费。

（4）药品成本：是指护理过程中使用的药品费用。

（5）作业费：包含公务费、卫生业务费、供应消毒费、洗涤费、医疗垃圾处理费等。

（6）行政管理费：包括病区、护理部及其他机关产生的费用。

（7）教学及研究费用。

二、护理成本核算方法

（一）基本程序

1.**建立护理成本核算的组织机构**　医院要正确认识护理成本核算工作，为护理成本核算创造条件，建立统一的领导机构，建立完善的核算系统，建立成本核算制度。

2.**健全成本核算的基础工作**　评估固定资产折旧，清查物资，建立台账，做好原始记录和规范管理工作。

3.**确定成本核算对象**　成本核算对象是指直接护理费用和间接护理费用的归属对象，是为计算成本而确定的各类费用归集的范围。成本计算期是指归集费用的期限，一般以会计报告期作为成本计算期。

4.**成本费用的归集与分配**　费用的归集是指按成本项目明细进行归集汇总，凡属直接费用，应按照成本核算对象分别对应各个项目直接归集；凡属共同费用，应先按费用要素进行归集，再按一定的分配系数将费用归集入各成本项目中。费用的分配是指在成本计算期末，对间接费用按照受益原则，采用恰当的分配标准分配给各类成本计算对象的过程。

（二）成本测算方法

医院会计制度没有统一规定医疗服务成本的计算方法。医院要对医疗服务进行总成本、单位成本、项目成本、科室成本、单病种成本及日均成本、人均成本的核算。

1.**项目法（fee for service）**　是以护理项目为对象，通过归集费用与分配费用来核算成本的方法，如对医院一级护理中更换床单、口腔护理、预防压疮护理成本的核算。还有学者将整体护理内容分成 10 项护理成本，分别进行定义和评估。项目法与护理收费有直接联系。制订计算护理项目成本可以为指定和调整护理收费标准提供可靠的依据，也可以为国家调整对医院的补贴提供可靠依据。但是项目法不能反映每一种疾病的护理成本，也不能反映不同严重程度疾病的护理成本。

2.**床日成本核算（perday service method / perdiem）**　护理费用的核算包含在平均的床日成本中，护理成本与住院时间直接相关。床日所包含的服务内容虽有一定的差别，但一般常规性服务项目都包含在内，如实验室检查、一般治疗、患者生活费等都不另外收费。床日成本法并未考虑护理等级及患者的特殊需求，通常包含了非护理性工作。

3. 相对严重度测算法（relative intensity measures） 将患者的严重程度与利用护理资源的情况相联系，如护理等级等。

4. 患者分类法（patient classification systems） 是以患者分类系统为基础测算护理需求或工作量的成本核算方法，这种核算方法需要根据患者的病情程度判定护理需要，计算护理点数及护理时数，确定护理成本和收费标准。患者分类法通常包括两种，一是原型分类，如我国大陆医院采用的分级护理制度即为原型分类法；二是因素型分类，如我国台湾徐南丽根据患者需要及护理过程将护理成本内容分为 32 项，包括基本需要、患者病情评估、基本护理、治疗需求、饮食与排便、清洁翻身活动六大类。

5. 病种分类法（diagnosis-related group，DRG） 是以病种为成本计算对象，归集与分配费用，计算出每一病种所需护理照顾的成本的方法，按病种服务收费是将全部的病种按诊断、手术项目、住院时间、并发症和患者的年龄、性别分成 467 个病种组，对同一病种组的任何患者，无论实际住院费用是多少，均按统一的标准支付给医院。

6. 综合法 即计算机辅助法结合患者分类系统及 DRG 分类，应用计算机技术建立相应护理需求的标准实施护理，来决定某组患者的护理成本。美国新的付费体系实施，卫生机构将护理从固定开支中分离，将患者分成 4 类，从常规护理到不间断护理，利用这 4 种分类来监测护理生产力。

（三）护理病区成本核算举例

1. 护理收入 是医疗单位在护理服务过程中由护士的劳动所产生的劳动价值的货币表现形式。护理收入 = A+B+C。

（1）护理全额收入（A）：是指在医疗活动中由护士独立完成的劳动所得，如护理费和取暖费等。

（2）护理分成收入（B）：是指在医疗活动中护理与医疗及相关辅助科室发生密切联系，共同完成的劳动所得，需要按一定的分成比例确定劳动价值，如床位费、心电监护费、手术费、科内手术及麻醉费、检查及检验费、医师治疗费、护士治疗费、专科处置费等。

（3）护理奖励收入（C）：是指在临床护理活动之外，由护理人员独立完成的劳动所得，如工作负荷、临床带教、公差勤务等。

2. 护理成本支出 是医疗单位在护理服务过程中所消耗的物质资源价值和必要劳动价值的货币表现。护理成本支出 = A+B+C+D+E+F+G。

（1）护理人力成本（A）：是指在护理服务过程中所消耗的人力资源价值，如人员工资、职工社会保险、绩效工资成本等。

（2）护理设备折旧（B）：是指在护理服务过程中所使用的各种固定资产形成的有形与无形的损耗。按设备使用年限确定折旧额计入相关病区，护理设备的贷款利息也为护理成本。

（3）护理材料成本（C）：是指在护理服务过程中直接消耗的各项材料的价值，包括消毒费等。

（4）房屋使用（D）：是指护理病区在从事护理活动时占有的公用设施所产生的费用，

包括房屋使用费、设备设施折旧费、营具保修费等。

（5）作业费用（E）：主要指洗涤费、水电费、清洁费、排污费等事务费用的分摊。

（6）行政管理费（F）：包括管理、会计、人事等部门的费用。

（7）教学研究及社会服务费用（G）：主要指护理人员开展教学研究、培训等过程中产生的费用，如科研费、实验费及课题费等。

三、医护分开核算的意义

护理成本核算是提高护理经济管理水平的重要手段，是降低护理成本的有效途径，是确定护理服务价格的重要依据，是评价护理工作效益的基础。通过实行成本管理，可以在有限的卫生投入下，依靠技术进步、科学管理和结构调整来降低成本、提高效率、向社会提供更好的医疗卫生服务。

（一）提高护理机场式服务在医疗市场中的竞争力

护理服务是一种行为，也是一种态度，通过对护理成本进行分析、核算，使护理劳动得到合理的价值回报，有助于激发护理人员的工作积极性，改善护理人员的工作态度，加大直接护理时间的投入，提高护理质量；质量又是对服务对象满意程度的一种反映，质量提高意味着被服务对象满意度提升，护理服务价格也更容易被接受，因而才能把护理服务带入市场，增强其竞争力。

（二）合理配置护理人力资源

现代管理强调以人为中心，注重人事、职能、效益最大化，人力成本是医院成本管理中最易控的部分，通过护理成本核算才能更清晰地了解到护理在为患者提供服务过程中实际消耗的人力、物力和财力，分析效益差额，从而更合理地配备人力资源，通过灌输成本概念，使护理人员认识到其服务价值，更加重视自身综合素质的培养，增强其主动服务意识，以提高工作效率，有效地降低成本。

（三）为医疗服务定价提供依据

长期以来，护理服务收费远低于成本，导致医疗服务亏损，医院盈利靠的是药品和检查。随着医疗改革的深化和医疗保险制度的完善，这种以药养医的局面将发生根本的变化，医院要在激烈的市场竞争中求得生存与发展，就必须按照市场经济的原则，以市场需求为导向，将医院内部经济核算与管理相结合，通过对护理项目成本进行核算，为护理服务定价提供依据。

第四节　医护分开模式下的护理绩效管理

对护理管理工作本身而言，采取有效的方法衡量医院护理人员的工作成效，是提高护理质量、效率、效益及学科建设的关键。对护理人员管理的其他方面，如晋职晋级、培训、人事调整、奖惩、留用、解聘等护理人事管理决策也都是以绩效评价结果为依据的。

一、护理质量管理

护理质量是医院质量的重要组成部分，是护理管理的核心和关键。护理质量管理旨在使护理人员的业务行为活动、职业道德规范、护理服务过程各方面都符合服务质量的客观要求和患者的合理需求。

（一）护理质量的概念

1.护理质量管理概念　护理质量管理是指按照护理质量形成的过程和规律，对构成护理质量的各要素进行计划、组织、协调、控制，以保证护理服务达到规定的标准和满足服务对象需求的活动过程。这个概念表达了以下三个方面的意思：首先，开展护理质量管理必须建立护理质量管理体系并有效运行，护理质量才有保证；其次，应制订护理质量标准，有了标准，管理才有依据；最后，对护理过程中构成护理质量的各要素按标准进行质量控制，才能达到满足服务对象需要的目的。

护理质量是通过护理服务的设计与工作实施过程中的作用和效果的取得，经信息反馈形成的，是衡量护理人员素质、护理管理水平、护理业务技术水平和工作效率的重要标志。

2.传统的护理质量概念　被定位在简单劳动和技术操作的基点上，是建立在生物医学模式下以疾病为中心的护理基础上的狭义概念，即执行医嘱是否及时准确；护理文件、表格填写是否正确；生活护理是否周到、整洁、舒适、安全；有无因护理不当而造成患者的痛苦和损伤等。

3.健康 4.0 医院护理质量管理　随着医学模式的转变和现代护理观念的形成，护理学术体系不断完善，护理的内涵与职能范围不断拓展，从广义上讲，护理质量包含了以下四个方面：

（1）主动性护理服务质量：护理工作不仅是被动执行医嘱和完成各项护理操作，更重要的是主动为顾客提供医疗护理及健康服务，具体表现为护理人员是否使顾客达到了接受检查、治疗、手术和康复的最佳状态。

（2）护理诊断确切全面并动态监护患者病情变化和心理状态的改变。护理诊断不仅要与医生对疾病的判断相一致，更重要的是突出用护理技术来解决顾客存在的和潜在的护理问题，同时发挥对顾客身心状态变化的监护作用。

（3）及时、正确、全面地完成护理程序并形成完整的护理文件。完成护理程序，不仅是执行医嘱，更重要的是针对不同顾客的需要，实现护理服务程序化、规范化，使护理工作的各个环节符合质量标准。

（4）护理工作全面性、广泛性：护理质量不仅反映在护理工作本身，而且反映在对顾客的特异性医疗服务和非医疗服务的各个方面，实现与诊断、治疗、手术、生活服务、健康教育、环境管理及卫生管理方面协同作业并发挥协调作用。

（二）护理质量考评管理办法

1.建立三级护理质控网　建立护理部质控组－专科质控组－病区质控组三级监控网络，形成护理部主任、病区护士长、组长、护士全员参与的管理模式。监控组成员坚持质量方针，树立以"健康为中心"和"以顾客满意为宗旨"的质量管理理念，全面掌握各项护理质量标准，领会护理工作制度的内涵，本着细致认真、督导提高的态度，坚持严谨求实、客观公正的原则，认真落实督查—分析—讲评—整改—督查的循环监控制度。

护理部每年进行一次全面的护理质量综合分析，每季度组织一次质量联查，每月专科护士长进行一次定科查房，病区护士长每日跟班随机检查，每晚值班病区护士长进行夜查房，形成年有计划、月有讲评、周有重点、日有安排，处处有监控、环环有制度、班班有人查的质量监控体系。建立护理质量监控档案，积极持续推进护理质量改进。护理质量综合考评成绩定期在院周会上以多媒体形式进行讲评并纳入科室护理绩效管理。

2. 护理质量信息反馈机制　以坚持预防为主，建立和实施护理质量体系，履行全过程控制和持续质量改进的质量管理原则，形成全员参与、各司其职、各负其责的质量管理局面，认真及时处理护理质量问题，不断吸取、总结经验教训，使护理服务全过程的各个环节始终处于受控状态，符合质量的客观要求和顾客的合理需求。

3. 规范护理行为　以相关的法律法规为准绳，以规章制度、岗位职责为依据，分析护理工作中潜在的法律问题，加强教育，严格控制，强化护理人员的风险意识、法律意识和证据意识，提高预防安全的预见性和准确性。采取预测—控制—分析—反馈—奖惩兑现的"链条式"管理方式，使护理工作始终处于提前预防、实时跟踪、过程管理、信息反馈、持续改进的监控状态。采取护理纠纷差错报告制度，对发生的问题认真分析原因、查找不足，提出改进措施。

4. 制订护理质量标准　以《医疗护理技术操作常规》及各种法律、法规、规章制度为依据，紧紧围绕护理评价体系，按照护理工作程序与工作标准，认真抓好规章制度的落实，如输液管理规范、压疮预防与监控制度、护理差错事故防范措施、护理风险预案、护理告知程序、跨病区收治患者的管理制度等，有效地减少差错事故的发生。

5. 严格护士持证上岗　对护士岗位的描述，合理设计风险与责任，按照护理岗位的劳动强度、技术含量、工作风险、能级对应安排护士，在分配机制上向工作量大、技术性强、风险高的岗位倾斜，科学设置护理员和护理文员，将护理工作中非技术性工作交由专职人员负责，减少护士非技术性工作的劳动时间和成本支出，保证护理专业人员的职能作用，以便更好地为患者提供护理技术服务。一线岗位护士持证上岗率要达到 100%。

二、跨病区收治顾客管理

以护理病区为基本核算和护理机场式服务单位，打破科室界限，床位面向全院开放，实现了以床位为牵引的医疗资源配置与共享。

（一）跨病区收治原则

1. 主病区收治原则　护理病区有主攻专业，在保证主病区预留 1 ~ 2 张空床收治本学科危重患者外，其他床位向全院开放。

2. 跨病区收治原则　患者应坚持相对集中、相对定向、专业相近、就近收治的原则，危重、大手术后患者，应尽量放在主病区。

3. 病区固定、医生流动原则　将护理单元改为护理病区，将原"××科"改为"××病区"，按地域位置从"1"开始依次排序。从而改变人们传统思想观念中某一种病的患者只能收入相应的科室的印象，形成床位及管理床位的护士是固定的，使用床位的医师是流动的情景，与西方国家医院"铁打的护士，流动的医师"一致。

（二）跨病区收治资质认证

1. 病区收治患者资质认证　由病区护士长组织对拟跨病区收治病种的业务培训，确保护理人员掌握相关理论知识与操作技能，熟练掌握急危重患者的抢救护理与处理原则，培训结束后报护理部进行统一考核验收，要求参考率与合格率达 100%。

考核达标后提出相应专业的收治申请，填写跨病区收治患者认证表，对应三级学科主任签署意见，报机关审批后，通报全院，颁发 ×× 科收治资格认证书。

2. 与其他科室的机场式协作关系

（1）竞争性使用护理资源医护独立运行和分开核算后，把医护间的主从关系变为明确分工、密切合作的伙伴关系，把医师对一个护理单元的完全依赖变为对多个护理单元的竞争使用关系。护理单元独立后，护士直接与医师一起讨论病例和治疗方案，医师向护士询问患者的监护情况，护士向医师了解手术及专科病理生理情况，形成医师与护士相互依赖、相互依存的伙伴型合作关系。

（2）合作性进行健康服务：护理病区提供对入住患者的临床护理工作，护理病区与责任医师共同承担患者的医疗护理工作，医疗收入归所属护理病区与经治医师所在的三级科室。医护间建立多种沟通渠道，设立联络登记表。病区护士长与科主任、医师相互发送信息，报告病情。对病情平稳的患者采取每日通报的方式报告病情，对危重、大手术及病情发生变化的患者及时通报经治医师或值班医师。

（三）跨病区收治管理办法

1. 值班、交接班制度　按照医护分开的机场式管理要求建立值班、交接班制度，主要突出表现在以下几点。

（1）各科室设昼夜值班员，各专业以二级学科、护理病区为单位安排值班并制订值班安排表，值班员必须具备医院规定的值班资格。

（2）值班员必须坚守岗位，履行职责，确保诊疗工作不间断及科室安全；处理病情，有困难或遇到重大医疗问题时，应及时向三级学科主任或病区护士长请示报告；交班前须认真填写"值班记录"。交班主要内容：简要报告值班期间的基本情况；二级学科所有住院患者数量、分布及简要病情；对危重患者救治、特殊病情变化、新入院及大手术后患者情况、特殊检查检验结果等做重点交班。

（3）值班医师在其他医师不在班时，负责本二级学科患者的临时医疗处置和科间急会诊，书写新入院的首次病程记录；严密观察危重、围术期患者的病情变化，必要时做好病程记录；负责检查、指导护士的工作；积极协助其他二级学科在本病区住院患者的抢救工作。

（4）病区值班护士应严密观察患者病情变化，按时完成各项治疗和护理工作，接受值班医师的业务指导，病区内患者发生病情变化时，护士必须及时通知该患者所属二级学科值班医师到场处理，遇紧急抢救时，同时通知本病区值班医师到场协助抢救。

（5）每天上午由病区护士长召集，二级学科主任（二级科主任所在病区以外的由三级学科）主持，以二级学科（包括护理病区）为单位组织交接班，全体医护人员参加，交接班一般不超过 15 分钟。交班后病区护士长带领全体当班护士巡视每个病房并对危重患者按规定进行床头交接班。对规定交接的麻醉药品、精神药品、医疗用毒性药品及医疗器械应当面交清。对散在跨科收治患者的情况，要单独向经治医师及时准确报告，保证治疗时间、效果的一致性。

（6）值班人员必须在交班前后对所管辖的全部患者进行一次巡视和查房，危重患者由经治医师、值班医师、值班护士进行床头交班，特殊情况个别交班。

2. 患者收容管理办法

（1）对于专业划分明确的三级学科，按照专业范围收治，平行分科的三级学科，轮流收治；不能明确划分的病种在二级学科范围内协商确定，报医务处备案；二级学科交叉收治的病种，由医务部组织相关科室协商确定收治范围。

（2）患者收住院后，尽量先在本专业确定的主护理病区安排住院，主护理病区无空床时，可在其他有专业护理能力的病区安排。

（3）病区内原则上不得加床，如特殊情况需要加床时必须经医务值班员批准后实施，男女患者不得混住。

（4）急诊收容按病种收治，对二级学科交叉收治的病种可轮流收治；对有复合伤、多种病并存的患者收治应本着"先急后缓""先重后轻"的原则，经多科会诊后进行收治；属专科中心达标病例优先收入专科中心治疗。

（5）急诊留观不应超过 48 小时，医保患者、离退休干部应该及时收住院，不准留观；对有断肢（指）、溶栓的伤病员须简化入院手续收专科治疗。

3. ICU 管理模式

（1）ICU 收治范围：全院范围内的危重患者。

（2）ICU 医师的设置：患者主要由原科的主管医师负责，ICU 设置 1 个医师值班岗位，负责重症监护患者的临时治疗、抢救及夜间查房，实行 24 小时值班制。重症监护患者出现病情变化时，立即进行应急处理，由 ICU 护理人员完善抢救记录，同时通知患者经治医师及时到场主持抢救工作。

由于 ICU 医师不固定，对 ICU 内的患者又没有全部的治疗处置权，所以在危重患者的处理方面，ICU 护士承担的作用非常重要。患者发生病情变化时，ICU 护士在与值班医师一起积极抢救的同时，要及时通知其主管医师，做好与主管医师的沟通工作。

（3）ICU 病区护士长的作用：病区护士长是 ICU 的第一责任人，享有监护床位、仪器设备等资源的管理权、使用权，人力资源的调配权、经济的支配权。监护质量的提高是保证床位使用率的根本所在，病区护士长起主导作用。

三、护理效率效益管理

（一）护理效率

1. 护床比例　病区标配的各种资源是相对稳定的，一定的床位使用率和床位周转率直接影响护理病区的护床比例。例如，一个编设 50 个床位的病区，只收治了 30 位患者，床位使用率为 60%，护床比例为 10 ∶ 30，即一个护士管理 3 位患者；如果床位使用率达到 100%，则护床比例为 10 ∶ 50，相当于一个护士管理 5 位患者。在不同的床位使用率和床位周转率条件下，每个病区的效率指标差别很大，护士创造的价值也明显不同。

2. 护均负荷　危重患者数量和一级、特级护理人数可以反映一个病区的护均负荷，这是病区护理质量的真实反映，而护床比例则是护理数量的反映。以护床比例和护均负荷排名，可以清晰地看到每个病区的护理数量和质量差异，以此作为绩效考核指标，可以引导病区积极钻研护理及医学知识，积极收治危重患者。

（二）护理效益

1. 护床效益　病区标配床位数量是相对稳定的，收治患者的病种、病情等级，床位使用率和周转率等是病区床位均产生效益的主要影响因素，也是护理数量、质量的综合反映，应用护床效益作为病区绩效考核指标，可以提高病区成本核算意识、效率意识和质量意识，促进病区积极收治危重患者。

2. 护均效益　数字化条件下的各项护理工作，在进入医院信息系统时，已经把医疗过程形成记录，包括成本、效率、效益也都自动记录，形成不同班次、不同级别护理人员差异。将护均效益作为绩效考核指标，可以引导护理人员主动承担夜班、积极参加危重患者抢救等活动。

四、医护分开模式下护理绩效考评

（一）护理绩效评价的原则

绩效工资是超劳务补贴，是每位护士付出的体力劳动与技术劳动的报酬。护士绩效管理评价分配方案必须体现"同工同酬、按劳分配、多劳多得"的分配原则，围绕按岗位所负的责任和担任班次所需的能力来确定，提高主班、晚夜班等责任要求高、承担风险大的班次的绩效工资系数，鼓励高年资、有能力的护士担任主班与晚夜班等工作，采用护理工作量、工作效率、护理技术难度和人员编配等多因素评价方法对护士工作进行综合评价，提高医院护理服务的含金量。

（二）护理绩效综合评价体系的形成

1. 护理绩效综合评价体系的构成　护理绩效＝工作质量＋工作效率＋工作效益

将封闭式考核改为开放式考核，零分起分，上不封顶，下不保底，正向指标按标准加分，负向指标按标准减分，突出质量与效率，体现护理技术、风险与责任。

2. 护理绩效综合评价指标的构建　工作质量：主要考核各项护理制度的落实和护理质量指标达标情况。

工作效率：主要考核护理工作量和工作效率，占整个考评分数的主体。

工作效率指标：包含总床日数（反映床位使用情况）、出科人数（反映床位周转情况）、病区等级护理系数、手术室手术例数系数（体现手术床工护理技术难度与风险，工作量统计），等级护理反映基础护理工作量，是按特级、一、二、三级护理分类统计的；治疗护理量是按照注射、给药、护理、处置和特殊疾病护理项目等分类统计的。

工作效益：主要考核病区的经济效益。

3. 护理绩效综合评价确定项目指标的考评标准

（1）护理病区工作质量考评：护理病区质量考评按照国家卫健委质量考评标准和本院护理部制订的 ISO9001：2000 质量认证体系护理质量标准执行，对全院护理病区进行护理质量、科内教学、科研、训练等方面的考核。

护理质量考评内容：病区管理合格率、基础护理合格率、护理技术操作合格率、护理文书合格率、健康教育覆盖率、急救物品管理合格率、消毒隔离管理合格率、患者满意率、护理差错发生率、入院后压疮发生率等。

科内教学考评内容：业务学习、教学查房、业务考评、护生带教计划、护生带教满意率等。

科研论文考评内容：发表论文数量、科研课题奖项情况等。

（2）护理病区安全工作考评：对护理投诉、护理缺陷按事件性质和结果扣分，分为单纯投诉、无赔付医疗纠纷、需赔付医疗纠纷。每月汇兑并录入绩效管理系统。对需扣除的金额超过当月绩效分配总额时，分月扣除。涉及多病区的纠纷赔付，按医院专家组认定的责任比例分摊。处理纠纷的鉴定费、诉讼费、差旅费等从当事病区绩效工资中扣除。病区护士长按医院绩效管理中扣除的分值对责任人进行相应绩效奖惩。

4. 护理绩效综合评价项目指标的统计方法　开发应用护理工作量统计软件统计结果，数据来源：PDA 护理工作站软件及 HIS 的医嘱原始数据；医务统计软件生成的统计结果数据；手术预约与登记软件产生的术后登记数据。

（三）护理绩效评价组织管理与实施办法

护理部成立护士绩效管理评价分配督导小组，对病区绩效工资分配按"护士绩效管理评价分配方案"进行检查指导。

病区成立绩效工资分配领导小组，由病区护士长、责任主管、护士等 3 ～ 5 人组成并将小组成员报护理部备案。病区绩效工资分配领导小组负责将医院下发的本病区护理绩效工资总额按"护士绩效管理评价分配方案"计算每位护士的绩效工资，报财务科发放，绩效工资发放签名表复印上交护理部。

护士绩效工资分配由病区绩效工资分配领导小组负责，必须严格按照"护士绩效管理评价分配方案"进行核算，其发放正确性由护理部随机督查。

（四）护理绩效综合评价实施的意义

1. 转变认识，向管理要效益　护理单元作为独立的经济实体参与成本核算，必须转变传统的业务管理认知，引入经济管理思路，多方位增收节支，达到服务优、效益好、成本低的效果。

国外对护理成本的研究经历了几代护理研究人员的努力，经过护理成本概念、构成、分类、成本分摊、护理成本核算方法，护理服务的成本价格和价值确认，以及护理成本与收益、财务计划的关系等多个阶段，形成了一套护理成本核算模式，而我国在此方面还存在一定的差距，尚未形成一套完整的可以用于护理成本核算的系统文件。

近几年，护理管理研究人员在此方面进行了大量的工作，开展了较为深入的研究，提出了护理核算的理论与操作程序，但都是在医护一体的模式下进行的，并未真正地使护理病区独立进行核算。

2. 护理病区的成本消耗与病区护士利益直接挂钩　每位成员牢固树立成本意识，讲求投入与产出，节约成本。对卫生材料的请领、管理、收费等工作严格进行控制，杜绝浪费及流失；所有医疗用材料都由护士领取并向医师提供，实现物资请领、使用计费分段管理，避免物资流失，避免多收费与漏收费现象，强调医患双方均降低成本，达到双赢的目的。

3. 合理使用资源，杜绝浪费现象　合理调整人力资源，根据工作强度科学安排班次，实行弹性工作制，在保证护理质量的前提下，降低护理人力成本，提高工作效率，杜绝人员闲置。同时，充分发挥设备效能，提高设备使用率，减少设备闲置和资源浪费。贵重设备由专人分管，定期检查，对使用后的器械及时擦干、消毒、保养，提高设备完好率，降低维修及更新费用。

4.适应医护分开的改革需求　医护分开的绩效考核办法较好地体现了不同病情、不同治疗手段和护理方法所包含的技术、风险、效率与责任。采用质量、效率、效益多因素综合评价，引用手术分类和治疗护理工作量等效率指标，利用医院计算机网络信息，使绩效考评充分量化，便于操作，富有实效，使评价结果客观、真实、公正、合理，更具科学性；使劳务分配向脏、苦、累的岗位倾斜，体现多劳多得、按劳分配的奖励原则，调动护理人员的积极性，更好地适应医院改革的新形势。

5.建立了有效的激励机制　传统评价护理质量的单因素评价方法，虽然有效地强化了护理人员的质量意识，但临床护士工作的主动性、积极性未得到很好的调动。新的绩效考核和奖励分配制度，明确了护理工作的行为主体、责任主体和利益主体，增强了护理人员的绩效意识，促使病区护士长和全体护士在保证基础质量、提高质量内涵的基础上，主动关注工作效率、效益和人力成本，高质量、高效率地做好各项工作。

第五节　健康 4.0 机场式服务护士的培训与考核

一、培训目标

以培养现代化医院高素质的护理人才为目标，以提高护士综合素质、促进护士专业理论知识的学习为根本，以满足跨科收治患者、适应医院改革发展需要为内容，严格遵循科学性、周密性、操作性强的原则，科学制订培训计划，完善培训考核组织结构，细化考核项目设定及分值，严格掌握培训内容，严密组织考核与验收，通过多层次、全方位、有针对性的专业培训及考核，培养素质高、业务精、技术全面的全科护士和专家型临床护理人才。

二、培训内容

（一）理论培训

1.基础医学理论　以医学基础理论及基本知识为基础，以对应专科跨病区收治的常见病、多发病的专科护理为内容，以急危重症患者的抢救及护理、病情观察及常见突发情况的处理为重点，要求护理人员熟练掌握对应专科的一般护理常规、紧急状态下的急救措施，以常见病种作为学习基础，从病因、发病机制、诊断标准、治疗原则、护理措施等方面加强学习。

2.跨病区病种专科理论知识培训　由准备跨科收治的病区护士长组织本病区护理人员全部参加培训。指派高年资主管护师进行专科知识授课，也可请拟收对应专业的主任、医师进行授课，以不同专科疾病的专科护理作为培训重点内容。

（二）技能培训

1.基本技能培训　熟练掌握护理操作基本技能及跨病区收治患者常用的专科操作技能，对特殊的、难度较大的技术操作，要求病区护士长及护理骨干熟练掌握。

2.跨病区病种专科技能培训　指派本病区护士轮流去准备跨科收治患者的病区进行临

床护理学习，一般采用跟班制，根据本病区护理人员情况，制订相应的培训计划，既要保证本病区护理工作的完成，又要在最短时间内达到培训目的。

（三）多媒体护理机场式服务培训

1. 在局域网开辟护理视频培训栏目　将全国、全军护理专家的临床护理知识及讲座课件上传到院内网，实现护理人员随时在线学习，重点内容可反复观看，解决了护理值班人员不能参加大课学习的难题，实现了真正意义上全员培训。

2. 应用护士在职在线考试系统　护士在职在线考试系统的应用满足了医院护理人员在职继续教育、资格考试训练、职称晋升培训及年度考核的要求，实现了培训与考核相结合、随时进行新知识培训和考核的目的。护理人员经注册后即可在线上任意一台终端计算机上进行复习、考试；可对考试结果以病区、职称和时间分别进行统计和汇总；可根据情况对题库的试题进行添加、删减、修改等维护；也可根据不同职称及不同年资确定考试范围及题型的题量和分值。系统根据这一原则对相应人员抽题组卷。各类型题所占题数与分值可由管理人员设置。

三、培训方法

根据医护分开改革模式下的培训需求制订培训实施计划及实施办法。

（一）确认新模式培训需求

以适应现代化医院发展为目的，保证患者的护理安全为根本，提高护理服务质量为最终目标，采取多种形式的培训方法，以缺什么补什么，需要什么学什么的原则，分层次对护理人员进行考核。

（二）制订培训实施计划

在确认培训需求的基础上，根据目标制订出有针对性的培训计划，包括培训的组织管理人员、培训对象、培训内容和方式、培训师资、执行培训的具体时间地点、培训资料选择、培训考核方式、培训费用等内容。

（三）培训实施办法

1. 统一大课培训　由护理部组织安排系列专题讲座，要求全院护理人员必须参加并做好笔记。讲课内容通过院内局域网下发至各科室，由各病区护士长分阶段对相应讲课内容进行月考核，由护理部进行季考核，以达到全员培训的目的。

2. 跨科交叉任职培训　跨病区收治患者后要求各护理单元加强各专科间的交流与合作，特别是对跨病区收治的患者，在专科技术培训方面，科室间要进行技术帮带与技术支持，采取跨科交叉任职培训的方式，互派骨干、交换岗位互相学习，互相促进，共同提高。

在执行过程中根据实际情况进行必要调整，护理人员培训面临的最重要的任务是确保受训人员把学到的知识和技能应用于护理工作中，解决实际问题，提高工作效率。因此，在执行培训计划时要注重实现预期的培训效果。

四、考核验收办法

（一）考核项目及分值设定

按百分制为计算单位，将临床各专业以病种为基础，严格区分划定需要熟练掌握、重点掌握及基本了解的知识，其中专科理论知识考核占 30%，专科护理技术操作模拟考核占 30%，临床实际运用考核占 30%，健康宣教占 10%，考核 70 分以上为合格。

（二）护理病区内部考核

由病区护士长组织护理人员对拟收治专业进行专科业务培训，要求护理人员掌握相关理论知识与技能操作，熟练掌握急危重患者的护理，培训结束后报护理部统一进行考核验收。要求护理人员参考率、合格率达到 100%，由负责培训的病区护士长上报考核参考率、合格率及理论技能成绩，对应三级学科主任签署意见，填写跨病区收治患者资格认定表，报护理部审批。

（三）综合性评定考核

护理部在接到护理病区跨病区收治患者资格认定表后，由医院考核领导小组对提出申请的科室进行考核验收。护理病区护理人员考核成绩，综合分值达到 60 分为合格，全病区护理人员包括病区护士长要求全部达标。护理病区在资格认定达标后，护理部签发跨病区收治患者资格认定表并通告全院，准许收治非本病区患者。

第7章　健康 4.0 医院运营模式

第一节　健康 4.0 医院运营主要内容

医院运营主要从设备、技术、人才、环境、管理五个方面进行资源优化配置，实现经济效益合理化。具体来讲就是形成医院经营的"五个一流"特色，即设备一流、技术一流、人才一流、环境一流和管理一流，这对于实现医院稳步发展显得尤为重要。

一、一流的设备

医疗设备是医疗技术的载体。一个先进的医疗设备引进，以及设备效能和与之相关的学科人才、技术是否充分发挥作用，对于医院发展非常重要。这就要求我们加强医疗设备制度建设，建立、健全设备管理的实施细则，如设备档案制度，仪器性能、精确度鉴定制度，使用、维修、保养制度，领发、破损、报废、赔偿制度，使用安全制度及操作规程，使用人员考核制度等，同时辅以建账、建卡、建立技术档案等多种管理手段。引进先进设备可以实现技术引进，是学科实现跨越式发展的主要手段。设备引进必须由科室提出申请并承诺在规定时间内实现投资效益，提前进行人员培训，设备一到立即投入使用发挥效益，不能出现设备等人的现象。对于几个科室共同使用并且可以支撑科室发展和医院等级评审的医疗设备，也应该积极引进，如数字减影血管造影（DSA）设备。

二、一流的技术

顾客到医院是为了诊治疾病和获得健康服务，医疗服务质量是群众对卫生工作评价的主要衡量标准，群众对改革的认同主要体现在医疗服务的质量和费用上。提高医疗质量、改善服务态度，提高医护人员服务意识和职业素养，减少医患矛盾，做到让人民群众满意，医院才能吸引忠诚顾客。顾客对于诊疗技术的信赖，还需要了解操控设备设施人员的水平和知晓规章制度对医院一流技术的保障作用。

三、一流的人才

人才是医疗设备和医疗技术的使用者，人才聚集程度和人才梯队反映医院技术水平和管理水平。人才是医院的无形资产和宝贵财富，应尊重人才、相信人才、理解人才并在选人、用人、育人、留人上建立与之相适应的以"人"为本的管理制约制度，健全一套与之相匹配的激励机制，激发人才的热情和敏锐性，充分调动人才的积极性、主动性和创造性，最大限度地发掘人才的价值存量，使其更好地服务社会。

医院在引进和留住人才时，要争取做到"事业留人、感情留人、待遇留人、环境和条件留人"。对人才必须采取激励措施，通过满足人才的物质、精神方面的需要等手段，对人才工作的积极性进行激发。这些激励措施包括物质激励（如工资、奖金、物质报酬等）、成就激励（如工作事业上取得成功）、职务激励（如晋职与职称晋升）、情绪激励（如人际关系和情感）四个方面。

四、一流的环境

优美清洁、干净舒适、温馨优雅的医疗环境，对于员工开展工作和顾客进行诊疗、休养、体检等都会起到很大的吸引作用。医院要按照高起点规划、高标准建设、高效能管理目标，全面落实硬化、绿化、亮化、美化、净化的各项任务，制订严格的医院环境卫生管理制度，并落实到每位环卫人员身上。同时，要求医护人员加强医疗卫生意识，提升医院形象，提高医院品位，努力为就医人员提供一流的诊疗、休养环境。

五、一流的管理

管理是为了更好地经营，管理必须以经营为中心，管理是为经营服务的。许多投资者可能难以对医疗和管理两个行业兼通，因此必须借助专业的医疗管理人才或医疗管理机构来规划医院的经营管理。对于医院管理而言，管理是基础，经营是主导；管理是手段，经营是目的。

要按现代医院制度进行医院管理，按 ISO9001、JCI 等国际质量认证手段进行医院质量建设，提高服务质量、管理水平和吸引境外顾客就诊。对于境外商业医疗保险定点单位的遴选，首先是通过 ISO9001、JCI 认证，这样可以保证医疗质量的持续改进和出现问题可以追溯。

提高医疗服务质量能减少医疗纠纷和医疗事故，树立良好的行业形象，这是医疗机构发展最主要的内涵，实现这些目标，管理起着至关重要的作用。

第二节　健康 4.0 医院运营管理

医院运营管理是对医院运营过程的计划、组织、实施和控制，是与医疗服务密切相关的各项核心资源管理工作的总称。简单地说，运营管理就是一套帮助医院实现人、财、物三项核心资源精益管理的一系列管理手段和方法集合。

一、找准医院医疗市场经营定位

"知己知彼，百战不殆"，没有对当地医疗市场的深入调查和科学分析，就枉谈医院经营方略必定是盲目的和低效的。对于医院的市场调查分析可以从以下四个方面着手。

一是分析区域疾病谱的构成，重点查清常见病、多发病的病种及发病率。

二是分析区域现有医疗机构的学科情况，重点分析哪些学科已经发育成熟且地位稳固，哪些学科还比较幼稚或者仍然市场空白。

三是分析当地经济状况与人群构成，重点查清当地群众的支付能力及进入医保、民政、残联、工会互助等人口的比例。

四是分析区域医疗市场总量和科室发育程度，重点开发有潜力科室。

现代化综合性医院以大专科、小综合相结合，小综合医院的建设应以门诊为主、病房为辅，加强技术业务的提升，提高住院率；医院以优良设备、优秀人才、优惠价格、特色科室和先进医疗设备、幽雅环境、优质服务等品牌形象公示于众。

概括来说，医院在经营方向上，走专科、专病的发展道路；在经营战略上，选择差异化方略，做别人没有的，做比别人更好的；在经营步骤上，先做强再做大，做到"人无我有、人有我精、人精我特"。也可以先做大后做强，这种情况多发生在房地产行业、煤炭企业和一些基金转型到医院建设和养老院建设投资后，动辄成千上万张床规模，其房屋建筑、设备设施堪称一流，人才也舍得引进，但医院投资效益达不到预期要求，主要原因是医院管理和经营管理不能形成支撑和促进，医院可持续发展堪忧。

二、内部管理

医院内部管理包括内部规范管理、制度、人力资源、服务流程、财务管理、经营策略、低成本运营等。

（一）以人为本，规范管理制度

以人为本就是把人当成最富有活力、能动性、创造性的要素。人员配置和梯队组合要与医院工作相协调。院长必须德才兼备，富有亲和力和开拓精神，必须具备调动院内外一切积极因素多快好省地建设品牌医院的能力，更为重要的是能与时共进、审时度势，根据不断变化的医疗市场适时调整医院格局跟上新的形势。

（1）医师必须技能好，善于与顾客沟通，会做业绩。

（2）护士必须形象好、技术好、责任心强，善于向顾客推介经治医师。

（3）导医必须形象好、笑容好、责任心强，善于向顾客推介医院和经治医师。

（4）医技人员必须技能过关、责任心强、服务态度好，善于配合临床医师工作。

（5）收费员必须业务熟练、服务态度好，善于配合临床医师工作。

（6）行政、后勤人员必须能面向临床、积极配合临床、支持临床的工作。

（二）经营管理

医院的生存与发展，取决于其管理和经营状况。如果管理得好，经营对路，医院将不断发展和壮大；如果管理得好，经营不对路，医院可以平稳运行；如果管理不好，经营对路，医院也可以平稳运行；如果管理不好，经营不对路，医院效益将不断下滑直至倒闭。

管理是基础，是手段，经营是主导，是目的；管理是为了更好地经营，管理必须以经营为中心，管理是为经营服务的，医院的企业性质决定管理的形式，只有认识到这一点，才能真正地搞好医院的经营管理。

（三）信息化管理

在信息经济时代里，医院的决策必须建立在广泛的医疗信息情报收集和分析的基础上，不能单凭过去的经验武断地做决策。要收集同行各类拔尖人才的信息，更要收集前沿医疗设备和医护新技术的信息；收集同行医疗机构员工福利待遇和医疗价格的信息；收集治疗疑难病症特效秘方的信息；收集品牌医院的经营管理的信息，分析其患者病种组成、患者身份组成、患者来源等。只有这样，才能知己知彼，立于不败之地。

（四）层级放大管理

医院实行分级管理，即院长主抓决策，职能部门主抓监督和执行管理，科主任、护士长主抓服务。员工对科领导负责；科领导对职能部门负责；分管副院长兼任职能部门领导对院长（总经理）负责；院长（总经理）对董事长负责；董事长对股东负责。无特殊情况绝不可以越权管理。

扁平化副院长管理层级可以扩大副院长权限，提高管理效率。只有这样，才能做到分工明确、管理有序，才能充分发挥各级领导作用，产生巨大的层级管理、共鸣管理效应。

三、营销主题

营销主题定位：现代化综合性医院技术、住院条件、价格定位。

（一）医院营销理念塑造

1. 以人才技术管理为中心　医院设备精良，操作人员技术精湛、一丝不苟，确保诊疗无差错。

2. 以诚信经营为基石　医院提供优质高效的技术服务、生活服务；提供质高价低的药品耗材，杜绝经营假冒伪劣物资供应，确保提供的各项服务经得起市场检查和时间检验。

3. 以学习创新为动力　医院营造学习创新氛围，积极引进国内外先进成熟的医学诊疗技术，始终保持同级医院和所在区域医疗技术领先，实现检查检验结果省级、国家级互认（HR）。

4. 以竞争激励为平台　医院积极开展优质服务竞赛活动、医疗安全标兵评比、客户满意度评估等活动，让顾客体会到医院开展的各项竞争激励机制与自己息息相关，提高他们的参与意识。

5. 以优质服务为根本　医院的优质服务，最核心的是患者对医疗技术服务的满意程度，医院应在确保医疗安全的基础上，减少住院时间、加强合理用药和合理检查，尽量减少患者自费就诊费用。

6. 以制度建设为保障　医院制订的各种保障客户权益的规章制度，要与国家现行法规一致，要真正让客户了解，自觉应用，形成医患之间互相监督、互相促进的氛围。例如，要确保患者对医疗过程知情权，就需要向患者本人公开病历，这就需要对现有工作流程、组织架构、管理制度进行系统梳理，还要认真执行，才能维护患者知情权利。

7. 以低耗高效为目标　医院经营只选对的不选贵的，一切从用户出发，从药品物资、设备检查检验等选择上，尽量用本地的、国产的，减少顾客不必要的支出。

（二）最终达到理想的境界

1. 精干高效的领导　医院领导岗位职责清晰、工作范围明确，医院人员熟悉医疗流程，医院各项工作有条不紊，患者在接受医疗服务时，如行云流水一样自然，感觉不到医院领导干预，才是医院管理的最高境界。

2. 团结协作的部门　医院流程清晰、各部门协调有序，无推诿、指责情况发生，让客户体会到一个团结协作的医院在为其提供服务，提高客户对医院的信任。

3. 竞争合作的员工　医院各部门分工不同，对待患者诊疗目的相同，要想客户所想，急客户所需，让客户体验到各部门的竞争合作，感受到医疗安全的保障。

4. 上下齐心的医院　医院管理有序，厚德仁心的文化氛围浓厚，让患者治病有信心、休养受鼓舞。

5. 医患和谐的局面　医院实行患者医疗过程公开知情告知制度、知情评价医院及医务人员，使医务人员与患者关系和谐，减少猜忌和投诉。建立爱心基金，实行对无助无主危重患者的先抢救后收费或免费制度，提高患者信任，呼唤社会爱心。

四、品质（牌）定位

品质（牌）定位：大众医院（或高端医院、中低端医院）、建立优秀人才队伍，健全科室。

（一）医院竞争力的核心

医院竞争力的核心是医疗质量，医疗质量的核心是学科建设，学科建设的核心是技术人才。因此，能否建立一支优秀的人才队伍，健全相应的学科，关系到医院经营的成败。

（二）人才队伍的建设

医院人才队伍的建设一靠吸纳，二靠培养。吸引人才并留住人才，光靠待遇是远远不够的，还需要事业的平台和融洽的氛围有机统一。而培养人才既要有战略眼光，也要舍得投入，从长远来看，医院的人才队伍建设应当主要依靠自己培养。

当前民营医院在人才方面存在问题比较多，退休医师占相当大的比例，中年技术骨干缺少。所以核心技术人员要稳定，就要加强年轻人技术培养，使医院运营成本降低、人员稳定、经营稳定。

五、服务定位

服务定位：诚信、务实、创新、进取。

（一）医院文化先导

没有自己文化理念的医院是没有"灵魂"的医院，没有凝聚力的集体是乌合之众，是没有战斗力的。要想长久地经营好一所医院，必须有意识地营造属于自己的、独特的医院文化理念。

（二）医院文化提炼

医院要根据主要领导的个人气质和文化背景从四个方面着手，逐步形成不同于他人的"个性"。

一是创新，要有超前的理念、远见的谋略和成功的实践；二是进取，要有不懈地追求、不断地探索和持续地发展；三是诚信，要有对事业的忠诚、对客户的守信和对社会的奉献；四是务实，要有负责的态度、扎实的作风和完美的效果。

六、营销定位

营销定位：精心开展营销策划，建立良好客户关系。

（一）全院及全员营销

从广义来讲，医院经营管理的各个方面都与医院营销有着密切关系，但从狭义来理解，医院营销的实质就是吸引患者，扩大业务；在短期内快速扩大医院影响，迅速打开局面；长期稳定地吸引一大批忠实客户。

第一，建立全院营销机制，配备专业营销策划人员，组建营销队伍，以医院特有的营销战略和营销方法进行培训，并制订有效的营销绩效考核奖励办法。

第二，制订全院营销计划，明确营销的重点、主要的途径与方式、投入的经费预算、所要达到的目的等。

第三，精心组织实施，需要高度重视患者关系的管理，患者到医院来，这仅仅是营销工作的第一步，如何做到让患者再来，并且把亲朋好友等带来就诊，为医院做口碑宣传，才是营销的最高境界。

第四，要充分发挥和调动专科及全员营销的积极性，使用专业营销人员的绩效考核办法奖励医院所有人员，形成全员营销氛围。为每个人制作名片、鼓励医务人员与客户建立微信群、交朋友，形成医院忠诚客户群。

（二）客户营销方略

（1）通过电话、网络等营销。利用网页、APP 等手段，让客户知晓和增加客户黏着度。

（2）通过登门拜访、电话回访、上门回访等方式，建立客户联系。

（3）利用各种公益活动和专项活动，提升医院及科室品牌与价值。

（4）积极参加医联体、医共体建设，支持乡镇的医院、门诊、诊所等业务建设，推广提升医院重点科室优势、技术、服务。

（5）利用医院及社区广告宣传栏，进行健康宣教，提升医院知名度等。

（三）运营阶段划分

1. 切入期　参加社区、企业、医疗卫生单位活动，提高医院知名度。

2. 成长期　通过广告资料宣传提高客户对医院的知晓度。

3. 成熟期　开展大、中、小型活动等，增强医院的实力与文化、技术交流、学术交流。

4. 持续期　与企事业单位、公司、学校持续对接，提高医院的名誉、技术实力、品牌实力和服务优势。

5. 衰退期　寻求新的方案、资源，服务好现有患者。

（四）实施营销方案与控制

1. 内部

（1）建立内勤（电话营销、网络、客服）小组。

（2）建立外勤（公关）小组。

（3）制订年、月、周、日工作计划。

2. 外部　医院的建设和发展单靠院内的力量还不够，还要争取院外的支持。搞好公共关系的目的是调动院外一切积极因素支持医院的建设和发展。因此，必须与卫健局、医保局、民政局、残联、120 指挥中心、新闻界、城管局、公安局、各级政府、街道办、居委会、工厂、学校、社会团体、公司、企业等建立和发展医院的关系网，这样才能有利于把医保、工伤保、劳工保、交通保、社康中心、工厂企业健康体检等业务建立和发展起来。

（1）友情链接媒体和企事业单位。

（2）通过各镇医院、门诊、诊所打造医院品牌与增加客户。

（3）外勤公关营销人员，收集客户对医院认可反馈信息。

（4）利用大、中、小型活动和公共场所宣传，增强效果。

（5）向政府靠拢，以公司名义助力医院发展等。

（五）营销成本核算及绩效管理

（1）交通工具、交通费、话费等。

（2）业务员采取底薪加提成方案，另加超额完成提成。

（3）体检为阶梯式提成，点数根据实际情况决定。

（4）业务员分区、分科执行，定量执行，每月考核成绩，奖罚分明。

第三节　提高医疗保险客户服务能力

通过优化就医流程、提高专科诊疗水平，提升诊疗效率，全面提升全民健康保险客户和商业健康保险客户的服务水平。

1. 为基本医疗保险客户提供基本医疗服务。

2. 为商业医疗保险客户提供个性化服务。

第四节　健康 4.0 医院全天候服务模式

医院全天候服务模式是医院管理景明模式的特征之一，其设计思路就是要实现顾客任何时间、任何病情均可以在医院无障碍地获得及时诊疗和生活服务，与此同时医院也可获得假日医疗健康服务运营红利，其具体内容主要为医院无假日、就诊无门槛、联合体互助、信息化共享等多维服务模式。

一、无假日医院

（一）无假日医院概念

1. 无假日医疗安排　医院实行每周 40 小时工作制，除每周固定学术或例会活动时间外，各二级学科主任、病区主任自主安排本单位人员上班和轮休时间。全院人员实行弹性工作制，攒出的时间用于开展节假日诊疗活动，如门诊、检查检验、住院、手术等所有正常医疗服务，不加收任何费用。

2. 医院运营管理　是按照医院工作的客观规律，运用管理理论和方法，对全院人力、财力、物资、物业、信息、时间等资源进行计划、组织、协调，以充分发挥资源整合运行功能，实现"人停机不停、医院无假日、员工轮流休"，获得医院发展社会效益、经济效益等。

（二）无假日医院运行模式

1. 运行前市场调查　国家卫生部门曾对 1000 例患者的问卷调查显示，60% 的人愿意选择在节假日（包括周六、周日及长假）到医院就诊，20% 的患者则会在节假日进行中医中药的调理。医院经过几年的调查问卷分析发现，假日就诊的患者主要有以下几类：一是趁着长假陪老人前来看病的，二是假期带着孩子来看病的，三是上班一族平时没时间趁着假期来做体检和看病的，四是一些外地患者利用假期专程来大城市看病兼旅游购物的，也有些慢性病患者选择长假来做手术。

有医院向全院医务人员发出问卷调查，结果显示，65% 的人支持实行全方位无假日医疗；25%的人认为应当继续按过去的办法，只在周六与周日上午在少数科室开设门诊；10%的人反对在假日开设门诊，认为医院也应与其他行业一样，实行 5 天工作制，除急诊科外，其他部门医务人员也应同样享有法定节假日休息的权利。

2.做好筹划　医院要坚持"以患者为中心"的价值理念，引进先进的激活节假日经济的经营管理技术和方法，打破固有运行模式，积极研究探讨适应人们基本医疗服务需求的全方位无假日医院运行服务管理模式，制订新的门（急）诊管理规定、手术管理规定、节假日核算与分配管理规定等配套文件，确立具体实施方案，召开动员大会，广泛宣传，要求医疗质量管理和专业治疗技术水平不能比平时降低，要求医务人员坚持合理检查、合理用药、合理收费，为患者提供更加方便、快捷的优质服务。

3.具体操作方法　全院所有科室每日向社会提供正常的医疗服务，夜间以急诊科为载体，以急救中心为基地，以二级学科为医疗派出单位，为患者提供高水准的急救及常规医疗服务。

全院实行每周 40 小时工作制，各独立运行科室领导自主安排本单位人员轮休"节假日"。法定节假日（周末、清明、五一、中秋、国庆、元旦、春节）期间，所有一线科室，包括门诊、急诊、临床、手术及所有辅助检诊科室都必须正常运行，在患者流量明显偏少时，可适当减少在岗人数，但不能减少所开展的诊疗项目；机关、职能科室、物业服务单位必须提供满足全院医疗工作各种需要的管理、保障服务。达到最大限度地满足患者就医，激活假日经济，充分挖掘床位资源利用潜力，全面提升医院运行效率和服务质量的效果。

医院推行无假日医院的同时，通过授予主任、护士长安排班次的权利，对科室成员合理排班、调休，确保员工休假权利。要做到以月为单位，以每周 40 小时为周期进行排班，允许员工调班、攒假，让员工有机会享受长假。

（三）无假日医院成效

推行无假日医院，可以有效地解决患者节假日看病难问题。与平时相比，节假日患者较少，可以显著节省看病时间，有宽松的就医环境。以前因为担心后期医疗跟不上，许多患者都不愿意在放假前或周五做手术，如果医院实行"全方位医疗服务"，患者自然会减少很多顾虑。全年有 1/3 的时间是节假日，推行"全方位无假日医疗"不仅对患者有利，还可以使卫生医疗资源得到最大限度的利用，实现医患双赢，明显提高社会效益，充分激活资源潜能。

（四）无假日医院面临的问题

医院通过媒体采访和实际运行了解到，部分患者对医院全面推行无假日医疗存在种种疑惑和担忧。认为节假日看病不方便是市民节假日不到医院的"病根"，不到万不得已他们不愿意选择节假日看病，虽然请假十分不便，但因为平日医院各科室技术力量较全，更愿意在工作日到医院看病。

有的认为，只有医院先重视"无假日医疗"，把节假日的医疗服务安排得和平日一样，患者才会打消对原先节假日看病的种种顾虑；有的认为，患者节假日就医不放心，一方面是由于担心医院派些资历浅的医生来充数，另一方面，一些特殊检查项目医院在节假日期间并不开放。许多热心患者提出了一些减轻医院负担、提高医务人员积极性的途径，如轮休、提高节假日挂号费、节假日加班多发工资等。也有少数医院员工反映，长期实行无假日期间的门诊量还是偏低，医院无论是在人员安排上还是在设备耗损上，都有些难以承受。"无假日"在给患者带来方便的同时，也使得部分医院面临勉强维持的尴尬。

针对以上问题，作为医疗服务性行业，提供方便、快捷的卫生服务需求是医院应尽的责任，而不是单纯追求经济效益。医院推行实行全方位无假日医疗，也是有效缓解群众看病难问题的重要举措。

医院要对员工进行正确的价值观导向教育，从医院是服务行业，具备企业性质入手，医院发展资金只能靠医疗市场竞争获得，要自觉克服无假日医院运行与家庭成员休假不同步的困难；同时，医院要建立健全绩效激励机制，合理配置资源，提供全方位运行机制保障。

医院无假日运行，需要医院、医务人员的支持，也需要员工家属的理解，还需要顾客的了解和配合，尤其是在没有节假日收费保障的情况下，医院践行节假日"所有诊室全部开放、所有检查经营项目全部开展、所有费用不另加收"承诺，需要就医观念、服务理念的转变，还需要有运行机制的保障。

二、"无门槛"急诊服务

（一）"无门槛"急诊服务基本概念

"无门槛"急诊是针对传统急诊模式而言的，带有强调意味。"无门槛"急诊是以患者为中心的急诊管理模式，患者根据病情和自身就医需要，随时都可到急诊科就诊，无病情程度门槛、无急诊时间门槛、无急诊费用增加门槛。

1. 急诊标准"无门槛"　患者到急诊科看病时，病种病情的准入标准不设限，即不管病情轻重缓急均可随时到急诊科就诊。

2. 急诊时间"无门槛"　急诊科接诊、出诊、检查检验、输液、购药和咨询服务的时间无限制，提供全天候服务。

3. 急诊费用"无门槛"　急诊挂号费和各种诊疗、检验检查的急诊不增加收费，与平时收费一致。

（二）"无门槛"急诊服务研究背景

1. 传统急诊诊治服务　传统急诊科对急诊诊治范围具有特定的要求。现行急诊范围如下：

（1）急性损伤，尤其是复合损伤、骨折和关节脱白等；

（2）急腹症；

（3）高热；

（4）大出血（包括消化道出血、大咯血等）；

（5）严重心律失常、心绞痛、心肌梗死、心力衰竭等；

（6）各类休克；

（7）急性中毒（包括食物中毒、药物中毒、气体中毒和蛇咬伤等）；

（8）急性呼吸道阻塞、气管异物；

（9）昏迷、抽搐；

（10）脑血管意外；

（11）烧伤、电击伤、溺水、自杀（包括有严重自杀倾向时）、中暑；

（12）阴道大出血、临产、流产；

（13）急性尿潴留；

（14）急性视觉障碍、眼外伤、眼内异物；

（15）严重急性皮炎；

（16）严重急性口腔炎症、拔牙后出血、下颌关节脱臼等；

（17）疑诊急性烈性传染病；

（18）医师认为的其他符合急诊抢救条件者。

以上对急诊范围及标准的设定，实际是人为设定的急诊门槛，但人体是一个有机整体，个人对疾病耐受程度存在很大差异，有些患者不能达到急诊划定范围的疾病，有些患者不能博得医务人员的同情，还有些患者不能"享受"急诊待遇。随着医学模式的改变，患者对医疗的需求增加，对健康既有生理也有心理要求，只要患者认为是"急诊"的，我们就应该按急诊接待，不但提供 8 小时以外服务，还要提供 24 小时急诊医疗服务。

2. 实行"无门槛"急诊医疗服务可行性　近年来，随着城市人口的迅速膨胀和城市化的快速发展，人们对急诊的医疗需求持续增加，对急诊科急性疾病的诊治水平期望也越来越高。虽然国内医院急诊医疗体系和服务质量得到明显改善，院前急救人员也已经具备基础生命支持等技能，几项重要指标（如医院内分诊、加强心脏生命支持、创伤处理等）也有明显提高，大多数急诊科都有成熟的急诊管理体系。但传统急诊就医模式，对患者疾病的标准、程度、时间都有限制，一般的医疗服务不在急诊范畴，患者病情达不到标准不能挂急诊，正常工作时间不能挂急诊。例如，一外科诊室患者，正常时间行手指皮肤切割伤清创缝合手术，在晚上洗漱时伤口不慎被水浸湿，需要换药和重新包扎，但却遭到传统模式下的急诊科拒诊，最终导致患者投诉。传统模式的急诊，在时效上难以保证。严重背离了医院"救死扶伤和人道主义"的根本宗旨，是与以患者为中心的现代服务理念相矛盾的。创建全天候"无门槛"急诊医疗服务，正是想人们之所想、急人们之所急的人性化服务理念。

（三）"无门槛"急诊服务运行方法

1. 做好员工思想动员　大部分医院相继推行了全成本核算绩效管理办法，实行全天候"无门槛"医疗，势必会影响到少数科室短期的经济利益，也会影响到员工工作的积极性，因此要对全院人员进行思想动员，用共同的价值观导向引导他们，确立为患者服务是医院建设发展的根本方向，为民服务是医院应尽之责的工作理念。

2. 医院现行急诊服务模式　我国目前各医院急诊科运行模式大致可分为通道型、半自主型（以内科为主）和自主型（内、外科共同发展）三种模式。

第一种模式的主要功能是对急诊患者做一般急救处理后，迅速转送到各专科病房，这种模式下急诊科医护人员缺少对危重患者诊治全过程的观察和实践场所，限制了急诊医护人员技术水平的进一步提高。

第二种模式为急诊内科创造了较好的条件，有利于内科危重症的及时抢救和急诊内科医疗水平的提高，但是由于不能在急诊科开展确定性手术治疗，使急诊外科的发展受限，也局限了急诊内科的发展。

第三种模式为内、外科共同发展的自主型模式，急诊科有明显的整体优势，为急危重症患者建立了坚强的急救生命链，提高了危重患者的抢救成功率，有利于急诊医学人才培养和急救水平的提高。

3. 建立健全相关制度　在"无门槛"急诊医疗实行之前，建立健全合理的配套制度，是新方案得以运行的关键，24 小时连续应诊是急诊科的重要特点，因此要特别强调严格岗位责任制，包括急诊工作制度、首诊负责制度、交接班制度、抢救制度、护理制度、病历书写制度、值班制度、消毒隔离制度、留观室查房制度、出诊抢救制度、监护室工作制度、死亡病例讨论报告制度、救护车使用制度等。特别是要强调坚持值班制度，医务人员不得擅离职守，实行上班签到、离开急诊室要说明去向（挂牌示意）的管理办法。

首诊负责制是重要的急诊制度，首诊包括首诊医院、首诊科室、首诊医师。涉及他科患者时应在先做紧急处理的前提下，邀请他科会诊或转科，对病情危重需转科、转院的患者要预先进行联系落实，写好转科转院病历，必要时应有医护人员护送以免途中发生意外，总之必须做到掌握转科、转院指征，保证安全，事先取得联系确保可以落实者才可转诊。急诊制度的有效执行，为全面推行"无门槛"急诊运行机制创新提供了制度保证。

4. "无门槛"服务模式具体操作方法　全天候"无门槛"急诊的运营模式是对医院现行急救工作、服务流程的再造和管理模式的改革，通过急诊"三无"管理，充分体现了以人为本的人性化服务理念。急诊标准"无门槛"：一切以患者为中心，不分病情轻重缓急，只要患者到急诊科就诊，即按"急诊"对待。急诊时间"无门槛"：提供全年 365 天急诊、接诊和出诊服务，随时满足患者需求。急诊费用"无门槛"：检查检验及各种诊疗都不加收急诊费。急诊过程人性化："只有与时间赛跑，才能拯救患者"，无门槛急诊要求急救中心接到急救电话后，医务人员和救护车在 3 分钟内出发，返回时提前通知急救中心值班员完成患者的挂号、检查检验申请、手术前准备等工作。对脑出血、脑梗死、心肌梗死等患者，会同专科医师及相关科室提供 6 小时内超早期专科急救服务；对普通急诊患者实行分诊、挂号、收费等一站式服务；遇有各专科疑难病症，10 分钟内要求各专科值班医生到现场会诊。

（四）"无门槛"急诊服务成效

实行"无门槛"急诊服务运行的解放军原 251 医院和西安长安医院，急诊出车次数、急诊接诊、急诊抢救、收住急诊病房、收住其他专科病房例次明显增加，成功率大幅提高，急诊病房住院患者手术例次、危重患者手术成功例数增加明显。距医院 5km 以内的出诊，医务人员 10 分钟以内可到达现场。经现场急救后，转运途中死亡率降低，急诊抢救成功率达 92%。

（五）"无门槛"急诊服务发展趋势

在少数发达国家，卫生保健经费多用于公共卫生和预防医学。对于急救医学来说，发展预防医学可以减少急诊就诊患者的数量。从理想的角度出发，急诊科建议能够作为一个安全网络功能单位，也就是说，急诊科就诊患者数量直接反映人们的健康状况，急诊患者的数量越少，说明人们的健康状况越好。在医院工作中，急诊科收治的多是突发性的急、危、重患者，若不能及时采取有效的急救措施，就有可能导致一些本可以挽救的生命丧失救治机会。为适应急救医学发展和社会需要，全面推行"无门槛"急诊医疗，须建立完善全程急救医疗服务模式。

1. 完善绿色通道、提高抢救效率　急诊科的一切医疗护理过程均以"急"为中心，护理人员工作任务重、压力大、人数相对不足，经常超负荷工作，要推行新的服务模式，就要在不增加人员的情况下，发挥护理人员的潜力，改变传统的护理模式，将护理工作变被动为主动，使患者得到全方位的护理服务。

2.强调时间就是生命的医护理念　所有抢救工作均要有严格的时间概念，如医护人员接诊时间、抢救开始时间、治疗处理时间、留诊后确诊时间、转入院时间及患者死亡时间等。各个环节的时间长短是评价工作效率、医护质量和医院管理水平的重要标志之一。

3.合理调整布局、优化急诊流程　急诊科的布局要从应急出发，标志必须醒目、突出，便于患者及家属寻找，要求空间开阔，便于开展抢救工作。急诊科护理人员相对固定，需根据其不同层次、资历、经验、处理问题的能力，结合老、中、青进行合理搭配；护理人员合理分工，一旦发生抢救，按流程站位，分别及时给予心脏复苏术、气管插管、心电监护、吸氧、输液等抢救措施，使急救工作准确、及时、有序。急诊分诊岗位由一名经验丰富的护士担任，通过对患者简单的询问、评估以五大生命体征作为基础分诊标准，以解剖、生理、病因、病情作为综合分诊标准。

4.注重业务素质培养、提高整体护理水平

（1）学习国内外先进技术：通过参观学习、举办培训班、学历教育等形式加强急诊科护理人员业务学习。

（2）参加各种急救学术会议，注重发展专科护士，加强急诊科护理人员应急能力、配合能力的培养，训练其急救硬功，加强业务培训。

5.开展全程优质服务活动、提高整体服务水平　护理人员在工作中应做到热情、礼貌、主动、周到，有良好的医德和献身精神。急诊科应配备护理员，负责接送急救患者，陪送患者做相关的检查和做好急诊室车辆的管理，给予危重患者及需要特殊帮助的患者相关的生活护理及特殊服务，为医院带来更好的社会效益。

6.加强管理、消除隐患　在医院管理中，我们要求急诊科不仅要注重经济效益，更重要的是关注其社会效益，如抢救成功率、急症诊断准确率、监护室留观患者的确诊率、心肌梗死患者的急救死亡率、患者投诉率等。

一是抓管理。管理人员加强对每班的工作情况、重大抢救、危重患者护理的管理，做好抢救药品、仪器设备的管理，做到每班检查、登记，设专人管理，保持仪器设备性能良好，药品齐全，定期进行检查、抽查，使护理质量得到全面控制。

二是抓隐患。要加强护理人员的素质培养，提高其业务水平，建设专业化的队伍和提供优质高效的护理服务。

三是建立良好的运行机制。管理人员要起表率作用，以身作则，关心体贴护士，倾听护理人员意见和建议，建立目标管理责任制，激发护理人员的责任感、紧迫感。

四是及时处理问题、隐患，避免差错事故发生。对就诊患者进行及时正确分类，对确实不属于急诊的一般患者，予以及时处理；对于疑难患者，积极联系相关专业科室进行诊疗，不能延误病情；对于疑难重症患者，边抢救、边联系会诊；对批量抢救情况，及时启动批量患者抢救预案，及时救治。

综上所述，要通过提高急诊科人员素质，调整人员结构，完善管理机制等一系列措施，使全天候"无门槛"医疗服务得以有效运行。

第8章 健康4.0医院人力资源管理模式

第一节 现代医院人力资源管理

一、现代医院人力资源管理的基本内涵及其重要性

(一)现代医院人力资源管理的基本内涵

现代医院的人力资源管理,其基本内涵是指医院通过对其内部劳动力资源进行全面、科学、有效的管理,坚持实施"以人为中心"的管理,使医院所有员工的潜能得到充分开发和利用,使"人"与"工作"和谐地融合起来,以保证医院总目标的顺利实现。也就是说,要在医院的人力资源管理中建立一个自主自足、自我控制、自我发展、自我完善的管理机制,激发医院员工的创造力,增强医院的凝聚力,人尽其才,才尽其用,实现医院与员工"双赢"的目标,达到医院利益最大化。

(二)现代医院人力资源管理的重要性

1. 现代医院人力资源管理是医院资源合理配置的首要问题 医院的资金、技术、物资的合理配置固然重要,但如果离开了人员的合理配置都会变成一句空谈。

2. 现代医院人力资源管理是医院两个文明建设的关键环节 医院物质文明与精神文明建设的结合点是人,牢牢抓住对人的教育、训练、培养和使用,就可以将二者协调发展。

3. 现代医院人力资源管理是医院在激烈竞争中取胜的根本保证 现代医院的人力资源管理为医院的发展和改革创新提供了强有力的人才支持,能够使医院充分发挥人才优势,适应市场需求和健康产业发展的需要,从而使医院在日趋激烈的竞争中立于不败之地。

二、现代医院人力资源管理的具体要求

(一)建立公开、平等、竞争、择优的选人用人制度

选人用人是做好医院人力资源管理的第一关,只有建立公开、平等、竞争、择优的选人用人制度并通过有效实施、选拔和使用与所需岗位相匹配的优秀人才,才能为医院薪酬待遇、培训发展等人力资源管理工作奠定良好的基础。选人用人要做到公开、平等、竞争、择优,必须做好工作分析、岗位评价、制订岗位说明书和岗位规范等基础工作,同时,在选拔人才时要严格按照招聘程序运作和完成规定的考试考核考查内容,以确保医院招聘到高素质的优秀人才,落实"赛马不相马、人人是人才"的育人用人理念。

(二)建立职责明确、有效放权的岗位责任制

医院需要高效的运作机制,必须相应地建立一套适合本医院特点的组织体系和岗位设

置，即坚持按需设岗、精简高效，做到岗位职责明确、任职条件清楚、权限使用清晰。要真正做到这些，必须把握好两个关键：一是员工的能力要与岗位要求相匹配；二是有效放权。

员工的能力与岗位要求相匹配，是指员工的知识、专业、能力、经验、特长均与其所在岗位所需的知识、专业、能力、经验、特长相适应，使员工个人的知识能在该岗位上获得极大发挥并感到愉快，同时，使该岗位的职责能够充分履行，并且做到上下配合协调，使医院整体获得最大效益。

有效放权，就是要求医院高层领导人要按照岗位责任制的规范充分放权，通过放权来给下级施加压力和增添动力，通过充分发挥下属的工作积极性来提高其工作效能。当然，有效放权是以选好人为前提的，如果人选得不符合岗位的要求，即使放权了，也达不到应有的管理效果。

（三）建立科学合理的人才培养运行机制

人才培养是一项全院性、全员性和全程性的工作。

首先，制度是医院管理运行的基础，要建立适合本医院的人才培养制度和规划，引入人才培养竞争机制，对人才实施动态管理，优胜劣汰，以利于人才辈出。

其次，要有牵头部门负责组织全面实施，党委要充分发挥监督作用，将人才培养工作列为管理人员和科室领导政绩和业务考核的指标。

最后，要创造有利于人才成长的优良环境。

（四）建立科学、公正、公开的绩效考核制度

在医院人力资源管理中，绩效考核是对医院员工劳动付出的一种反馈，同时也是对其支付薪酬的重要依据。

绩效考核通常是指从医院的经营目标出发，用一套系统的、规范的程序和方法对员工在医疗服务工作中所表现出来的工作态度、工作能力和工作业绩等，进行以事实为依据的评价并使评价及评价之后的人力资源管理有助于医院经营目标和员工个人发展目标的实现。基于此，在实施考核中就必须有一套能够反映岗位特点和本人（或科室）业绩的科学的考核标准，同时，在实施考核中要做到公正、公开操作，对事不对人，既要有"让群众高兴"的业绩，又要有"让群众放心"的正气。

（五）建立公正、公平、合理的薪酬体系

薪酬体系的公正与公平，就是薪酬的设计与结构及水平必须建立在科学的工作分析、工作评价及绩效考核等的基础之上，真正体现按劳分配与兼顾公平的原则。

在实际的薪酬分配中，管理人员要敢于根据不同的工作态度、工作能力和工作业绩拉开分配档次，向关键岗位与优秀人才倾斜，对于少数能力、水平、贡献均十分突出的技术和管理骨干，可以通过一定形式的评议，确定较高的内部分配标准。这种方式一方面是对员工劳动价值的肯定，另一方面也是稳定和吸引优秀人才的主要措施。

薪酬体系合理是指医院在制订薪酬战略与政策时，一定要综合考虑员工自身因素（包括个人资历、工作经验、个人潜力等）、医院因素、工作因素等多种因素，使医院的薪酬体系对内具有公平性，对外具有竞争性。

（六）建立有效的人力资源激励和制约机制

人力资源激励机制主要包括经济利益激励机制、权力地位激励机制两个方面。

建立经济利益激励机制主要是建立符合医疗卫生工作特点，能够充分体现技术与管理人员劳务价值的薪酬制度。

建立权利地位激励机制，就是要通过合法和公正的途径，满足人才正常追求权力和地位的需求的机制。

制约机制也称约束机制，即用人单位和劳动者在实施劳动过程中，明确双方应承担的责任和义务并相互制约的机制，要求医院员工在医疗服务工作中的行为，要符合职业道德规范和医院规章制度，要求其行为具有合法性和道德性。约束机制又可分为内部约束机制和外部约束机制。

内部约束机制就是医院本身要建立一套完善的、可操作的约束机制，约束医务人员严守纪律，不在医疗服务中推诿患者等，这对医院而言，具有一定的法规性。

外部约束机制就是指国家法律、法规的约束。例如，医院应为医院工作人员购买社会养老保险、医疗保险，包括医疗责任险和医疗意外险等，这也是建立完善的社会保障制度的基础。

（七）建立完善的社会保障制度

在推进医院改革与管理过程中，必须注重建立完善的社会保障制度。目前，我国主要的社会保障有社会保险、社会救济、社会福利、优抚安置、社会互助和社区服务等。其中，社会保险又包括养老保险、医疗保险、失业保险、工伤保险、生育保险等。由于医疗行业的特殊性，对一些特殊岗位员工还要给予职业安全保护并按国家规定给予其各种休假待遇，让员工在为医院的贡献中享受到各种法定的保障，激励员工更好地为医院做贡献。

（八）推行"人性管理"，培育良好的医院文化

"人性管理"的主要特点：一是着眼点是人；二是确定了人在管理过程中的主导地位；三是体现了员工是医院管理的主体和客体的统一。"人性管理"要求管理人员在工作中要把人的因素当作管理中的首要因素、本质因素和核心因素，通过尊重人、关心人、理解人、信任人、挖掘人的潜能和发挥人的专长来放大管理的效能。只有推行"人性管理"，才能形成良好的团队精神和医院文化，营造出和谐、团结、协作、健康向上的工作氛围。

在推行"人性管理"、培育医院文化的过程中，医院管理者要做到：尊重每一位员工，把每一位员工都看成是医院的财富；营造家庭式的人际氛围，让硬邦邦的机器和单调乏味的工作程序充满人情味；多为员工提供参与的机会并尊重与员工的沟通；注重树立共同的医院价值观和行为导向，以及把医院和员工结合为一个利益的共同体等。

第二节　健康 4.0 医院人力资源管理内容

医院组织体制、股权结构、运行机制的改变，使人力资源管理在医院管理中的地位和作用发生了显著变化，建立健全和改革人力资源管理模式就显得非常重要。必须改变人力资源管理的传统控制性的效率管理和激励性的目标管理模式，创造组织成员自我实现、自主创新和自主管理的人力资源管理氛围，以适应现代组织管理的发展方向，这是人力资源绩效管理模式日益受到重视的原动力。

医院人力资源管理是指医院通过对其内部人力资源（如管理人员、专业技术人员、后

勤保障人员等）进行全面、科学、有效的管理，使医院员工的潜能得到充分地开发和利用，以保证医院总目标和员工个人目标顺利实现。

人力资源管理一般分为六大模块：人力资源规划、招聘与配置、培训与开发、绩效管理、薪酬福利管理、劳动关系管理。

绩效管理是人力资源管理其中的一个模块，但是绩效管理又是对另外 5 个模块进行整合、梳理的模块。有了绩效管理，才能够发现员工的优势和不足，帮助员工改掉缺点、不断成长。

怎样帮助员工成长，培训就是途径之一。如何培训，往哪个方向培训，促使员工往哪个方向成长，这又是一个人力资源规划的问题。

为了做好绩效管理，医院应该建立岗位胜任模型，也就是每个岗位的主要工作职责、工作内容及这个岗位的工作要求、工作任务。有了这样的模型，自然也就是建立了岗位标准，明确了岗位的具体要求，有利于招聘工作的开展。同时，这一套模型又是薪酬体系的基础。

给员工发工资，发多少工资，不是随着领导的心情定的，而是要有一套完整的岗位标准，根据项目内容、每个项目所占比例来确定某个岗位的薪酬标准。

一、人力资源规划

人力资源规划是使医院稳定地拥有一定质量的和必要数量的人力，以实现各方利益目标而拟订的方案。包括个人利益和医院利益目标而拟订的一套措施，从而确保人员需求量与人员拥有量在健康 4.0 医院发展过程中相互匹配。

（一）人力资源规划的目标

（1）得到和保持一定数量的具备特定技能、知识结构和能力的人员。

（2）充分利用现有人力资源。

（3）能够预测医院组织中潜在的人员过剩或人力不足问题。

（4）建设一支训练有素、运作灵活的劳动力队伍，增强医院适应未知环境的能力。

（5）减少医院在关键技术环节对外部招聘的依赖性。

（二）人力资源的核查

人力资源核查是指核查人力资源的数量、质量、结构及分布状况。

1.人力资源信息　包括个人自然情况、录用资料、教育资料、工资资料、工作执行评价、工作经历、服务与离职资料、工作态度、工作或职务的历史资料等。

2.人力资源需求的预测方法　分为直觉预测方法（定性预测）和数学预测方法（定量预测）。

（三）岗位分析

岗位分析，又称职务分析、工作分析，它是人力资源管理中一项重要的常规性技术，是整个人力资源管理工作的基础。岗位分析是借助于一定的分析手段，确定工作的性质、结构、要求等基本因素的活动。

1.岗位分析的作用　选拔和任用合格人员，制订有效的人事预测方案和人事计划。设计积极的人员培训和开发方案；提供考核、升职和作业标准；提高工作和生产效率；建立先进、合理的工作定额和报酬制度；改善工作岗位设计和环境；加强职业咨询和职业指导。

2. 岗位分析的程序　岗位分析分为准备阶段、计划阶段、分析阶段、描述阶段、运用阶段、运行控制阶段。

（1）岗位分析的信息：工作名称、员工数目、工作单位、工作职责、工作知识、智力要求、熟练及精确度、经验、教育与训练、身体要求、工作环境、与其他工作的关系、工作时间与轮班、工作人员特性、选任方法等。

（2）岗位分析所获信息的整理方式：文字说明法、工作列表及问卷法、活动分析法、决定因素法。

二、员工招聘与配置

员工招聘是指按照医院经营战略规划的要求把优秀、合适的人招聘进医院，把合适的人放在合适的岗位。常用的招聘方法有招聘面试情景模拟、心理测试、劳动技能测试等。

（一）员工招聘

1. 招聘要求　员工招聘应符合国家有关法律、政策，在招聘过程中坚持公平原则及平等就业原则，要确保录用人员的质量；要根据医院人力资源规划工作需要和职务说明书中的任职资格要求，运用科学的方法和程序开展招聘工作，还要努力降低招聘成本，注意提高招聘的工作效率。

2. 员工招聘成本　包括新聘成本、重置费用、机会成本。

（二）人员配置

1. 人员调配措施

（1）根据医院内、外人力资源供求状况采取的配置措施。

（2）进行人才梯队建设。

（3）从医院内部优先调配的人事政策。

（4）实行公开竞争的人事政策。

2. 人力需求诊断的步骤

（1）由医院统一进行人力资源规划或由各部门根据长期或短期的实际工作需要，提出人力需求。

（2）由人力需求部门填写"人员需求表"。人员需求表内容包括所需人员的部门、职位；工作内容、责任、权限；所需人数及录用方式；人员基本情况（年龄性别）；岗位要求的学历、经验；期望应聘人员具备的技能、专长；其他需要说明的内容。

（3）人力资源部审核。

（三）制订招聘计划

1. 招聘计划内容

（1）录用人数及达到规定录用率所需要的人员。

（2）从候选人应聘到正式录用之间的时间间隔。

（3）录用基准。

（4）录用来源。

（5）录用成本计算。

2. 招聘录用成本　包括人事费用、业务费用、医院一般管理费。

3. 招聘方法　包括委托各种劳动就业机构招聘和自行招聘录用。

（四）招聘测试与面试的过程

（1）组织各种形式的考试和测验。

（2）确定参加面试的人选，发布面试通知和进行面试前的准备工作。

（3）面试过程的实施。

（4）分析和评价面试结果。

（5）面试结果的反馈。

（6）面试资料存档备案。

（7）确定最后的人员录用结果，组织拟录用人员进行入职体检。

（五）录用人员岗前培训的内容

（1）熟悉工作内容、性质、责任、权限、利益、规范。

（2）了解医院文化、政策及各项规章制度。

（3）熟悉医院环境、岗位环境、人事环境。

（4）熟悉、掌握工作流程和技能。

三、绩效考评

（一）绩效考评概念

1. 概念　绩效考评从内涵上说，就是对员工及其工作状况进行评价，对员工的工作结果进行评价，通过评价体现员工在组织中的相对价值或贡献程度。从外延上来讲，就是有目的、有组织地对日常工作中的员工进行观察、记录、分析和评价。

2. 考评方法　常见绩效考评方法包括平衡计分卡（balanced score card，BSC）、关键绩效指标（key performance indicator，KPI）、目标与关键成果法（objectives and key results，OKR）、360°考核（又称为全方位考核法）等，主流商业管理课程已经将绩效考评的设计与实施，作为对经理人的一项重要人力资源管理能力要求。

（二）人力资源绩效管理

1. 对医院管理的战略指导　人力资源绩效管理可以为医院提升核心竞争力提供远景和方向，可以对医院各项管理活动起到战略指导作用，支配着人对其他各种管理活动的指挥。人是各项活动的管理主体，也是各项管理活动的执行者和监督者，只有把人分配到最合适的位置上，才可以发挥人的最大才能，也就可以使各项活动获得最佳的完成效果。

2. 人力资源绩效管理作用

（1）人力资源绩效管理是一个整合的过程，它强调组织目标、团队目标和个人目标的整合。

（2）组织内各部门共同参与人力资源的管理活动，这与人力资源在现代管理中的重要性相适应。

（3）强调组织员工与管理者之间平等对话和相互学习，在达成共识的基础上进行契约式合作管理，这与组织结构的扁平化、网络化相适应。

（4）在强调依靠团队精神提高组织的竞争力的同时，对团队小组绩效和个人绩效给予同等重视，这与组织成员高度的自主性和协作精神相适应。

（5）以促进组织和人力资源的进一步发展为导向，而不是对组织已取得的业绩和个人业绩的评判。这与组织的成长和人力资源的创造力发挥相适应。

（三）绩效考评意义

（1）从医院经营目标出发进行评价并使评价和评价之后的人事待遇管理有助于医院经营目标的实现。

（2）作为人事管理系统的组成部分，运用一套系统的制度性规范、程序和方法进行评价。

（3）对组织成员在日常工作中体现出来的工作能力、工作态度和工作业绩，进行以事实为依据的评价。

（四）绩效考评原则及目的

业绩评估的目的不仅是为给付员工合理的劳动报酬提供依据，更重要的是准确掌握员工个人的能力和工作的创造性，达到员工个人发展目标与医院发展目标的一致。

1. 绩效考评原则

（1）员工对评估目标一定要接受和认可，业绩评估目标一定要在上下级之间、在主管和员工之间充分交流的基础上制订。

（2）业绩测量手段要可靠、公正和客观，评估完成后，要将规划业绩和实际业绩的差距及时反映给被评估者，达到及时沟通的目的。

（3）对非业绩优秀者，要帮助和监督被评估者制订完善的计划，根据计划有针对性地对其进行培训或为其提供改进的条件，达到鞭策后进的目的。

（4）对业绩优秀者，不仅要给予外在奖励（即增加收入），还要给予内在奖励（即提供晋升和发展机会），从内外两方面鼓励优秀者为医院做出更大的贡献。

2. 绩效考评目的

（1）考核员工工作绩效。

（2）建立医院有效的绩效考核制度、程序和方法。

（3）达成医院全体职工，特别是管理人员对绩效考评的认同、理解和对操作流程的熟知。

（4）绩效考评制度的促进。

（5）医院整体工作绩效的改进和提升。

在考核实施过程中，一般要组成任期考评小组，对专业技术干部进行任期考评，着重从其任期内的工作业绩、能力素质、群众评价等方面实行综合考评。对在本专业领域做出突出贡献和获得科技进步和医疗成果奖励的工作人员进行物质奖励，激发大家自我提高的积极性和主动性。

（五）绩效考评的作用

1. 对医院来说　绩效考评的主要作用：绩效改进、员工培训及激励、人事调整、薪酬调整，以及将工作成果与目标比较，考察员工工作绩效并进行员工之间的绩效对比。

2. 对主管来说　绩效考评能够帮助下属建立职业工作关系、借以阐述主管对下属的期望、了解下属对其职责与目标任务的看法、获得下属对主管和医院的看法和建议、提供主管向下属解释薪酬处理等人事决策的机会、共同探讨对员工的培训和开发的需求及行动计划。

3. 对于员工来说　绩效考评能够帮助其加深对自己的职责和目标的了解，使自己的成就和能力获得上司的赏识，获得说明困难和解释误会的机会，了解与自己有关的各项政策的推行情况，了解自己的发展前程，在对自己有影响的工作评估过程中获得参与感。

（六）绩效考评实施

1. 考核时间　分为年度、季度、月度、平时考核几种情况，以及根据医院管理情况需要进行专项考核。

2. 绩效考评方式　根据管理需要进行封闭式考评和开放式考评。

（七）绩效考评主要指标

1. 短期效果评估指标　包括考核完成率、考核所确定的行动方案、考核书面报告的质量、上级和员工对考核的态度及对所起作用的认识、考核公平性。

2. 长期效果评估指标　包括组织的绩效、员工的素质、员工的离职率、员工对医院认同度的增加。

（八）绩效考核反馈的注意事项

绩效考评结果可以反映医院运营情况，体现科室和人员在医院发展中发挥的作用，公示的目的在于结果导向，通过公开公平公正评价结果，实现奖勤罚懒和比学赶帮超的目的。

反馈意见前要对目标科室进行定向公示，应注意以倾听的方式听取下级意见，反馈问题要明确、具体、全面，不要过多地强调员工的缺点。

四、培训与开发

培训与开发是指组织通过学习、训导等手段，提高员工的工作能力、知识水平和促进其潜能发挥，最大限度地使员工的个人素质与工作需求相匹配，促进员工现在和将来的工作绩效的提高。

培训是给新员工或现有员工传授其完成本职工作所必需的基本技能的过程。

开发主要是指管理开发，即一切通过传授知识、转变观念或提高技能来改善当前或未来管理工作绩效的活动。

培训与开发的主要目的是提高工作绩效水平，提高员工的工作能力；增强组织或个人的应变和适应能力；提高和增强组织医院员工对组织的认同感和归属感。

（一）通过员工培训提升人力资本

20世纪90年代，人类社会进入了知识经济时代，医院从资金、技术等传统资源竞争模式，转入建立在人力资本基础之上的创新能力竞争模式。

在经济全球化发展和市场化速度加快的激烈严峻的市场竞争中，医院员工必须保持持续学习的能力，不断追踪日新月异的先进技术和管理思想，才能使医院在竞争中拥有一席之地；必须增加对人力资源的不断投资，加强对员工的教育培训，提升员工素质，才能使人力资本持续增值、医院业绩持续提升和实现战略规划目标，增强医院核心竞争力；还要将员工个人的发展目标与医院的战略发展目标统一起来，满足员工自我发展的需要，调动员工工作的积极性和热情，增强医院凝聚力。

（二）员工培训体系建设要求

1. 以医院战略为导向　医院培训体系是基于医院的发展战略、人力资源战略体系的，只有根据医院战略规划，结合人力资源发展战略，才能量身定做出符合医院持续发展的高效培训体系。

2. 着眼于医院核心需求　有效的培训体系不是头痛医头、脚痛医脚的"救火工程"，而是深入发掘医院的核心需求，根据医院的战略发展目标预测医院对于人力资本的需求，提前为医院做好人才的培养和储备。

3. 多层次全方位培训　员工培训说到底是一种成人教育，有效的培训体系应考虑员工教育的特殊性，针对不同的课程采用不同的训练技法，针对具体的条件采用多种培训方式，针对具体个人能力和发展计划制订不同的训练计划。在效益最大化的前提下，多渠道、多层次地构建培训体系，达到全员参与、共同分享培训成果的效果，使培训方法和内容适合被培训者。

4. 充分考虑员工自我发展需要　按照马斯洛的需要层次理论，人的需要是多方面的，而人的最高需要是自我发展和自我实现。员工按照自身的需求接受教育培训，是对自我发展需求的肯定和满足。培训工作的最终目的是为医院的发展战略服务，同时也要与员工个人职业生涯发展相结合，实现员工素质与医院经营战略的匹配。这个体系将员工个人发展纳入医院发展的轨道，让员工在服务医院、推动医院战略目标实现的同时，也能按照明确的职业发展目标，通过参加相应层次的培训，实现个人的发展，获取个人成就。另外，激烈的人才市场竞争也使员工认识到，不断提高自身的技能才是在社会中立足的根本。有效的培训体系应当肯定员工这一需要的正当性并给予合理的引导。

5. 保障医院持续稳定发展　医院培训与开发工作的经常性、超前性和培训效果的后延性，为保障医院持续稳定发展提供了人才人手储备。

（三）培训体系建设的基本原则

1. 理论联系实际、学以致用的原则　组织员工培训要坚持针对性和实践性，以工作的实际需要为出发点，与岗位特点紧密结合，与培训对象的年龄、知识结构紧密结合。

2. 全员培训与重点提高的原则　有计划有步骤地对在职的各级各类员工进行培训，提高全员素质。同时，应重点培训一批技术骨干、管理骨干，特别是中高层管理人员。

3. 因材施教的原则　针对每名员工的实际技能、岗位和个人发展意愿等开展员工培训，培训方式和方法要结合个人的性格特点和学习能力。

4. 讲求实效的原则　效果和质量是员工培训成功与否的关键，为此必须制订全面周密的培训计划、采用先进科学的培训方法和手段。

5. 激励的原则　将员工培训与员工任职、晋升、奖惩、工资福利等结合起来，让受训者受到某种程度的鼓励，同时管理者应当多关心培训员工的学习、工作和生活。

（四）培训体系建设步骤

拟定培训计划，首先应当确定培训需求，应从自然减员因素、现有岗位的需求量、医院规模扩大的需求量和技术发展的需求量等多个方面对培训需求进行预测。对于一般性的培训活动，其需求的测定可以通过以下几种方法。

1. 业务分析　通过探讨医院未来几年内的业务发展方向及变革计划，确定业务重点并配合医院整体发展策略，运用前瞻性的观点，将新开发的业务事先纳入培训范畴。

2. 组织分析　培训的必要性和适当性及组织文化的配合是其重要前提，否则经过培训，反而造成医院内更大的认知差异，就得不偿失了。并且，对于组织结构、组织目标及组织优劣等也应该加以分析，以确定训练的范围与重点。

3. 工作分析　培训的目的之一在于提高工作质量，应当以工作说明书和工作规范表为依据，确定职位的工作条件、职责及负责人员所应具备的素质并界定培训的内涵。

4. 调查分析　对各级主管和承办人员进行面谈或者问卷调查，询问其工作需求并据实说明训练的主题或应强化的能力。

5. 绩效考评　合理而公平的绩效考核可以显示员工能力缺陷，在期末绩效考核完成后，向员工反映其需要改善的内容，能够激发其潜力。因此，绩效考核成为确定培训需求的重要依据。

6. 评价中心　员工提升过程中，为了确保选择人选的适当性，利用评价中心测定候选人的能力也是一种有效的方法，且可以对员工培训需求的重点兼而测知。对于特殊性的培训，可以利用员工自我申请的方式开展，以符合工作专业的需要和时效。

（五）如何建立培训体系

员工培训体系包括培训机构、培训对象、培训方式和培训管理等，培训管理又包括培训计划、培训方法和培训实施评估实施方面。建立有效的培训体系需要对上述几个方面进行优化设计。

1. 培训机构　医院的培训机构有两类：外部培训机构和医院内部培训机构。

外部培训机构包括专业培训医院、大学及其他医院（跨医院间的合作，即派本医院的员工到其他医院挂职锻炼等）。医院内部培训机构则包括专门的培训实体，如训练队、教学班等，或者由人力资源部履行其职责。

医院从其资金、人员及培训内容等因素综合分析，来决定选择外部培训机构还是医院内部培训机构。一般来讲，规模较大的医院可以建立自己的培训机构。规模较小的医院，或者培训内容比较专业，或者参加培训的人员较少缺乏规模经济效益时，可以求助于外部培训机构。

2. 培训对象　根据参加培训的人员不同，可分为高层、中层管理人员、普通职员和工人。应根据不同的受训对象，设计相应的培训方式和内容。

一般而言，对于高层管理人员的培训应以灌输理念能力为主，参训人数不宜太多，应采用短期而密集的方式，运用讨论学习方法。

对于中层人员的培训，应注重其人际交往能力的训练和引导，参训规模可以适当扩大，培训时间可适当延长，采用演讲、讨论及报告等交错的方式，利用互动机会提高学习效果。

对于普通职员和工人的培训，需要侧重对其专业技能的培养，以大班制的方式进行长期性的延伸教育，充实员工的基本理念和提高其事务操作能力。

3. 培训方式　分为在职培训和离职培训，在职培训是指工作教导、工作轮调、工作见习和工作指派等，在职培训对于提升员工理念、人际交往和专业技术能力方面具有良好的效果。离职培训是指员工在专门的培训现场接受履行职务所必要的知识、技能和态度的培训，离职培训的方法很多，如采用传授知识、开展技能训练及改变工作态度的培训等。在职培训和离职培训可以相结合，对不同的培训内容采用不同的方式，灵活进行员工培训。

4. 培训管理

（1）培训计划　员工培训的管理非常重要，有效的培训体系需要良好的管理作为保障。培训计划应涵盖培训依据、培训目的、培训对象、培训时间、课程内容、师资来源、实施进度和培训经费等项目。有效的培训体系要求在制订培训计划时应当遵循拟定的管理程序，先由人力资源管理部门（或培训主管单位）分发培训需求调查表，经各级单位人员讨论填写完毕并经由直属主管核定后，由人力资源管理部门汇总，拟定培训草案，提请上一级主管审定，最后在年度计划会议上讨论通过。

（2）培训方法　在培训方法方面，应当考虑采用多种方式，如对演讲、座谈、讨论、模拟等方法善加运用，可以增强培训效果。同时，在培训内容上，建议能够采用自主管理的方式，由员工与主管或讲师共同制订培训目标、主题，另外，场地开放自由化也可以增加员工学习意愿，提升学习效果。

（3）培训实施　培训计划制订后，就要有组织地进行计划实施。实际操作时，应该注意以下几个问题。

一是执行培训时建议与考核相结合，重视过程控制，观察培训过程中参训者的反应及意见。培训是持续性的心智改造过程，所以员工在培训过程中的社会化改变比训练结果更值得关注。

二是执行培训计划时应当注重弹性原则和例外管理。对于一般性的训练，可以统筹办理，由人力资源管理部门主要负责。对于特定性的培训，应采用例外管理方式，由各个单位根据具体情况弹性处理。

三是培训活动应注意事前沟通，营造学习气氛，从而加强学习互动，逐步建立学习型组织。

（4）培训评估　培训的成效评估和结果反馈是不容忽视的。培训的成效评估一方面是对参训者学习效果的检验，另一方面是对培训工作的总结。

成效评估的方法分为过程评估和事后评估。前者重视培训活动的改善，从而达到提升实质培训成效的作用；后者则为人力资源管理部门提供决策参考。从合理化的观点来看，建议能够将两者结合起来。

五、薪酬福利管理

（一）薪酬及其影响因素

薪酬是指员工为医院提供劳动而得到的各种货币与实物报酬的总和。薪酬福利制度制订的步骤：

（1）制订薪酬策略。

（2）工作分析。

（3）薪酬调查。

（4）薪酬结构设计。

（5）薪酬分级和定薪。

（6）薪酬制度的控制和管理。

（二）薪酬结构及其影响因素

薪酬结构是指一个医院的组织机构中各项职位相对价值及其对应的实付薪酬间保持的

关系。影响薪酬设定的因素如下所述。

1. 内部因素

(1) 医院的经营性质与内容。

(2) 医院的组织文化。

(3) 医院的支付能力。

(4) 员工岗位匹配程度。

2. 外部因素

(1) 社会意识。

(2) 当地生活水平。

(3) 政策法规。

(4) 人力资源市场状况。

(三) 岗位评价

岗位评价是一种系统地评议每一岗位在单位内部工资结构中所占地位的方法手段。

1. 岗位评价的原则　包括系统原则、实用性原则、标准化原则、能级对应原则、优化原则。

2. 岗位评价五要素　包括劳动责任、劳动技能、劳动心理、劳动强度、劳动环境。

3. 岗位评价的指标及其分类

(1) 岗位评价共分 24 个指标，按照指标的性质和评价方法的不同，可细分为评定指标，即劳动技能和劳动责任及劳动心理等，共 14 个指标；测定指标，即劳动强度和劳动环境等，共 10 个指标。

(2) 岗位评价的方法主要有排列法、分类法、评分法、因素比较法。

4. 岗位评价标准的定义　是指有关部门对岗位评价的方法、指标及指标体系等方面所做的统一规定。

六、劳动关系管理

劳动关系是指劳动者和用人单位（包括各类医院、个体工商户、事业单位等）在劳动过程中建立的社会经济关系。

(一) 劳动合同

劳动合同是劳动者与用人单位确立劳动关系、明确双方权利和义务的协议。

1. 劳动合同订立的原则　平等自愿，协商一致。

2. 无效的劳动合同　违反法律、行政法规的劳动合同及采取欺诈、威胁等手段订立的劳动合同属于无效的劳动合同。

3. 试用期　是指用人单位和劳动者为互相了解、选择而约定的不得超过 6 个月的考察期。

4. 劳动合同应具备的条款

(1) 劳动合同期限。

(2) 工作内容。

(3) 劳动保护和劳动条件。

(4) 劳动报酬。

（5）劳动纪律。

（6）劳动合同终止的条件。

（7）违反劳动合同的责任。

5. 劳动合同期限　分为有固定期限、无固定期限、以完成一定的工作为期限。

6. 劳动合同的变更　履行劳动合同的过程中由于情况发生变化，经双方当事人协商一致，可以对劳动合同部分条款进行修改、补充，而未变更部分继续有效。

7. 劳动合同的终止　劳动合同期满或劳动合同的终止条件出现，劳动合同即终止。

8. 劳动合同的续订　劳动合同期限届满，经双方协商一致，可以续订劳动合同。

9. 劳动合同的解除　是指劳动合同订立后尚未全部履行前，由于某种原因导致劳动合同一方或双方当事人提前中断劳动关系的法律行为。

10. 集体合同　是指工会（或职工代表）代表职工与医院就劳动报酬、工作条件等问题，经协商谈判订立的书面协议。

（1）集体合同内容：劳动条件标准规范部分、过渡性规定、集体合同文本本身的规定。

（2）集体合同生效：劳动行政部门自收到劳动合同文本 15 日内未提出异议的，集体合同即生效。

（3）集体合同争议：因集体合同发生争议时，双方当事人不能自行协商解决的，当事人可以向劳动行政部门的劳动争议协调处理机构书面提出协商处理申请；未提出申请的，劳动行政部门认为必要时可视情况予以协调处理。

（二）劳务合同

劳务合同是指以劳动形式提供给社会的服务民事合同，是当事人各方在平等协商的情况下，就某一项劳务及劳务成果所达成的协议。一般是独立经济实体的单位之间、公民之间及二者相互之间产生。

劳务合同不属于劳动合同，从法律适用看，劳务合同适用于合同法及民法总则和其他民事法律所调整，而劳动合同适用于劳动法及相关行政法规所调整。

居民在中国境内，一生都在同一个社会保险体系内工作，所以在机构聘用退休人员和军队自主择业人员时，一般情况下不能够重复缴纳社会保险金，机构与此类员工签署的用工合同，应该是劳务合同。

（三）劳动争议

劳动争议是指劳动关系双方当事人因实行劳动权利和履行劳动义务而发生的纠纷。

1. 劳动争议的范围

（1）因开除、除名、辞退职工和职工辞职、自动离职发生的争议。

（2）因执行国家有关工资、社会保险和福利、培训、劳动保护的规定而发生的争议。

（3）因履行劳动合同发生的争议。

（4）国家机关、事业单位、社会团体与本单位建立劳动合同关系的职工之间、个体工商户与帮工、学徒之间发生的争议。

（5）法律法规规定的应依照《中华人民共和国企业劳动争议处理条例》处理的其他劳动争议。

2. 劳动争议处理机构　包括医院劳动争议调解委员会、劳动仲裁委员会、人民法院。

（1）医院劳动争议调解委员会：是用人单位根据《中华人民共和国劳动法》和《医院劳动争议处理条例》的规定在本单位内部设立的机构，是专门处理与本单位劳动者之间的劳动争议的群众性组织。

劳动争议调解委员会由职工代表、用人单位代表、用人单位工会代表组成。

（2）劳动仲裁委员会：是处理劳动争议的专门机构。

（3）人民法院：是国家审判机关，也担负着处理劳动争议的任务。

第三节　健康 4.0 医院全员竞聘上岗模式

全员竞聘上岗，是健康 4.0 医院人员任用管理制度的新模式，这种模式打破了传统的就业机制和分配机制，为职工的优化组合提供了可能。它能够造就优胜劣汰的竞争环境，使医务人员在适合自己的岗位上，发挥潜能，不断进取。

在对行政职能部门的设置和领导干部的任用上深化改革，改变单一领导提名、机关考察委任的用人机制，建立科学多样的选拔和聘用机制，才能使行政职能部门的设置精简高效。

通过院内聘任机制选拔干部的方式，在职工中产生了较大的震撼力和影响力，能将中层干部直接置于职工的监督之下，从而增强其责任感，自觉勤政廉政，提高工作效率，真正落实领导责任。

在医务技术人员的任用上，改变院内原有管理模式，实行用、管脱钩，职工真正做到能进能出、能上能下好环境，促使职工增加危机感和责任感，珍惜自己的工作岗位；还要科学合理定编、定岗、定职责。在此基础上实行全员竞争上岗，优化组织结构，减员增效；同时，制订各类、各级人员考核量化标准，将考核结果与职务聘任和奖惩挂钩，做到有章可循，有章必循。

培养高素质的专业技术人才是医学科技发展的需要，是医院保持持久发展的首要基础，要强化竞聘激励机制，拉开收入差距，让高层次人才和重点岗位人员有地位、有价值、有分量，在医院的发展中培养出更多的专家、名家。

一、全员竞聘上岗的基本概念

竞聘上岗是医院企业化运营中出现的新型人才任用机制。"竞"和"聘"是一个问题的两个方面。竞争是员工的个人行为，体现的是"能者上、庸者让、平者下"的任用原则，通过竞争激励机制的实施，充分调动广大医务人员的积极性和创造性，大幅度提高劳动生产率。聘任是医院的组织行为，体现的是组织对各级干部和医务人员的合理使用。

竞争上岗是前提，聘任人员、任用管理者是结果，只有经过充分的竞争才能遴选出最合适的人才，只有任用好各级领导、配备好各类人员，才能使人在组织中发挥出最佳效能。

全员竞聘上岗，是指全体人员和全部岗位都要经过竞聘，既包括医院实行全面改革用人制度时，对全体人员和全部岗位的整体竞聘，也包括对出缺人员和岗位的随时竞聘。总之，全员竞聘上岗，就是医院所有岗位和人员都实行竞聘才能上岗的模式。

二、全员竞聘上岗的基本原则

竞聘上岗是医院用人机制的重大改革，特别是在初次推行用人制度改革、实行全员竞聘上岗的医院，肯定会出现强烈的反响，也会对医院建设产生巨大的各种效应。正确把握全员竞聘上岗的原则，是这一改革措施获得良好效果的保证。

（一）坚持思想先导的原则

全员竞聘上岗对于大多数医院来讲都是新鲜事物，这不仅是医院用人机制的根本变革，也会对员工的思想行为产生深刻的影响，必须把正确的思想引导放在首位。通过各种会议给员工说明用人机制改革的目的、意义和作用，使其明确全员竞聘上岗是社会主义市场经济原则在医院改革中的具体运用，是调动人员积极性和创造性的有效形式，是把每个人用到最合适的岗位的遴选方法，是通过竞争认识自己、了解别人、找准定位的有效途径。使全体医务人员充分认识到，竞聘上岗能够克服以往任用机制的弊端，真正做到用制度管人、让业绩说话，以最优的标准衡量人、使用人。

要在医院通过多种形式的活动开展教育，营造宣传氛围。让每位员工都能够知晓全员竞聘上岗的目的意义、基本条件、方法步骤，积极主动地参加到竞聘上岗之中，成为医院用人制度改革的参与者和推动者。

（二）坚持公开、公正、公平的原则

全员竞聘上岗的生命力在于公开、公正、公平。没有公开、公正，也就谈不上公平，全员竞聘上岗就失去了其存在的价值。因此，医院改革的领导团队，必须切实做到"三公"，用严格的措施保证"三公"，用自身的信誉实现"三公"。首先，要做到标准公开、程序公开、过程公开、竞聘人员和竞聘组织公开。公开制订标准，征求群众意见，广泛赢得群众认可，做到领导意图和群众意愿的最大限度一致。其次，要公正对待每一名员工、每一项指标。只要进入竞聘程序，就要一把尺子量上下，一个标准评到底。还要出以公心，让群众说话，遇到有争议的情况，公开讨论，不闭门竞聘。

（三）统一标准，重在竞争的原则

制订统一的标准，是竞聘成功的基础。要按照竞聘的总体要求制订不同岗位、不同人员的具体标准。但是对于同类岗位、同类人员，基本条件要统一、评分标准要统一、所占权重要统一，做到在竞聘面前人人平等。同时，重视竞聘过程，鼓励大家在竞聘中显露才华，彰显自我，脱颖而出。让竞聘过程，真正成为人员评价、相互认可、选拔人才的重要步骤。要尊重竞聘结果，一旦形成，任何人不得干预、修改。从解放军原251医院、西安长安医院等医院的竞聘实践看，尊重竞聘结果是保证竞聘成功的关键。

（四）自愿申报，自由组合的原则

全员竞聘上岗是把全院所有的位置都拿出来，让全体人员竞聘，领导层不设限制，没有倾向。坚持把竞聘的位置、科室的组成和人员结构公布出去，保证人员自己定位、自己选择、积极竞聘、自由组合。这一改革措施的出台，彻底改变了以往上级任命和"拉郎配"式的用人制度，实现了领导层次的优中选优、科室组织的最佳组合，显著提高了人员组合的协调性，可以最大限度地发挥人员组合的效能，减少内耗。对于个别组合困难、大家普遍排斥的员工，可以采取集中学习培训的方法，待其素质提高后，再进行竞聘。

（五）组织考核和群众评价相结合的原则

全员竞聘上岗不仅要让人人参与竞聘，更要发挥全员的监督和评价作用，重视群众公论，获得群众的认可和支持，才能使竞聘上岗达到应有的效果。竞聘结果必须在全院公示，让群众挑毛病、找问题，设立专门机构处理群众意见。对群众反映的问题，要调查核实、给予答复。对问题突出、在竞聘使用上有"硬伤"的人员，一经调查核实，坚决停止任用，这样才能取信于民。

三、全员竞聘上岗的组织方法

全员竞聘上岗是一项复杂的系统工程，尤其是第一次推行的医院，只有统筹规划、严密组织、认真实施，才能确保这项措施成功推行。

（一）做好整体规划，打牢竞聘上岗的组织基础

前期规划对于全员竞聘上岗的推行非常重要，因为这是涉及全体人员的重大工程，作为组织者必须设计好、规划好，把方方面面的问题考虑周全，只要这项工作开始推进，就要环环紧扣，一抓到底。

一是要做好开展全员竞聘上岗的实施方案，把指导思想、组织领导、竞聘原则、竞聘范围、岗位设置、竞聘条件、方法步骤、竞聘要求讲清楚。

二是要设计好××医院竞聘（述职）上岗综合能力评分表（权重60%）（表8-3-1）和科主任、护士长及行政人员××医院科主任竞聘上岗个人客观指标评分表（权重40%）（表8-3-2），将竞聘上岗的各项条件和指标定准确、列清楚。

表 8-3-1 ×× 医院竞聘（述职）上岗综合能力评分表（权重 60%）

被评价人员：　　　　　　　　　　　　　　　　　　　　　总分：

项目	满分标准	满分分值	评分
职业道德	有强烈的事业心和责任感，敢于管理，勇于创新；组织观念强，有奉献精神，能起模范带头作用；顾全大局，办事公道，群众基础好	5	
业务水平	技术精湛，具有本学科学术带头人水平；基础理论扎实，操作技能熟练，实际工作经验丰富；开拓创新能力强；市场意识敏锐	20	
领导能力	有大局意识和整体管控能力；发展目标明确，管理思路清晰，实施方法得当；工作讲原则，重计划，责任心强；注重团队建设，善于组织协调，能带领全科人员共同拼搏进取	20	
演讲答辩	内容务实，对科室分析定位准确；科室建设目标明确，科学性、可行性、可操作性强，能可持续发展；表达能力强，仪表大方得体，有亲和力	15	

表 8-3-2　××医院科主任竞聘上岗个人客观指标评分表（权重 40%）

姓名		出生年月		所在科室		文化程度	
政治面貌		技术职称		职务		任职时间	
项目指标						评分	备注
客观数据统计	学历（10 分）	博士研究生 10 分，硕士研究生 8 分，本科 6 分，大专 3 分					
	职称（10 分）	副高以上 10 分，中级职称 6 分					
	科研论文（15 分）	在中华级期刊发表论文 1 篇 6 分；在核心期刊发表论文 1 篇 4 分；在其他专业性期刊发表论文 1 篇 2 分；在其他专业性报纸发表论文 1 篇 1 分（限第一作者）					最多累计不超过 15 分
	科研成果奖（10 分）	近 5 年获国家级科技奖 1 项 10 分；获省部级科技奖一等奖 6 分，二等奖 5 分，三等奖 4 分；获地市级科技奖一等奖 5 分，二等奖 4 分，三等奖 3 分（仅限前三位）					最多累计不超过 10 分
	在学术团体任职（10 分）	国家级学会主委 10 分，副主委 8 分，常委 6 分，委员 4 分，会员 3 分；省级学会主委 8 分，副主委 6 分，常委 5 分，委员 3 分，会员 2 分；市级学会主委 6 分，副主委 4 分，常委 3 分，委员 2 分，会员 1 分					最多累计不超过 10 分
	受奖励情况（10 分）	3 年内受国家级奖励 8 分、省部级奖励 6 分，市、区级奖励 5 分，区级奖励 3 分；医院年度"双十佳"2 分，个人先进 1 分					最多累计不超过 10 分
	医疗安全与行政管理安全总计（10 分）	3 年内因发生医疗纠纷、差错而造成经济赔偿的，20 万元以上不得分，20 万元以下主要责任人每次每万元扣 0.5 分，科主任每次每万元扣 0.1 分；发生医疗事故不得分；发生重大安全事故不得分					
	医疗文书质量（10 分）	在医疗质量讲评中个人被批评 1 次扣 1 分，上级医师扣 0.2 分；科室被批评 1 次扣科主任 0.1 分					由院质控办考核
	业务素质（10 分）	本年度基础理论、基本知识、基本技能考核情况：不参加考核者（符合医院免考条件）8 分，参加考核者年度考试平均分数的 10% 计入本项得分					由医务科考核
	考勤（5 分）	全年无病、事假 5 分，累计 1～4 天 4 分，5～9 天 3 分，10～14 天 2 分，15～19 天 1 分，20 天以上不得分					

三是要做好程序安排，每一个竞聘环节都要有具体计划，每一个步骤都要有人员具体落实。

四是要开好各种会议，做好思想准备。主要是开好领导小组会议，研究方案、部署工作、明确分工、划分责任；开好动员大会，明确竞聘上岗的指导思想、具体条件、方法步骤，提出竞聘的要求。同时，还要搞好层层发动，调动大家参与竞聘上岗的积极性，打牢群众基础。

（二）严密组织答辩考核，保证竞聘上岗的良好效果

答辩考核是全员竞聘上岗的关键环节，能否组织好现场答辩和专家考核，是决定竞聘上岗成败的根本所在。要在竞聘上岗领导小组的组织下，成立德高望重、群众认同、由领导和专家共同组成的答辩考核小组，负责竞聘人员的现场答辩和考核。

现场答辩过程中，要让竞聘者在规定的时间内把自己的竞聘思路、个人优势、管理方法和规划目标讲清楚，保证每个人畅所欲言、不留遗憾。

领导和专家提问要抓住关键，既要考察竞聘者基本素质、工作能力，也要具有前瞻的展望，还要明确其达到岗位目标的措施。

现场答辩要认真交流、不设限制、真诚沟通，不仅要把答辩的过程当成考核的过程，也要当成相互了解、相互学习和教育提高的过程。

答辩结束后，要当场做出客观公正评价，谁的评价谁负责并当场封存评价表，录入竞聘上岗考核系统，做到评价结果可追溯、可查询。

组织好现场答辩考核，还要有处理突发问题和疑难问题的准备，事前对竞聘者要有所了解，出现问题积极做好解释和化解工作，切实提高答辩考核的真实性和准确性。

（三）认真把好任命和履职的关口，确保竞聘上岗的正确实施

竞聘上岗的任命，应该召开领导小组会议或院长办公会进行决定。但是，无论召开任何会议，都要以竞聘上岗的答辩考核为依据，除非出现重大变故，否则不应该改变竞聘公开考核的结果，这样才能取信于民，获得全院人员的支持。

竞聘上岗的人选确定后，不管是否履行新的职务，都要把上岗履职作为新的工作的开始。院领导要和每一位竞聘人员进行谈话，提出具体要求，签订履职责任书，明确管理责任和应达到的目标。有条件的单位，还应该举行隆重的上岗仪式，让每一名竞聘履职人员，在全院人员的共同见证下接过履职责任书，感受到肩上责任的重大，不辜负领导和群众的信任。

四、全员竞聘上岗实施效果

医院全员竞聘上岗的着眼点与立足点，是遵循四个有利于原则，即有利于个人成长、有利于科室发展、有利于医院建设和有利于国家健康产业发展的原则。

（一）有利于个人成长

1. 个人业务得到发展　全员竞聘上岗要求学科精细化、划小核算单位，每个人都有选择自己喜欢的专业的机会。每个学科编设规模不能超过 3 人的限制，意味着自己心仪或者热门的专业，需要打擂台竞争，通过这种方式组成的专业组合，一定是志同道合、有抱负、有战斗力的团队，个人业务发展必然如鱼得水。

2. 领导才能得到挖掘　精细化分科提供了若干三级学科主任岗位，高年资住院医师职称以上人员都有报名资格，形成人才脱颖而出机制，为想干事者提供了领导岗位施展舞台。通过竞聘上岗的主任人才能留得住，看得到公开竞聘上岗的公平机会，没有当上主任的人才心有不甘不再走；外院人才通过竞聘上岗走上主任岗位，实现医院人才引得进。

（二）有利于科室发展

1. 科室规模扩大　学科业务精细化和核算单位最小化，实现了个人业务水平和科室发展的有机结合，护理机场式服务为科室做大做强提供了保障，绩效考核激发了员工的工作热情，促进科室得到快速发展。

2. 科室特色突出　学科带头人与科室人员双向选择形成的三级学科本身专业特色已经明显，竞聘上岗时学科发展规划得到同行和领导支持，专科专病的垄断性收治为业务施展提供了更大平台，使一大批优势学科脱颖而出。

（三）有利于医院建设

1. 专科中心形成　三级学科 - 二级学科 - 专科中心建设体制为专科中心建设提供了体制机制保障，绩效考评也为专科中心提供了物质支持，专科中心主任可以兼任专家副院长的设置，调动了二级学科主任将科室做大做强的积极性。

2. 社会效益彰显　全员竞聘上岗和双向选择所形成的科室建设、团队意识、竞争意识强烈，向社会传达出这个医院业务发展、服务态度、就诊环境都到了明显改善的信号，一个人民群众信得过的医院形象悄然产生。

3. 全面建设增强　全员竞聘上岗是医院企业化管理的一部分内容，企业化机关和科室设置，实现了组织精简高效、业务流程顺畅、岗位职责清晰；实现了医院健康产品生产、销售和服务管理整体设置；实现了后勤市场化与社会化服务与管理相结合，提高了医院医疗服务竞争能力，医院可持续发展能力明显增强。

（四）有利于国家健康产业发展

1. 医患关系和谐　医院诊治能力、健康服务水平的提高，增强了患者对医院和医师的信任，医患关系愈加和谐。

2. 区域医疗协同　竞聘上岗走向领导岗位的主任，积极开展私人医生、家庭医生业务，通过医联体、医共体拓展医院业务，实现区域医疗协同发展。

第 9 章

健康 4.0 医院质量管理模式

第一节　医院质量管理概述

一、医院质量管理概念

（一）医院质量

医院质量又称医院工作质量或称医学服务质量（图 9-1-1），包括特异性医学服务质量和非特异性医学服务质量，从医院管理来讲，医学服务质量与非医学服务质量同样重要。

1. 医学服务质量　也称医疗质量，是医学服务的核心，包括诊断、治疗、护理、康复、保健、预防等特异性医学服务质量。

2. 非医学服务质量　包括营养、卫生、设备设施、医院服务流程、班次安排、生活服务等非特异性医学服务质量，也是吸引患者就医或造成投诉的主要影响因素。

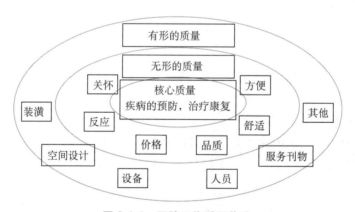

图 9-1-1　医院工作质量范畴

（二）医疗质量

1. 狭义医疗质量　主要是指医师对病例的诊断治疗是否正确有效，是否出现不必要的医疗事故，医务工作是否高效率且有序等。

2. 广义医疗质量　主要是指医疗机构能否为患者提供优质的医疗服务，减轻疾病对患者的伤害程度，能否做好医疗各个环节，达到期望的收益与亏损之间的平衡。

3. 世界卫生组织对"医疗质量"的定义　卫生服务部门及其机构利用一定的卫生资源向居民提供医疗卫生服务，以满足居民明确或隐含需要的能力的综合。

（三）医院质量管理

医院质量管理是指为了保证和不断提高医院各项工作质量和医疗质量而对所有影响质量的因素和工作环节实施计划、决策、协调、指导及质量信息反馈和处理等，以质量为目标的全部管理过程。

1. 狭义的医院质量管理　以临床医疗科室作为主要的质量管理单位，主要由医师进行医疗质量控制，以传统的医疗指标作为医疗终末质量统计评价指标，是局限于医疗技术和医疗效果的质量管理。

2. 广义的医院质量管理　包含基础质量、环节质量、终末质量及医疗技术质量和服务质量的全方位系统化的质量管理。

3. 医院质量管理的基本观点　医院质量管理是医院首要管理职能，质量管理由医院最高领导负责，各级各部门管理者承担相应职责，每位职工以流程式、环节式、链式质量控制为核心的全员质量控制体系；强调可持续可追溯改进质量管理；强调质量管理永无止境。

（四）医院质量管理主要内容

1. 制订方针　质量管理是医院总方针的重要组成部分，是医院质量管理的核心，是医院经营方针的重要组成部分，也是 ISO9000 认证要求，如西安长安医院的质量方针是质量第一、健康至上。

2. 明确职责　要将质量体系组织结构图、质量体系要素与各部门职能的关系表从岗位职责中体现出来，质量关乎千万家、管理紧连你我他，清晰质量管理体系责、权、利，形成质量重担大家挑，人人身上有指标的质量管理效果。

3. 管理质量资源　配合质量要求所应具备的资源：建筑要求、环境要求、仪器设备、服务设施、服务流程、人员培训等。

4. 监控过程　监控质量控制过程。

5. 持续改进　应用"PDCA"品质管理循环来提高产品质量和改善产品生产过程。

6. 建立和完善文件　如标准、规范、质量管理计划、管理程序、作业指导书、质量记录等。

7. 考虑医疗质量成本　管理也要成本，要发挥信息化流程式、规范式控制优势，实现事前、事中和事后不同阶段的成本核算与质量控制。

二、常用医院质量管理方法

（一）全面质量管理

全面质量管理（total quality management，TQM）是指一个组织以质量为中心，以全员参与为基础进行质量管理，目的在于通过使顾客满意和使本组织所有成员及社会受益而达到长期成功的管理效果。在全面质量管理中，质量这个概念和全部管理目标的实现有关。

1. 全面质量管理属性

（1）全面性：是指全面质量管理的对象，是医院生产经营的全过程。

（2）全员性：是指全面质量管理要依靠全体职工。

（3）预防性：是指全面质量管理应具有高度的预防性。

（4）服务性：主要表现在医院以自己的产品或劳务满足客户的需要，为客户服务。

（5）科学性：质量管理必须科学化，必须更加自觉地利用现代科学技术和先进的科学管理方法。

2. 医院全面质量管理特点

（1）三级质量结构：基础质量、环节质量、终末质量。

（2）三全管理特点：全过程、全员参与、全封闭。在数字化条件下可以实现动态质量控制，即过程质量控制。

（3）四大支柱思想：一切用数字说话，一切以预防为主，一切为患者服务，一切按"PDCA"循环办事。

（4）五项原则：以顾客为中心；领导带头全员参与；过程方法，系统管理，持续改进；以事实为基础；互利的供需关系。

3. "PDCA"循环　"PDCA"，即计划（plan）、实施（do）、检查（check）、行动（action）的首字母组合（图 9-1-2）。无论哪一项工作都离不开 PDCA 循环，每一项工作的完成都需要经过计划、实施计划、检查计划，对计划进行调整并不断改善这样四个阶段。PDCA 可以使管理向良性循环的方向发展，它是一种能使任何一项活动有效进行的合乎逻辑的工作程序，特别是在质量管理中得到了广泛的应用。管理人员通过实施并熟练运用 PDCA，可以在工作中不断提高效率，更加有效地驾驭工作。

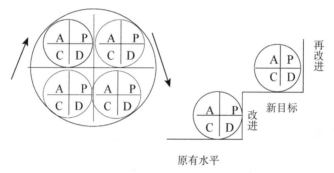

图 9-1-2　"PDCA"循环图

（1）"PDCA"循环的 4 个阶段：①计划阶段，即分析现状，找出存在的质量问题，确定影响质量的主要因素，研究对策，提出改进计划并预期其效果；②执行阶段，即执行计划，按照计划要求认真组织实施；③检查阶段，即检查计划的执行情况和结果，分析对比实际达到的结果与预期结果之间的差异；④总结处理阶段，即根据检查结果进行总结，把经验纳入有关标准、制度和规定之中，以便巩固和提高质量，把没有解决的质量问题作为新的质量问题，转入下一次"PDCA"循环。

（2）"PDCA"循环的八大步骤：①分析现状，找出存在的质量问题；②分析产生质量问题的各种原因或影响因素；③从各种原因和影响因素中，找出影响质量的主要因素；④针对影响质量的主要因素，制订质量改进的计划；⑤执行计划，按预定计划和措施分头贯彻执行；⑥检查效果，把实际工作结果和预期目标对比，检查计划执行情况；⑦巩固措施，把执行效果标准化，制订制度条例以便巩固；⑧把遗留问题转入下一个"PDCA"循环。

（3）"PDCA"循环的特点：管理循环是综合性的循环，四个阶段紧密衔接，连成一体；大环套小环，小环保大环，推动大循环；不断循环上升，每循环一周会使管理质量迈上一个新台阶；关键在于"A"的处理。

（二）临床路径

20 世纪 80 年代中期，美国政府为了提高卫生资源的利用效率，对政府支付的老年医疗保险（medicare）和贫困医疗补助（medicaid）实行了以诊断相关分组为付款基础的定额预付款制（DRG-PPS）。在这样的历史背景下，美国马萨诸塞州波士顿新英格兰医疗中心运用护理程序与路径的概念，大胆尝试以护理为主的临床路径服务计划，将临床路径应用于医院的急救护理。

1. **临床路径的概念**　临床路径是指医师、护士及其他专业人员针对某个病种或手术，以循证医学为基础，以提高医疗质量和保障医疗安全为目的，所制订的有严格工作顺序和准确时间要求的程序化、标准化的诊疗计划，从而减少康复延迟及资源浪费，使患者获得最佳的医疗护理服务。

（1）现行诊治和临床路径的差异（图 9-1-3）

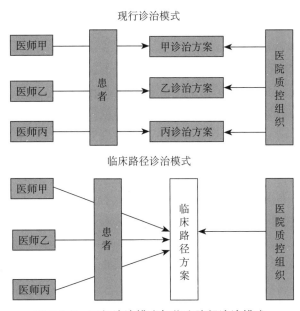

图 9-1-3　现行诊治模式与临床路径诊治模式

（2）临床路径是医疗模式的革新：传统的医疗模式是每一位医师根据自己的"路径"进行临床工作，产生不同的结果，通常由医务部门或质量管理委员会评估，由于缺乏统一的标准，难以保证评价的客观公正有效，医疗质量也难以改进。

临床路径是综合专家的意见，制订出一个公认的标准路径，要求大家尽量依据此标准路径开展医疗工作，产生一个结果，最后由临床路径评价小组依据标准路径进行监督、检查。由于这种模式标准统一，所有检查均有据可循，评价结果可以量化。

2. **实施临床路径管理的作用**

（1）提高医疗质量：规范各项临床诊疗护理手段，使患者得到最佳方案的治疗和护理；

界定标准住院日，缩短平均住院日；缓解住院难问题，减少治疗上不必要的差异；有利于宏观控制管理，通过多中心变异分析，促进医疗质量持续改进。

（2）控制医疗成本过快上涨：为医疗机构医疗成本核算提供客观的依据；减少不必要的医疗行为，控制患者就医成本上涨；减少医务人员时间与劳动的浪费，提高工作效率；减少住院天数及住院治疗总费用，降低医疗成本，促进医院医疗资源的有效利用。

（3）提高医院管理水平：促进医院内各行政和辅助检查部门、各临床专业人员的沟通合作，培养医务人员的自律性；加强医院对 DRG 病种质量的管理职能；通过总结个案差异，及时发现住院管理系统的不足，有利于工作改进。

（4）提高患者满意度：通过实施临床路径管理，加强对患者及其家属的告知与沟通，患者及家属可以预知所接受的医疗照顾，主动配合并参与临床治疗与护理，提高其住院满意度；降低医疗成本，减少相关费用，提高临床疗效，提高住院患者的疗效满意度；协调医疗需求、经济费用和患者满意度之间的矛盾。

（5）促进医疗事业可持续发展：通过监测、评价和总结不同患者的诊疗差异，及时发现诊疗活动和医院管理中的薄弱环节，不断提高临床路径的科学性、规范性、先进性和可操作性；逐步建立临床路径管理制度、质量评估和持续改进体系及其有效的工作模式和运行机制，促进医疗机构的可持续发展；获得保险机构支持，提高医院社会效益和经济效益。

总的来说，临床路径的实施可以使多方受益，对主治及以上职称医师而言，将大部分病例纳入临床路径进行集中管理，可以使其有更多的时间和精力研究疑难复杂病症，促进自身业务水平的提高；对住院医师而言，可以作为临床训练的教学指引，使其更快地掌握诊疗流程和规范；对护理人员而言，可由临床路径预先得知应对患者提供的护理服务及预后，使护理活动更具规范性；对患者而言，可得到高品质的医疗照护、缩短住院日、减轻医疗费用负担、减少并发症。

（三）目标与关键成果法

目标与关键成果法（objectives and key results，OKR）是一套明确和跟踪目标及其完成情况的管理工具和方法。OKR 的主要目标是明确公司和团队的"目标"及每个目标达成的可衡量的"关键结果"，OKR 旨在确保员工共同工作并集中精力做出可衡量的贡献。OKR 可以在整个组织中共享，使团队在整个组织中明确目标，帮助其协调和集中精力。

1. 设定目标 从战略开始确定年度目标，季度目标。

（1）目标务必是具体的、可衡量的。例如，不能笼统地说"我想让我的网站更好"，而是要提出诸如"让网站速度加快 30%"或者"融入度提升 15%"之类的具体目标；不能说"使医院网站达到成功"而是"在 9 月完成医院网站上线，在 11 月达到 2000 用户登录，100 人在网上预约诊疗"。

（2）目标是要有野心的，有一些挑战。一般来说，1 为总分的评分，评分达到 0.6～0.7 是较好的，这样才会不断为自己的目标而奋斗，而不会出现期限不到就完成目标的情况。员工通常每季度制订 4～6 个目标。目标必须达成共识，并且必须是在管理者与员工直接进行充分沟通后达成的共识。没有达成共识的目标不能算作目标，目标的设定以达成共识为终点。

（3）实施的关键流程：从上至下，目标的设立顺序应该是由公司到部门到班组到个人。

个人自己想做什么和管理者想让他做什么一般来说不会完全相同。个人可以通过查阅上层的目标，在自己想做的事情范围内找到对公司目标有利的部分，与自己的管理者进行讨论，做出权衡取舍。某种情况下，很有可能员工自己想做的事情，会变成公司今后的发展方向。

2. 按年度、季度目标分解落实关键成果　在完成行动目标过程中设定年度、季度关键成果（期望的结果），当有了关键成果（期望的结果）后，就要围绕这个具体的目标来分解任务。所以，每项关键成果就会派生出一系列的任务，交由不同的人员负责。关键成果负责人就成了名副其实的项目经理，来组织协调大家。因此，关键成果的项目经理应当是团队非常重要的成员，他们能够调度和影响医院资源，项目经理和医院决策者之间应当保持绝对通畅的沟通。

3. 定期回顾　每个季度要对执行情况做出回顾。到了季度末，员工需要给自己工作完成情况和完成质量打分。这个打分过程只需花费几分钟时间，分数的范围是 0～1，而最理想的得分是 0.6～0.7。

每位员工在每个季度初需要确定自己本季度的 OKR，在这一季度结束后需要根据自己这个季度的工作完成情况给 OKR 打分。每 6 个月公司会进行一次绩效考核，主要是评估员工过去 6 个月的绩效并根据绩效考核的结果变更业务职级（Job Ladder）和薪酬。值得一提的是，所有的个人绩效考核的成绩内容及级别都是全公司共享公开的。这个对于很多公司来说是不可想象的，一方面，可以做到更为公平和透明，另一方面也给每位同事提供了更好学习和成长的样本，激励大家在产品研发中更高质量地挑战和要求自己。

4. 实施关键

（1）OKR 首先是沟通工具：团队中的每个人都要写 OKR，所有这些 OKR 都会放在一个文档里。任何员工都可以看到每个人在这个季度最重要的目标是什么，以及团队在这个季度的目标是什么。

（2）OKR 是努力的方向和目标：OKR 代表你到底要去哪里，而不是你要去的地方具体在哪里。

（3）OKR 必须可量化（时间和数量）：例如，健身时设定的锻炼目标，如果只是定义成"我们要努力提高身体素质"，肯定不是一个好的 OKR，因为无法衡量，好的 OKR 是"今年的跑步时间较去年增加一倍"。

（4）目标必须一致：要保证制订者和执行者目标一致、团队和个人目标一致。第一，制订公司的 OKR；第二，每个团队制订自己的 OKR；第三，每个医师或护士制订各自的 OKR。这三步各自独立完成，然后对照协调这三者的 OKR。OKR 与个人绩效没有关系，因为 OKR 系统的结果和每个人并不直接挂钩。

（5）定期分析目标是为了实现目标：对低分数的人不应该进行指责，而应该通过工作数据分析，帮助其改进下一季度的 OKR 目标。通过月度会议回顾，时时跟进 OKR，在月度会议上需要确定如何达成目标，这是一个帮助员工达成目标的过程。

（6）通过季度会议回顾，及时调整 OKR：OKR 的调整原则是目标不变，只允许调整关键成果。

5. 预期收益　OKR 可以培养员工在采取行动之前，进行长期思考与计划的纪律性。对于科室领导，把目标写在纸上也会明确期望并量化发展和成功的定义。对于其他利益相关者，OKR 可以在主题和优先级上实现透明化并支持科室之间、医护之间进行业务交流和经济交流。

6. OKR 与 KPI 的区别

（1）OKR 考核的是"我要做的事"，KPI 考核的是"要我做的事"，理解不同，但二者都强调有目标，同时也需要有执行力。OKR 的思路是先确定目标，然后明确目标的结果，再对结果进行量化，最后考核完成情况。KPI 的思路也是先确定组织目标，然后将组织目标进行分解到个人目标，最后对个人目标进行量化。

（2）OKR 与绩效考核分离，不直接与薪酬、晋升关联，强调关键结果（KR）的量化而非目标（O）的量化，并且 KR 必须服从 O，可以将 KR 看作达成 O 的一系列手段。员工、团队、公司可以在执行过程中更改 KR，甚至鼓励这样的思考，以确保 KR 始终服务于 O。这样就有效避免了执行过程与目标愿景的背离，也解决了 KPI 目标无法制订和测量的问题。

（3）OKR 致力于如何更有效率地完成一个有野心的项目，是"监控我要做的事"，KPI 则强调如何保质保量地完成预定目标，是"要我做的事"。KPI 类似流水线式地制造，需要制订者对于流程及产能完全了解。OKR 则类似自由团体的群起响应，需要流程的参与者与组织同心同德。

（4）OKR 主要强调的是对于项目的推进，而 KPI 主要强调的是对人事的高效组织，前者要求的是如何更有效率地完成一个有野心的项目，而后者则强调的是如何保质保量地完成预定目标。OKR 相对于 KPI 而言，不是一个考核工具，而是一个具有指导性的工具，它存在的主要目的不是考核某个团队或某个员工，而是时刻提醒每一个人当前的任务是什么。

OKR 和 KPI 两者谁都无法真正地替代对方，因此谁取代谁并不重要，找到合适的绩效评估方法才是重要的。

7. KPI 的缺陷

（1）没有人对最终结果负责，每个人只对自己的过程负责。

（2）人的主观能动性被压抑。

（3）结果高度依赖机器和管理者的指令。

（4）有些事情值得去做，但在做出来一部分之前无法测量，因此无法制定目标。为了完成可测量的目标，有可能实际执行手段与该目标要达到的愿景正好相反。举例来说，我们希望患者在门诊实现挂号、收费、分诊、结算、办理出入院等功能的一站式服务，若任由门诊部、收费室、住院处去完成 KPI，就会出现各个部门分离的 KPI，反而使患者更加不便捷，可能更加讨厌医院。

OKR 解决了 KPI 的这些缺陷。首先它和绩效考核分离，把绩效考核交给同行评审来做，然后它强调 KR 必须服从 O，所以如果你在目标上写了"要让用户喜欢我们的服务"，但在实际执行 KR 的手段违反了这一点，谁都能看得出来。既然 KR 只是用来服务于 O 的，那就没必要像 KPI 那样强制执行了。你可以在执行的过程中随意更改 KR，只要它们还是服务于原本的 O 就可以。

第二节　健康 4.0 医院质量管理

一、达标奖励模式

在多年实践与研究的基础上，笔者探索出了"达标奖励制"质量考评管理模式，即目标与关键成果法（OKR）。该模式的实施，使员工从对待"缺陷处罚制（扣分）"的抵触情绪，转化为主动参与达标奖励（得分）的积极状态。

（一）质量考评标准制订

依据国家卫健委《三级医院评审标准（2020 年版）实施细则》，按照医院组织架构分层落实，形成适合医院发展的管理体系和相关规章制度，实现对医院机关、科室、个人层级管理的全覆盖、对医药护技业务流程全过程的质量控制，形成岗位有职责、质量有标准、办事有程序、落实有反馈的数字化管理体系。把医院等级评审这一阶段性、突击性工作，细化分解到管理体系日常工作范畴，使国家及卫生行业工作标准与医院质量考核要求细化到科室每一项工作考核分值当中。应用自行开发的质量考核信息系统，由三级科室领导对照标准进行自测评分、二级学科领导检查评分、机关进行考核打分、医院领导抽查确认方式考评，形成医院所有人员天天学习、日日对照、逐条认真落实考评标准的氛围，实现流程式、交互式的数字化考评。

（二）质量考评办法

1. 采用"达标奖励制"质量考评模式　全院所有科室都有自身明确的质量管理考评标准，每项质量考评项目都有对应的分值，当本项工作完成后即可得分，所有达标项目得分累加值即为该科室的当月质量得分，考评项目内的未达标项目不得分。

2. 采用自评与复核相结合的方法进行考评　所有科室必须在规定时间内，对本科室所有达标项目进行一次自评，各主管机关结合日常考核结果，在规定时间内对科室自评结果进行复核、确认；机关分管的全院质量项目和其自身工作内容为其达标项目，机关各部门同样要对自身所有达标项目进行自评，由其主管院领导对其自评结果进行复核、确认。各机关对各科室的考评要在每月规定时限内完成。

二、立交开放式质量管理模式

为适应数字化医院质量监控的实际需要，笔者探索建立了一种"立交开放式质量管理模式"，实行了链式内部交互监控、抽检式专兼职重点监控、开放式社会化网上监控、全员式满意度测评监控，实现了医院社会效益和经济效益连续多年快速增长。

立交开放式质量管理，就是在健全院级质量管理委员会、机关质量控制办公室和科室质量管理小组三级组织，建立一支专职与兼职相结合，以兼职为主的质量监控队伍的基础上，以工作流程为依据，在院内实行全方位、全过程的全员交互式质量监控连带奖惩机制，保证每项工作的每个环节都在过程监控范围之内；同时，通过向患者全面公开其个人医疗收费情况和病案等内容，让患者直接参与评价全体医务人员医疗服务综合质量，实行医院医疗服务质量开放式社会化监控，其具体形式和做法如下所述。

（一）流程式内部交互监控

以工作流程为依据，要求流程中各环节工作人员必须对上一环节的相关工作质量进行监控。对查出上一环节质量缺陷并登记上报者，按查出问题的处罚额给予奖励；对有缺陷未查出但被下一环节（或专兼职抽检）查出的，前几个环节都要受同样处罚。

例如，一名患者在住院处办手续时性别被录错，住院科室接收患者时查出并通知住院处修改，则在住院处受处罚的同时对该科室给予等额奖励。又如，一名 2 岁婴儿出院后，统计室在病历首页核查时发现其"婚姻状况"为"已婚"，明显登记错误，而住院科室、病案室均未发现，则对住院处、住院科室和病案室予以同样处罚，而对统计室正常工作范围的纠错工作给予半额奖励。使用这一监控方法，专职质控人员虽没有增加，但全院所有工作人员都成了义务质量监督员，同时他们自身的所有工作也都在其他人的有效监督范围之内。

在这种管理模式下，专职质控人员只需定期收集汇总全院监控登记结果和有重点的抽检督促，就能及时掌握全院日常工作中存在的大部分质量缺陷，再经过认真审核确认，严格实行奖惩措施并有针对性地提出整改对策，就能以较小的成本投入进行比较深入的全面质量管理。解放军原 251 医院开展这项工作时，全院人员从开始时的不理解、不习惯最终变成了自觉行动。全院一年登记各种质量缺陷 1985 条，其中经审核确认的有 1365 条；内容涉及网上基本数据信息的准确性、完整性、及时性及诊疗工作、经济管理、行政管理等各个方面，医院质控人员全部按规定进行了奖惩。

（二）抽检式专兼职重点监控在院病历

由专兼职质控人员和机关各部门对分管工作特别是质量控制工作的重点和难点进行常规性和有重点地抽检复查，对病案质量常规抽检。由于病案在医疗工作中的特殊地位和在网络上所占的巨大信息量，该院在病案质量监控上除了采取"流程式内部交互监控"外，还进行了"专兼职结合，少而深抽检"的管理办法。

在院病案每天由医务值班员在网上从各个查房科室抽检两份（主要查表面质量），次日转给一名专职病案质量监测人员严格按标准进行以内在质量为主的复检，发现问题及时向所在科室和经治医生反馈并责令其修改，同时按实际缺陷等级予以处理。

出院病案由病案室人员负责抽调死亡、危重及其他特殊病历分送院级病案质量监测小组专家进行检查。对查出的问题不但要给予经济处罚，还要对一个季度内出现两份以上乙级病案的科室追究科主任、副主任的领导责任，对一个季度内出现两份以上乙级病案的医师要暂时撤销处方权。对于除病案质量以外的各种网上数据及医疗过程中各种规章制度的落实情况等，一般只做不定期抽检。例如，少数科室在交互式监控中很少登记上一环节的质量缺陷，院级质控人员就对其进行重点抽查，一经查出问题，就进行连带处罚，以不断提高大家参与质量监控的积极性，克服过去对其他环节上存在的质量缺陷不管不问的陋习。

一旦出现医患纠纷投诉，专职质控人员就要对该患者的整个医疗过程进行严格审查，对医疗过程中存在的所有质量缺陷全部按规定进行处理。另外，在医疗纠纷防范上实行科领导负责制：一旦出现医疗纠纷并正式到机关投诉，科领导岗位奖金下降 20% ～ 50%。

（三）交互式抽查出院病案

病案作为医疗活动信息的主要载体，不仅是医疗、教学、科研的第一手资料，也是对医疗质量、医务人员技术水平进行综合评价的依据，而且在处理医疗纠纷、医疗事故中也会作为重要的法律依据，病案质量的好坏从侧面反映了医院的管理水平的高低。医院管理景明模式依托信息化管理平台，大胆改革，创立了全员参与、主动互监的出院病案监控新模式，通过监控病案，增强了医务人员重视病案质量的意识，使甲级病案率达 98.2%。其基本方法如下：

1. 病案抽查　每月初由病案室抽取每位医师 2 ～ 3 份上月出院病案，重点抽取住院时间长、疑难危重患者或有医疗纠纷的病案。每 1 份病案由 2 名质控医师共同检查，将监控结果每个月中旬交病案室由专人汇总，再将所有的扣分项汇总后反馈给经治医师进行自查，自查结果于每个月下旬交回病案室，对汇总结果无异义者将进入计分阶段，有疑义者请多名专家复议并以复议结果为准进行打分，最终得出病案质量得分及监控能力得分。

2. 病案质量评分细则　病案质量分为病案表面质量及病案内在质量两部分。病案表面质量包括病案首页填写是否完整，各种记录是否及时，三级检诊是否落实，各种有创性操作是否签署知情同意书，术前讨论、危重患者的抢救记录、死亡病历讨论是否及时客观，各项检验、检查及操作是否有医嘱，院内感染及传染病报告是否及时等内容，每缺一项扣 2 分。

病案内在质量包括血液透析患者、血管腔内及组织器官介入性诊断治疗患者、孕妇、输血患者是否进行了 ALT、乙肝五项、抗 G HCV、抗 G HIV、梅毒抗体检验，以及抗生素使用是否合理，对主要诊断或治疗有重要意义的检验、检查结果是否有分析，各种记录内容是否真实、客观，主要诊断及治疗是否错误等内容，每缺一项扣 5 ～ 15 分，病案质量得分 = 100 - 扣除分值。得分 > 85 分为甲级病案，75 ～ 85 分为乙级病案，得分 < 75 分为丙级病案。

3. 病案监控能力评分细则　每份病案由两位医师分别初检和经治医师自检 3 个环节监控。经治医师自检后有异议的病案进行第 4 个环节监控，即专家检。

(1) 每份病案经治医师进行自检无异议时，将根据前两名医师的综合监控结果对其进行监控能力评分，每漏掉一项按相应分值扣除监控者分数。

(2) 经治医师对监控结果有异议的病案，以专家复检的结果为依据进行病案监控能力评分，漏掉或多扣的项目按相应分值扣除监控者分数。

(四) 开放式社会化网上监控

患者对自己在医院的医疗消费情况及医疗过程的知情权问题已被患者及社会广泛关注，医疗信息向患者完全公开是大势所趋。医疗信息实时向患者及相关人员公开，无形中使医院医疗质量管理多了一支非常强大的监督队伍，会对医疗质量的改进起到巨大的推动作用。为适应这种需要，解放军原 251 医院从 2001 年 2 月份起，率先在驻地实行医疗费用网上向患者全程公开制度，患者可全天候无障碍地查阅个人发生的全部医疗费用的详细情况。

(五) 全员交互式满意度 (360°) 测评

全面开展工作质量综合满意度双向测评，即所有工作人员既要接受他人的评价，又有权对相关人员进行评价，包括患者对医务人员在服务质量、技术水平、医德医风等方面的满意度，临床科室对辅诊科室在工作质量、服务态度上的满意度，科室人员对医院机关领导在管理能力、服务态度上的满意度等。它是由被服务者、被管理者来对服务者和管理者进行的一种评价，改变了只能逐级向下监控的传统模式。测评结果的全面公布，能使患者更全面地了解医务人员，有利于患者选医师制度的实施，也有利于机关了解科室意见、改进工作方法。

这种测评可用手工方式进行，但其工作量大、操作烦琐，结果受人为因素影响大；在健康 4.0 医院条件下，可以应用编制软件在网上运行，其优点是操作简单、结果准确、客观公正、便于查询。手工式测评方法在解放军原 251 医院已运行多年，总体效果比较满意。例如，将军队患者满意率与各科收治军队患者虚收实算的补贴经费直接挂钩后（满意率每低于达标值 1%，扣补贴经费总额的 5%），科室为兵服务质量有较大提高。解放军原 251 医院应用网络版民意测评软件，使所有患者和工作人员都有权对相关医务人员或管理者的工作质量在网上进行评价，而且测评结果在网上全域实时公布，大家可以在触摸屏或其他终端上随时进行查看。

由上述流程式内部交互监控、抽检式专兼职重点监控在院病案、交互式抽查出院病案、开放式社会化网上监控 4 个方面构成的质量监控体系医院开展的科室之间、科室对机关、客户对医院医疗质量、医疗技术、医疗费用、就诊环境、服务态度、办事效率等方面的 360° 满意度测评构成全方位、全过程和全员参与的全面质量管理体系，突出了对内交互监督、对外全面开放、全员交互评价的特点，它可以从根本上保证医院各项工作的各个环节都在有效的过程监控之下，从而保证医院各种数据信息的准确性和医疗过程的规范化运行，使质量控制的成本效益比最优化。

第 10 章 　健康 4.0 医院全成本核算模式

第一节　医院成本核算有关概念

一、医院成本核算

（一）医院成本及医院成本核算

1. 医院成本　是指医院在预防、医疗、康复等医疗服务过程中所消耗的物质资料价值和必要劳动价值的货币表现。

2. 医院成本核算　是依据医院管理和决策的需要，对医疗服务过程中的各项耗费进行分类、记录、归集、分配和分析报告，提供相关成本信息的一项经济管理活动。

（二）医院成本核算管理

成本核算管理对于医院而言，就是为保证高质量、高标准地完成诊疗护理工作，实现经济目标预定的经济效益而确定的成本核算过程。具体来说，医院成本核算管理就是根据医院总的规划和发展目标，对医院经营成本进行预测、计划、分解、控制、核算、分析和考核，以达到用最小的成本开支来获得最佳效益的一整套科学的成本管理体系和方法。因此，它是医院管理的重要内容。

以往的科室成本核算大多以奖金分配为目的，因此成本核算具有很大的局限性。医院全成本核算作为一项医院内部的经济管理活动，不同于以往医院自行开展的科室成本核算，其成本概念具有更丰富的内涵，它能准确地反映成本状况，为医院的价值补偿、医疗付费标准的制订及医院经营决策提供重要依据，同时也可以满足政府部门宏观管理的需要，有利于逐步形成社会标准，更好地指导行业管理。全成本核算过程对各级各类科室成本都要进行核算和反映，但它不是终点，而是要将结果归集分配到门诊和临床各相关科室，全成本应体现在各类科室成本、项目成本和病种成本。

二、医院成本核算意义

把成本核算管理运用到医院管理中，不但有利于降低医院成本，还有利于提高医院经济效益，主要反映在以下几个方面。

（一）有利于将技术经济责任制落实到各科室

成本核算管理过程中，从经济目标的制订、分解到经济目标的组织实施和考核都与落实技术经济责任制的责、权、利密切相关，从定目标、定责任、定权利这一角度来说也是相吻合的。

（二）有利于加强医院的计划管理

为了使医院面向市场、适应市场，加强医院计划管理是十分重要的，要围绕实现医院总目标，把成本核算管理落实到科室和个人，把医院的全面计划管理落实到实处，成本目标管理是其重要内容和措施。

（三）有利于发挥广大职工的积极性、创造性

通过成本目标管理可将过去领导要求职工"做什么"和"怎么做"的被动方式，改变为把任务、目标、权限下放到各科室并与科室利益挂钩的方式，这种鼓励科室加强自我管理的办法可激励每名员工的主人翁意识。

（四）有利于提高经济效益

医院管理以患者为中心、质量为核心、效益为根本，如果只有提高效益的要求和愿望而缺乏实施措施，那将是一句空话，因此，医院管理要树立目标效益观念，成本核算管理是提高医院经济效益的重要保障。

三、医院成本核算特点

医院进行成本核算管理时必须注意充分体现以下特点。

（一）全过程性

医疗护理工作数量的多少、质量的好坏、工作效率和仪器设备利用率的高低、医用材料使用消耗的节约或浪费，最终都可直接或间接地从医院成本中反映出来，所以，要从诊疗护理工作的全过程，从物资材料计划、采购、储存、保管、使用的全部环节，从临床、医技、行政工勤等各个部门入手，重视节约费用、降低成本。

（二）全员性

要使成本核算的观念深入民心，医院成本核算依靠全院每一位干部职工的关心、参与和管理，只有所有科室及人员各司其职、各负其责，各自控制自己应控制的费用，医院的成本管理工作才会持久、有效。

（三）技术经济性

医院成本核算管理绝不是单纯的经济活动，而是需要将技术和经济相结合，只有将经济寓于技术活动之中，重视技术经济效益分析，才能获得降低成本的最佳方案。

四、医院成本核算原则

医院实行成本目标管理必须遵循以下基本原则。

（一）成本最低化原则

成本最低化又称成本极小化、最低成本点，就是根据成本核算管理的任务，通过分析可以降低成本的各种因素，制订可能实现的最低成本目标并以此为依据进行有效的成本控制和管理，使实际管理结果达到最低成本目标。

对医院管理者来说，追求医院成本最低化必须注意：

（1）要以保证诊疗护理质量为前提。

（2）要以社会效益和技术效益为前提，经济效益要首先考虑社会效益。

（3）要从实际出发，注意成本最低化的相对性，各医院之间、各科室部门之间的实际

条件不同，就不能要求简单统一，不能一味追求指标。

（4）要立足于探索降低成本的途径和潜力。

（5）要注意发动群众，把握全部可能影响实现成本最低化的环节，研究和寻求管理方法，包括最佳的操作规程和方法、最佳的医疗协作配合、最佳诊疗护理过程安排、最佳的医用材料采用、最佳的器械设备物资的管理维修、最少的管理费用开支，以及最少的医疗差错、事故、纠纷等。

（二）全面成本管理原则

要达到成本最低化的目的，必须实行全面成本管理，即全院、全员、全过程的管理，改变原有模式仅重视实际成本和诊疗成本的片面性，而要从医院、科室、班组等各个层次，以及诊疗、技术、经营、后勤服务等各个环节都实现成本管理，通过计划、决策、控制、核算、分析、考核等方法，计算每个环节的物化劳动和劳动消耗，人人参与，做到医院诊疗护理工作和经营活动全过程都进行成本目标管理。

（三）成本责任制原则

医院要全面实现成本核算管理，必须以分级、分工、分人的成本责任制为基本保证，尤其是要明确各自责任的界限范围。

1. *院长*　要对全院成本管理不善、严重浪费现象，甚至不应有的经济效益明显下降负责；要对全院计划不周，各环节衔接不佳，影响成本指标的完成负责；要对因发生严重违背财经纪律而造成的成本超支负责。

2. *诊疗护理管理部门（医务部和护理部）*　要对由于安排调度不当而造成的严重影响诊疗护理的工作正常进行负责；要对由于医疗护理质量下降招致的纠纷明显地增加负责；要对在落实技术经济责任制过程中出现严重浪费医院资源资金的后果负责。

3. *物资供应部门*　要对医用物资供应不及时、物资质量把握不严格而造成影响诊疗护理工作正常进行造成的经济损失负责；要对不按计划采购造成库存积压，或者库存保管不善造成物资变质、损坏、过期失效等各种损失负责。

4. *财务部门*　要对医院资金管理不善，或造成大量物资积压，或因业务费用开支控制不严而造成严重超支，或由于违法违纪造成资金被骗或长期拖欠影响医院正常资金流动和效益的情况负责。

5. *业务科室*　要对盲目提出器械物资采购而造成积压或效益不佳，或因违反规章制度和操作规程造成事故使医院蒙受经济损失，或超定额消耗物资材料和资金造成医疗成本超支的情况负责。

总之要明确责任，各负其责，对造成严重后果者要按章处理。

（四）成本核算有效化原则

要以最小的投入获取最大产出，要以最少的人力、最省的财力物力来实现全面成本核算的目标任务，因此医院成本核算管理的原则不仅是追求形式，而应立足于取得效益和效果，使医院花费的成本都能转化为患者取得的对疾病诊治的成效和质量。

（1）建立医院成本核算机构，配备并培训合格的高素质成本核算人员。

（2）建立健全医院成本核算及相关的内控制度。

（3）确定医院成本核算的对象、内容、责任制度、原则、成本归集流程、成本分摊方法，制订相关的成本核算流程图和各种成本核算用表单。

（4）制订医院相关消耗定额及内部服务（成本转移）价格，具体来讲就是按照医保局医疗服务项目定价，按参与人员进行参与方精确分割。

（5）建立健全医院成本费用开支标准和控制办法。

（6）编制并报批医院成本计划，安排组织成本计划实施。

（7）记录、计量、收集成本核算基础信息。

（8）确定各项成本费用的分配、分摊标准及流程。

（9）按成本核算对象归集成本费用。

（10）按相关规范、制度计算医院各项成本，整理成本核算资料，形成成本核算报告。

（11）开展成本分析、成本考核、成本预测和成本决策。

（五）成本管理科学化原则

成本管理科学化原则是指要运用现代管理科学理论和方法进行成本核算管理，尤其是运用系统分析理论，针对成本管理的特点，进行目的性分析、相关性分析、整体性分析、集合性分析和环境适应性分析，进行定性、定量分析和决策分析及价值工程等管理，通过成本目标管理，使医院诊疗护理工作做到技术适宜、经济合适、成本最小、效益最高。

1. 以健康为中心　以健康为中心，围绕医疗及健康服务流程，落实医疗及健康服务价格并向医保局备案和公示；营利性医院应按照客户需求，采取医疗及健康服务和生活服务价格公示制度。

2. 全面降低成本　医保局医疗服务项目收费以外的工作开展，要严格按预算落实。对医疗、教学、科研、后勤、行政等要进行分门别类管理，使用好专项经费、按企业化成本核算管理，如后勤部门基本上属于现代企业管理的物业服务部门，就应该按向科室或医院提供物业服务，实现自身价值的行业管理做法进行成本核算管理，这样既可以实现减少科室的虚增收入，又能实现后勤部门物业服务价值，使其成为成本核算中心和利润贡献中心。

3. 全员参与　医院需要对医保局制订的医疗服务定价，按医疗服务项目和医学流程进行分析、讨论、辩论，对项目定价进行分解，使参加医疗服务的各利益相关方在互相理解沟通的基础上实现合作。

4. 划分最小的核算单元　健康服务生产部门，即医疗服务直接实现部门要按三级学科、诊疗组、护理病区进行成本核算和利润计算；非健康服务直接生产或实现部门，要按行政单位进行成本控制，将管理效益尽可能地与分管工作挂钩管理，促进分类管理，不能简单地以医院为单元采取计分方式平衡各部门利益。生产、管理、服务等不同部门工作内容不同，相关行业考评方式各异，不能简单地采取平衡计分的方式分配不同类别部门的成本与利益。

5. 内部挖潜降低成本　将职能部门尽可能地从机关划分出来，如对信息科、图书馆、病案室、质量控制、物业、市场拓展等工作进行分门别类管理，实现谁受益谁买单。职能科室是指有部分业务指导职能的科室，将其从机关编制内划出，通过行使准机关职能实现其自身价值。

6. 持续降低成本　通过优化流程、减少业务层次，减少重复劳动等方式和信息化手段及 O2O 等工作模式，提高三日确诊率、减少无效住院日等方法，持续降低医院成本，提高医疗卫生服务行业竞争能力。

第二节　健康 4.0 医院成本核算

一、统一财务运营管理组织

(一)增强全成本核算意识

将成本核算上升到医院经营管理的战略高度。降低科室各项支出成本是提高医院效益的重要途径之一，全成本核算是医院进行现代化管理的基础。要广泛做好宣传工作，建立健全各项规章制度，形成"自上而下"自主进行成本管理与控制的完整体系，逐步完善成本核算办法。

医院成本核算工作是提高医院整体管理水平的关键部分，进行成本核算的目的是降低服务成本，减轻患者的医疗负担，建立优质高效的运行机制，最大限度地使医院成本的消耗降低，从而在实现医院经济效益和社会效益最大化的同时使医院的综合竞争力得以提高。

(二)加强健全医院成本核算体系建设

传统医院财务管理和科级核算两部分内容分属两个不同部门管理，因关注对象、统计口径、统计节点不同，造成财务数据失准，难以直接将其用于管理和绩效分配。健康 4.0 医院经济管理实行大财务管理方式，把院级财务管理和科级核算合并为一个财务运营部，由医院总经济师或财务总监领导，依托数字化医院平台，从组织建设、流程优化、财务人员角色定位等方面进行全方位改革，使服务寓于管理、管理服务于运营，促进医院全面、协调、可持续发展。

医院的成本核算采取院长负责机制，建立以院长或者总经济师或财务总监为中心领导的财务管理部门，具体的工作由成本会计人员负责，其他部门分工合作，共同进行医院成本核算。财务部门是医院成本核算的实施机构，它负责对各科室成本核算工作进行统一的管理和组织，主要包括建立健全成本核算体系、制订成本核算相关制度，应用成本核算及财务管理办法，准确进行成本分析和预测、编制财务报表等工作。

1. 医院经济管理组织体系　按照医院管理决策层、机关管理职能层、基层科室执行层的多层次管理，形成全院的经济组织管理网络体系。

为更好地运行新的医院经济管理模式，在建立健全按行政组织体制编设的组织管理体系基础上，还应建立决策咨询的组织体系，即医院经济管理委员会，同时还要设立相对独立于财经的审计部门。

医院的业务活动处于夜以继日地持续运行中，医院的每一名工作人员，无论是医务人员、机关管理人员还是从事后勤保障等各类工作岗位的职工，实际上都掌握着经济资源的使用权。他们每时每刻所从事的每一项实际操作或是每一项具体工作，都可以产生节约资源或是浪费资源的后果。从这一角度出发，医院各个工作岗位的每一名工作人员才是真正的"经济管理人员"。因此，要使医院整体的经营目标和任务变为全院各部门、科室和全体工作人员的统一行动，建立人人参与、民主决策的经济管理组织体系。

2. 财务运营部组织结构　医院结合自身人力资源情况，按照财经集中管理要求，依托信息平台建立职能分工明确的扁平化财务运营管理组织结构。

（1）财务管理办公室：分为计划和结算两大职能。计划职能包括预算管理、总账档案、账务分析，负责执行会计制度；负责定期编制预算、决算报表，分析报告财务收支活动和经费结存情况；按预算进度拨款，保证资金供应；负责财务总分类账和各种资料、档案的保管等。结算职能包括收费管理、工资报销、银行往来，负责门诊、住院医疗及其他收费并负责医疗收费的财务管理；负责各项经费的支出，编制记账凭证，内部人员的收、付、报、领、工资、津贴、补助等的计算分发等；负责监督落实院科两级核算一致性审核评估。

（2）物资管理办公室：负责全院物资资产的全生命周期管理；负责组织实物资产的内部定价；负责实物采购的计划、审核、报销，控制采购成本；负责完成采购流程中的商务标组织管理；负责设置实物资产明细分类台账，实物资产的账务处理等；负责定期编制各类资产会计核算报表（折旧、修购、坏账准备）等；负责对医院物力资源使用情况进行信息收集、核算、分析和绩效考核等。

（3）运营管理办公室：负责医院绩效管理的方案制订、组织实施的总体协调管理工作；负责收集整理各项成本数据，参与投资项目分析论证；负责定期编制各级各类成本核算报表，及时分析、预测、反馈成本核算结果；负责奖金核算；负责执行国家物价政策，申报及调整医疗服务价格。

3. 财务运营部运行模式

（1）权力集中与职能分散相结合：权力集中，是指医院在经济运行中的重大问题决策权要高度集中于医院最高决策层；医院日常经费开支实行"一支笔审批"制度。例如，全年的预算、决算，大型仪器设备引进、基建维修安排等涉及资金较多或较敏感的经济问题，应经专业委员会等最高决策层讨论和院长签署同意后才可实施。经济管理的权力集中有利于医院经济的决策统一、步调一致和统筹安排。职能分散，是指医院经济运行中的具体计划、组织实施和检查监督等工作，应授权分散在不同的职能部门、实物管理部门或成本耗用部门。医院的专业财经管理人员、掌管专项经费的机关干部、实物管理部门或科室的兼职核算员等，应共同承担并负责医院具体的经济管理工作，如经费分配、采购计划、成本控制、统计报表和信息反馈等。经济管理的职能分散有助于经济管理工作的分工落实、互相监督和科学高效。

（2）预算计划和核算控制相结合：医院的年度经费预算应当基于充分调研、数据分析和科学预测的基础上做出，而不应是根据上一年的分配惯例或是使用单位的申请，否则易形成虚报计划、预算过紧或过松及年终突击花钱等现象。

医院成本核算的重点是减少浪费和降低成本，只有在全院各部门都实行了成本核算、减员增效，才能最大限度地降低成本，提高工作效率和控制浪费。医院的经济运行应当根据预算来控制支出，根据成本来计划预算，这样的成本核算管理才能科学、经济、高效。

（3）制度规范与科学技术相结合：医院的经济运行需要有合理的流程、完善的制度、规范的操作和适用的标准。制度和规范是监督和约束医院经济运行的基础，只有遵守国家、地方政府和行业管理的各项法规制度，才能保证医院的经济运行合理合法，惯性运转。各种工作程序、操作流程、各种原始凭证、明细记录等，必须科学严谨、合理有效。只有合理的流程、规范的操作，才能使医院的经济运行误差减少，低耗高效。

（三）加强财务人员的管理

医院应该积极引进综合能力比较强的财务人员，繁杂的成本核算工作需要由具有较高技术能力的财务人员完成，在医院激烈的竞争过程中，具有高素质的财务人员占有重要的位置，能够更出色地完成成本核算的工作，这对提高医院的整体成本管理水平可以起到积极的作用。另外，还需要对财务相关的工作人员进行定期培训，加强相互的沟通和交流，从而提高其业务能力和综合素养，为相关的财务工作人员提供了解先进的会计信息的机会，从而为后续的成本核算工作积累经验。

（四）统一成本核算信息化软件

各医院应该积极地开发与其相适应的成本核算软件，有效地把成本核算系统和医院财务管理软件连接起来，医院可以根据实际的情况设置相应的程序，根据本院需求通过成本核算系统进行成本核算工作，从而获取相应的成本信息，实现院级财务管理和科级核算一致。医院还可以把成本核算系统与奖惩制度结合起来，医院通过系统里各科室工作的完成情况对员工的奖金进行核算，从而形成一整套的管理流程，为医院的成本核算工作提供有效保障。

二、统一财务运营管理办法

（一）建立健全医院成本核算体系

医院会计制度对医院的成本核算提出了规范和要求，医院应根据国家统一的成本核算规定及自身的特点实施这项工作。在科室编码的设置上，应将科室编码设置为同一级并在不同类别的科室之下按实际情况确定细分核算单元。

临床服务类的科室应将门诊、病区、临床检查科室分别作为核算单元进行核算。

医技科室有下属部门的，以下属部门为核算对象单元，否则以科室进行核算。

医疗辅助类、行政后勤类科室，以部门作为核算单元进行核算。按照核算单元的分类，核算单元应该能单独计量所有收入、归集各项费用，利于内部考核。

按照重要性、统一性、稳定性的基本原则，对成本核算单元进行具体划分，利用核算单元统计收入和成本，根据医院的实际情况逐级设置科学的核算单元及核算编码，为数据能够正确导入成本核算系统打好基础。

（二）加快信息化平台的建设，加强全成本核算培训工作

信息化网络平台的搭建是进行医院成本核算的基础，加快医院信息系统的建设与完善，整合各个系统数据的信息资源，可以把收费系统、HIS、物资管理系统、财务系统等有机结合在一起，实现数据及时传输、汇总、分析、共享，最大化地提高数据利用效率和准确性，达到业务数据、财务数据口径的一致，从而保证成本数据的可靠性、完整性、真实性，最终实现高层次、精细的全成本核算。

医院成本核算是一项复杂而系统的工程，涉及医院的临床、医技、后勤、行政等各个部门，同时也是医院在经营管理领域的创新与拓展，因此对于相关人员的专业和操作培训尤为重要，要制订系统的人员培训计划，掌握并不断更新成本管理理念，将成本核算工作作为一项全院的长期性工作，充分发挥医院财务部门的监管作用，提高财务部门的业务水平，发挥财务人员在医院经济管理中的重要作用。

总之，成本核算是一个持续优化、不断提高的过程，做好成本核算，建立一套相对完善的成本管理系统，有利于医院更好地利用全成本核算的成果，规范业务流程，降低成本、提高收益，实现医院的经营管理目标，通过医院全成本核算及时动态地进行经营分析，能为医院领导提供辅助决策的科学依据，从而优化医院资源配置，提高医院综合竞争力。

（三）抓好财务运营模式落实

财务管理是医院管理的核心，因为它最能体现现代医院管理精准、实效的要求，医院运作过程中所有环节的人、财、物变化都可以通过财务绩效体现出来。将信息技术与先进的管理思想有机融合，构建信息技术环境下财务一体化管理模式，是实施医院管理信息化的重要环节，也是提升医院管理水平的利器。

1. **实现财务管理一体化** 财务管理一体化模式是指将信息技术与先进的管理思想、管理方法有机融合，提高医院经济和业务的综合管理水平，对医院的整体资源进行有效的配置、管理、控制和优化，从而实现医院价值最大化，实现"一个机构管理经济、一个账户结算资金、一套账簿反映成果、一个平台支持运行"的"四个一"财务管理新模式。其主要内容包括以下 4 个方面。

（1）财务集中核算与控制：可以追溯任一部门、任何人和任一业务，有规则地进行财务与成本核算业务归集，构建财务业务一体化的核算平台。

（2）全面预算管理：强化预算，建立全面预算管理和控制体系，所有部门、所有医院活动，包括下乡支农、学习进修、文化宣传等，必须全部纳入全面预算管理。

（3）资金动态管理：掌控资金，实现对资金的动态管理与控制。

（4）决策支持与评价：评价医院绩效，支持医院决策。

2. **实现财务业务一体化** 财务业务一体化是指在信息技术环境下，将财务会计流程与医疗业务流程有机地融合在一起；当一项业务（事件）发生时，相关部门的员工可以共享业务信息，同时利用相关信息对经济业务的正确性、有效性和合理性进行实时控制；经济业务被确认后，立即存储在指定的数据库，同时，该事件通过动态会计平台，生成实时凭证，自动或经财务人员确认后显示在所有相关的账簿和报表上，不需要第 2 个部门或其他员工再录入一遍。这样，信息为所有人"授权"的人员共同享用。每个业务人员与财会人员每天必须打开某个信息屏幕，管理和控制相关的经济业务，做到实时、迅速响应环境变化，争取主动；所有管理人员都按照同一、实时的信息来源做出决策，避免了不同的决策单位或个人由于信息来源的不同而做出相互矛盾的决定，造成管理决策的混乱。

（1）通过全成本核算系统的建设实现"四化"：即数据标准化、流程规范化、分析自动化、决策智能化。

（2）通过信息系统的整合搭建"五个平台"：即院级会计核算平台、科级成本控制平台、医院人力资源平台、资金网络监控平台、医院物资采供平台，实现相关信息互通共享，提高工作效率。

（四）实现全成本核算"五全"要求

实施基于数字化平台，以全成本核算为基础的绩效管理模式，实现全员额、全部门、全流程、全要素、全成本的"五全"管理，实现成本核算到班组、考核到个人，质量考评到二级学科，实现绩效考评、数字说话。解决医院规模增大但医院可持续发展能力没有增强和奖金总额多发但员工积极性未调动等问题。

1. 全员额　全员额考核，是指根据各类人员的岗位职责制订相应的考核标准，规范绩效考核；医院所有人员都在成本核算范围之内，都在管理组织之中。医院是一个包含医疗、护理、医技、管理、物业、市场拓展等多项服务的综合体。对这些部门和人员要根据随行就市原则，进行分门别类管理，按服务流程进行闭环管理。每项服务都是一个具体的行业，都有各自的服务定价和核算办法，按照这种思路，对于医院的各科室就可以分类管理，不再需要从核算方式上设计平均奖，同时，也让员工在工作上有了主人翁的感觉，多了一份尊严。在医院管理上，包括机关管理人员，都应该有成本核算、绩效管理参数要求，这样才能实现全员额考评。如果倒推出来的是人员工作分值，类比医疗行业的价值，这样既不科学，对医疗工作来说也不公平，医疗工作创造的价值是可以测量的，分配时其分值可能被其他类别人员以平衡计分的形式分走了。

2. 全部门　医院各机构必须围绕医院发展开展工作，一切活动都要进行成本控制，包括后勤服务部门，否则就会出现占用正常上班时间排练节目、搞娱乐活动的情况，奖牌、"第一名"等奖项很多，但医院发展没有得到促进，员工待遇也没有提高。按现代医院预算管理，医院所有活动经费必须纳入医院和科室预算，实现医院和科室两级核算一致，任何部门和个人在开展非预算具体业务活动时，始终要有预算概念，如引进专家就应该由受益科室买单。

(1) 生产部门：是指临床一线直接提供诊疗、护理、康复、手术等服务的部门，这些部门可以按照物价局医疗服务定价进行收费，体现员工劳动价值。对于选择服务和高端服务，可以采取物价局报备、服务场所公示或直接以服务场所公示的办法收取服务费用。各相关部门按提供服务的贡献程度，根据百分比例直接提取服务费用。

(2) 管理部门：包括医疗护理部、人事行政部、财务运营部，三个部门总费用应该控制在医疗收费的 6%～10%，包括人员工资绩效、办公费用、房屋设备设施使用等都应列入成本控制范围之内，有利于控制管理部门人员规模。每个部门功能任务都与医院组织建设、学科建设、岗位职责、工作标准、工作流程、工作效率、执行力、绩效考核落实率和管理对象满意率等密切挂钩，尽量减少开展没有直接收益的工作。推动科室建设、推动医院发展是各部门考评个性化评价指标，推动工作的形式与内容要高度统一，否则就会成为花架子，影响医院形象、影响医院竞争力。

(3) 职能化服务部门：内部服务保障类科室按模拟市场运营原则运行，实行全成本核算绩效管理，包括信息科、供应室、病案室、住院处等，这些部门通过提供随行就市的行业服务和职能化管理实现自身价值。

外部服务保障类项目按社会化随行就市原则进行履约管理，医院按合同对外支付的费用全部列入科室成本核算范围。

(4) 健康服务和物业服务公司：健康服务市场拓展和物业维护维修服务按市场化规则定价，具有随行就市竞争优势，经院内相关科室价格论证后由医院确认执行。健康服务公司、物业服务公司等保障类科室应提供主动服务，经购买服务科室确认后获得相应报酬。社会化服务单位（如保洁、保安等）提供的履约服务，由受益科室确认购买，医院财务部门进行核实并发放。

鼓励竞争提升服务质量。公司化科室提供的服务不具备竞争优势时，科室可以向社会化公司购买同质服务，须经院领导批准后实施，购买服务的费用计入院内服务公司成本，目的在于促进院内公司化科室改进服务，降低价格。

3. 全流程　任何活动都要按"PDCA"循环进行，成本核算贯穿始终，如外科患者手术费用，参与人员应该按比例分配，这里要考虑消毒供应室的贡献。确定分配比例时，一定要把利益攸关方集合在一起按照医疗流程逐项进行深刻讨论、辩论，如此才能找到利益平衡点，否则就不会使各部门心服口服。涉及几方分割的诊疗费用都需要按全流程进行讨论，如检查检验费用的医技、医疗、护理分割比例；物业服务定价、提供服务、监督落实、付费、改进等一个流程的成本核算。

成本核算一般以科室、诊次和床日为核算对象，有条件的医院还应以医疗服务项目、病种等为核算对象。根据新医院会计制度的规定，医院的成本核算采用四类三级分摊方法依次对医院行政后勤类、医疗护理类科室成本、医疗辅助类科室成本、医疗技术类科室成本进行分摊，最终将医院所有成本全部归集到临床科室，从而更宏观地反映医院的经营成果。这里需要强调的是分摊而不是各部门重复记账，分摊后的数据，求和还应该是100%。通过成本分割、提成比来确定医、药、技、护、机关、勤杂人员利益分配系数，体现人员在医疗服务工作中的重要程度、风险系数、工作数量及质量等。

4. 全要素　全要素核算，是指医院经营过程中涉及的全部成本要素的核算（如人力成本、材料成本、培训成本、管理成本等）；医保付费的项目包含在核算范围，其他医保不报销的项目，也要按谁受益谁买单原则落实，如市场拓展费用，患者到门诊、病区，核算就到门诊、病区。

资产全流程封闭管控，是指对药品、卫生耗材、通用物资和固定资产四大类资产的全方位管控，在核算流程中，成本数据源头采集、传输实行计算机网络权限管理，以确保数据的客观公正，以便对医院的经营状况科学分析，为管理提供决策依据，达到核算内容、核算对象、核算方法、核算手段的有机统一，确保核算全面准确有效。

5. 全成本　包括工资、绩效、五险一金、津补贴、各种专项奖。很多医院对人员分别由人力资源部、医务护理部、财务运营部多头管理，致使档案工资、绩效奖励、五险一金缴纳数目员工不清楚，领导也不明白。例如，某员工工资1万元，五险一金还需要单位缴纳44.1%，即4410元到员工五险一金账户，个人还需向个人账户缴纳22.2%，即2220元到个人账户，也就是说这名员工的医院人力成本实际是14 410元，个人工资不是7780元，而是10 000元。

三、务求财务运营管理实效

（一）实现医院经济管理统一领导

设立财务总监或总经济师，在院长统一领导下，全面负责全院经济管理工作。成立由财务管理办（科）、物资管理办（科）、绩效管理办（科）组成的以任务为中心的紧密型财务运营管理组织结构，实行扁平化管理模式，从根本上解决过去多头管理、资金分散、底数不清、存有漏洞的问题，对增强医院宏观经济调控能力、控制经费收支、加强经济管理、提高经济效益起到了重要作用。

（二）充分发挥信息系统的基础和手段作用

1.物流、资金流、信息流同步生成　将经济与医疗活动结合起来形成一个整体,将医疗、供应、耗费、财务等各子系统进行有效集成,由医疗活动、物资供应和消耗活动直接产生数据,把实物形态的物流,直接转化为价值形态的资金流动,保证了医疗活动的收支和财务数据的准确性,实现了物流、资金流、信息流的有效集成和统一管理,实现了经济管理信息系统统一、实现了会计收费账簿管理、价表管理、分类记账及转记账、凭证生成等自动化处理,形成了较为优化的医院经济管理流程。原来由财会人员编制的主管业务,如采购、销售、仓储等凭证都由计算机自动生成,显著减少了财务部门的重复劳动,在提高工作效率的同时也减少了差错,做到"数源多门、逐级生成、一个出口、信息共享"。

2.信息共享提升经济管理效率　HIS 是经济数据的主要来源,通过各子系统和工作站之间的录入操作,HIS 不停地采集、整理、加工来自各方面的信息,使我们能够通过网络及时获取即时发生的各类经济信息,准确了解医疗经费的收支情况,及时掌握动态情况,改变了手工统计方式汇总信息滞后的现象。例如,门诊收费、住院收费、人均费用、病种费用、药品去向等通过应用模块能够实时进行查询、核算。院领导、机关职能部门和相关科室可以通过网络浏览信息掌握数据,避免了以往信息传递过程中的丢失和失真现象,促进了领导与机关、机关与科室、科室与科室之间信息的互动性,提高了经济信息的透明度,加大了对信息质量的监控力度,提高了经济信息的利用水平。

3.有利于落实医院全面预算管理　全面预算管理是医院未来经营发展的蓝图,是协同部门之间工作的有力工具。在信息化条件下,医院数据一抓就准、一点即得,这对于全面落实预算管理帮助很大,从全面预算体系的制订、预算编制、预算执行与控制到预算分析与考评都可以借助计算机系统完成。

（三）经济管理标准规范

经济管理标准化主要包括信息数据标准化和业务流程标准化,涉及从信息编码的标准化到报表、单据的标准化,从文档资料的标准化到各种名词术语的标准化等。数字化建设把工作站建在数据采集的最原始点,使经济信息从数据采集的原始点得到控制,从自然信息到费用信息和人员物资信息,从费用产生的源头(如收费处、医师工作站等)到成本产生的发源地(如药库、药房、物资库、供应室等),从统计到核算全过程实现了计算机管理,减少了人为因素对信息组成的影响,保证了整个医疗工作的连续性和信息组成的完整性。

（四）人员素质得到提高

医院经济管理人员不仅要精通本职业务,还要掌握计算机系统的基本知识、应用技术和操作技能,掌握医院管理、基础医学、统计学、运筹学等知识,熟悉基本的医院经济业务管理软件的使用与维护,掌握网络环境下医院经济管理工作的新规律和新方法。财会人员可以利用实时信息控制经济业务,完成从核算职能向控制职能的转变。

四、西安长安医院全成本核算做法

（一）西安长安医院全成本核算基本情况

全成本核算工作以经济管理、制度创新和精打细算为中心,带动医院全面建设发展,它不仅是一个经济效益问题,更重要的是通过此举,医院可以充分挖掘自身潜力,转变经济增长方式，强化内涵发展，提高保障效益。

在全成本核算管理中，管理人员深刻体会到"管结果不如管源头""控制比核算更重要"。在全成本核算的内部管理上，西安长安医院提出以科室可控成本为目标的管理模式，建立了各类合理成本的标准，细化了成本责任，将成本控制的责任落实到科、组、人。促使各科室收支责任划分及明确归属，为临床科室提供医院实际经营状况的决策参考，为科室实施成本控制指明方向。

1. 将医院内部单位分为成本中心与利润中心

（1）成本中心：泛指以为医院内部单位提供管理服务为主要功能，无任何收入来源的部门。此类部门的管理以控制成本费用为手段，如对机关以最小核算单位实施成本控制。

（2）利润中心：是为医院内、外部单位或人员提供服务，可由患者支付或由内部服务项目分割获得科室各项服务收费。即以三级学科、护理病区及独立核算室为成本核算基本单位，此类部门的管理以增加收入与控制成本"双管齐下"为主。

2. 实行医护技独立核算　在成本核算管理层面实行了医护技独立核算的精细化管理和激励机制。西安长安医院全面分析医、护、技的每个行为，实施医、护、技独立核算，根据行为的强度、风险性和投入成本（科室可控成本），变简单的收减支为更加合理细化的全面绩效考核。对医药护技行政保障人员的工作做确认和区分，从而明确界定其绩效奖励的设立标准，避免奖金只能体现设备与仪器价值，不能客观反映人员劳务贡献。西安长安医院还依托信息化实现了医护技成本核算的数字化管理。

3. 按医疗健康服务流程控制成本　在患者服务层面，以循证医学为依据，按临床路径、ISO9000 质量管理体系为患者实施合理医疗服务，从临床诊疗的源头上进行了全成本核算管理，从战略层面上控制了成本，解决了患者在保证质量条件下的合理医疗和看病贵等问题。

4. 实施药品、材料、维修、人工成本等重点管控　西安长安医院依托信息化采取以全面预算为基础的全成本管控方式，建立了一套从标准计划、执行发生、评估反馈、改善提高各方面管理的循环管理机制。

在工作中，医院实施重点成本管理，以点带面开展工作。一般来讲，医院成本管理范畴包括药品成本、工资与奖金、购置费、材料费、检验检查成本和手术成本及房屋、水、电、气等行政保障维持性经费，前四项成本之和一般为医院总成本的80%以上，其中药品成本、材料成本、员工奖金、维修费用是医院变动成本的主要构成部分；工资和购置费是医院固定成本的主要构成部分。因此，对于医院而言，只要针对科室的药品、材料、维修等成本进行有效控制，加强行政消耗性间接成本的管理，整个医院的成本管理就自然会获得令人满意的效果。

（二）西安长安医院具体做法

1. 成本核算以三级科室、护理病区作为成本核算中心　成本核算即运用一定的方法进行归集、汇总、分摊、核算相关医疗服务总成本和单位成本的管理活动。

2. 成本核算对象　核算对象分为科室成本核算、医疗服务项目成本核算、病种成本核算、床日和诊次成本核算。

（1）科室成本核算：是指将医院业务活动中所发生的各种耗费，按照科室进行分类，以医院最末级科室作为成本核算单元进行归集和分配，计算出科室成本的过程。

（2）医疗服务项目成本核算：是指以临床、医疗技术类及医疗辅助类科室开展的医疗服务项目为对象，归集和分配各项支出，计算各项目单位成本的过程。

（3）病种成本核算：即以病种为核算对象，按一定流程和方法归集相关费用，计算病种成本的过程。

单病种限价管理是指医院与患者约定对某一病种的价格打包收费，超支部分由医院支付，结余返还给患者。这种方法对医院不够公平，推广应用较少。

单病种包干费用管理是指医院与患者约定某一病种打包收费价格，超支部分由医院支付，结余也归医院。这种方法对医院既有限制、也有激励，得到医院欢迎，但有些患者担心医院惜用，影响诊疗效果。

3. 医院全成本核算科室分类　根据全成本核算要求和医院科室设置、业务特征可将医院科室分以下四类：

（1）直接医疗类科室：是指直接为患者提供医疗服务并能体现最终医疗结果、完整反映医疗成本的科室，如门诊、急诊、专业科室及病区。

（2）医疗技术类科室：是指为直接医疗科室及患者提供医疗技术服务的科室，如检验科、放射科、药剂科、手术室等。

（3）医院服务类科室：是指服务于直接医疗科室和医技科室，为其提供动力、生产、加工及辅助服务、业务的科室，如设备科、总务科、供应室等。

（4）管理类科室：管理和组织医院业务开展的行政管理科室和具有后勤管理属性的科室。

4. 医院全成本核算的内容

（1）人员经费（含工资、绩效、社会保险费用、公积金、夜班及加班费用等）。

（2）药品、卫生材料费、氧气费。

（3）水电气暖费。

（4）办公费（如电话、复印、网络等费用）。

（5）保洁费、绿化费、垃圾费、消毒费、洗涤费。

（6）库房领用其他普通材料。

（7）固定资产折旧（如房屋、设备）费用。

（8）维修费。

（9）其他费用。

（三）西安长安医院全成本核算流程及方法

1. 直接成本核算　直接成本是指科室为开展医疗服务等活动而发生的能够直接计入或采用一定方法计算后直接计入各个科室的各种支出。

（1）人员经费：按各科室每月发生的工资、绩效、社会保险、夜班及加班费及其他人员经费归集，直接计入科室成本。

（2）药品及卫生材料费：按科室实际领用的相关药品、卫生材料等计算归集，直接计入科室成本。

（3）水电气暖费：将医院每月实际发生水、电、气、暖气费用，按照一定的分配参数，分配到各直接使用科室。如果科室安装有水、电、气、暖气分表，则以计量表为依据计算相关费用，直接计入科室成本。

（4）办公费：按实际每月发生的电话费、复印费、车费等归集，直接计入科室成本。

（5）保洁费：按物业公司实际收取的保洁费用，结合各科室实际使用的保洁工人人数分摊，直接计入科室的成本。

（6）垃圾费：按每月科室实际产生的医疗垃圾及生活垃圾费用归集成本，直接计入科室成本。

（7）消毒、洗涤费：按科室每月实际发生的消毒及洗涤费用归集，直接计入科室成本。

（8）氧气费：按照总务科提供的各科室氧气使用量及内部核定的氧气计价标准，计算各科室的氧气使用费，直接计入科室的成本。

（9）库房领用耗材：按科室实际领用的行政库房物资归集成本，直接计入科室成本。

（10）维修费：按科室每月产生的实际维修费用归集，直接计入科室成本。

（11）固定资产折旧费：科室使用的固定资产，根据相应国家法律法规规定的折旧方法，每月计提相关固定资产折旧费用并进行归集，直接计入相关科室的成本。

（12）其他相关的成本：按照科室实际发生的成本费用归集到相关科室，直接计入科室成本。

（13）公共成本分摊：公共成本（费用）是指在成本的归集过程中，无法直接归集计入某个科室或部门的相关成本费用。公共成本按照"谁受益、谁承担"的分摊原则：依据公共成本内容，如公共区域房屋面积、路灯、绿化、医院管理部门及人员费用等，根据科室人员数量、经济规模等计入科室一定比例成本。分摊标准：人员比例、房屋面积或仪器设备占用等；分摊依据：人员比例、面积比例、资产比例等。

2. 间接成本 对于各类科室成本应本着相关性、成本效益关系及重要性等原则，按照分项逐级分步结转的方法进行分摊，最终将所有成本转移到临床服务类科室及门诊科室。

（1）行政机关提供的是全员性的管理型服务，所以成本按照各科室人员数量进行分摊，分摊参数还可在人员比例的基础上，结合内部服务量、工作量等进行调整，使分配更加合理。

$$各科室分摊相关科目成本 = \frac{科室在职人员数量 \times 全院管理科室相关科目}{医辅、医技、临床在职人员数量成本}$$

（2）将物业后勤类科室的管理费用根据"谁受益谁买单"原则向临床服务类、医疗技术类和医疗辅助类科室分摊，如门诊大厅、院区公路、路灯、绿化等的管理费用。

（3）对保洁、保安、健康服务市场拓展等费用，根据"谁受益谁买单"原则，直接实现成本利润分割。

3. 医疗服务项目成本核算 是以各科室开展的医疗服务项目为对象，归集和分配各项支出，计算出各单位项目成本的过程。核算办法是将临床服务类、医疗技术类和物业后勤服务类科室的医疗成本向其提供的医疗服务项目进行归集和分摊，分摊参数可根据各项目收入比、工作量等来确定。

4. 病种成本核算 是以病种为核算对象，按一定流程和方法归集相关费用计算病种成本的过程，是对为治疗某一病种所耗费的医疗项目成本、药品成本及单独收费材料成本进行汇总。

单病种的成本 ＝ ∑（医疗服务项目成本 × 工作量）

5. 其他成本　在进行医院成本核算时，下列业务所发生的支出，也应计入成本范围。

（1）为购置和建造固定资产、购入无形资产和其他资产的资本性支出。

（2）对外投资的支出。

（3）被没收的财物。

（4）各种罚款、赞助和捐赠支出。

（5）没有经费来源的科研教学等项目开支。

（6）在各类基金、贷款中列支的费用。

（7）医院支付离退休人员的各项经费。

（四）成本分析及控制

1. 成本核算组定期分析成本核算情况　成本核算组根据每月、每季度、每年的成本核算结果，对照目标成本或标准成本，采取趋势分析、结构分析、量本利分析等方法及时分析实际成本变动情况及其原因，掌握成本变动规律，提高成本管理水平。

2. 建立健全成本管理、费用审核等相关制度　采取有效的措施纠正、限制不必要的成本费用，控制成本费用支出。

3. 药品成本具体管控办法

（1）实行虚拟一级库模式，医院二级库药品存量整体不超过 35 天，逢长假月份可延长至 40 天，有效减少药品材料积压、提高物资药品使用效率。

（2）药材费不参与奖励核算，超标部分按比例从奖金中扣除并进行质量扣分。

（3）实施源头手段管控，有效减少药品滥用，如减少开药天数、门诊医生工作站医嘱预设开药天数等。

4. 设备及维修费具体管控办法　预算管控法即以设备年限、使用率等作为科室的重要考核指标，提高设备资源使用率，减少沉没成本。

5. 材料费具体管控办法　对于器械、卫材（低值），后勤物资分系统（低值、高值）、分类（收费、不收费）、分项（可计量、不可计量）材料分别进行管制。

（1）计价计量：材料可计数，并且可向患者收费。需要对科室领用此类材料数量和收入金额进行对比审核的方式管控。方法将经验式材料管控（科室领用计划）向数字化实务管理（科室消耗时拨补），从而避免材料漏费或向患者多收费用。

（2）计价不计量：材料可向患者收费，但每次使用的精确数量不易统计，如手术线、缝合线、尼龙线等。对于此类材料需采用标准用量方式进行管制，建立常见或主要治疗(手术)项目的材料标准用量（可改变型号规格，不可变动数量）。以包盘或数量管制方式，达到计价计量管控材料效果。

（3）不计价计量：材料不向患者收费（通常包含在其他收费项目中），但材料每次可以精确计数，如 X 线球管、CT 球管、检验试剂等。对于此类材料一般采用设定使用标准次数的方式进行管控。

（4）不计价不计量：材料不向患者收费，且每次使用的精确数不易统计。如棉花等低值易耗材料、办公耗材等，对于此类材料一般采用支出预算比例进行管控。

第 11 章　健康 4.0 医院绩效管理模式

第一节　医院进行绩效管理的需求

健康 4.0 医院绩效管理是基于数字化平台以全成本核算为基础的绩效管理模式，主要包括医院质量、效率、效益和学科建设等考核内容。健康 4.0 医院的绩效管理能使医院管理者和员工之间取得共赢，实现医院发展的共同愿景。

医院绩效管理基本内容

绩效管理是一个完整的系统，由绩效计划、绩效沟通、绩效评价、绩效反馈和绩效评价结果的应用等几部分组成。它的核心思想在于不断提升组织和员工绩效，将医院的使命、战略、目标与全院每个人员的成长与发展融为一体，使医院战略目标成为全院每个员工的共同愿景并能最大限度发挥以人力资源为核心的组织内部各种资源的潜力，从而使医院在一个全新的平台上获得超强的竞争优势和长足发展。

（一）绩效

1.绩效的含义　广义的绩效概念包括了医院组织绩效、团队绩效（科室和部门）和个人绩效三个层次。从管理实践的历程来看，人们对于绩效的认识是不断发展的：从单纯地强调数量到强调质量，再到强调满足患者的需要，最终到满足客户健康服务的需要；从强调"即期绩效"发展到强调"未来绩效"。这说明无论是对于组织、团队个人来说，都应该以系统和发展的眼光来认识、理解绩效的概念。

绩效的含义是非常广泛的，对于不同的时期、不同的发展阶段、不同的对象，绩效有不同的含义。绩效实际上反映的是组织、团队和个人在一定时间内以某种方式实现某种结果的过程。

医院是一个具有层级结构的组织，医院管理控制系统中的绩效管理系统也必然具有明显的层次结构。无论这种层次有多少，都必然达到两个最基本的层次：一是医院上级主管部门对医院及其高层管理者的绩效管理；二是医院内部管理者对其下属机构和下属人员的绩效管理。

在这里，我们将医院内部的绩效管理分为组织（院级）、群体（部门或科室）、个人三个层次，其中，个人在工作中的绩效表现是医院实现其发展目标的最小要素，也是医院成功最为关键的因素。

2.绩效的性质　绩效主要有"三性"，即多因性、多维性和动态性。

（1）多因性：绩效的多因性是指绩效的优劣并不取决于单一因素，而是受制于主、客观的多种因素。在不同的情景下，各类因素对绩效的影响作用各不相同。在研究绩效问题时，应该抓住目前影响绩效的众多因素中的关键因素，这样才能更有效地对绩效进行管理。这就是绩效的多因性及其对管理的启示。

（2）多维性：绩效的多维性是指需要从多个维度或方面去分析与评价绩效。例如，在考察一名一线医务人员的绩效时，我们不仅要看收容指标的完成情况，还应该综合考虑诊治质量、成本效益、出勤情况、团队意识、患者满意度等，通过综合评价各种软、硬指标得出最终结论。我们在进行个人绩效考评时应综合考虑工作能力、态度、业绩等方面的情况的具体的评价指标。例如，对于工作业绩，我们一般会通过考察工作的质量、数量、效率及成本费用等评价指标来做出评价。但是，并不是所有的情况下都需要全面考虑所有可能的评价维度。根据不同的评价目的，我们可能选择不同的维度和不同的评价指标，而各个维度的权重也可能不同。因此，我们在设计绩效考评体系时通常要根据医院战略、文化及岗位特征等方面的情况设计出一个由多重评价指标组成的评价指标体系。

（3）动态性：绩效会随着时间的推移而发生变化。原来较差的绩效有可能好转，而原来较好的绩效也可能变差。这就要求我们在评价绩效表现时要充分注意绩效的动态性，而不能用一成不变的思维来对待有关问题。这实际上向我们解释了为什么绩效考评和绩效管理中存在一个周期的问题。在确定绩效考评和绩效管理的周期时，应该考虑绩效的动态性等特征，具体情况具体分析，从而确定恰当的绩效周期。

3.影响绩效的主要因素

（1）技能：是指各类人员工作技巧与能力水平。一般来说，影响技能的因素有天赋、智力、经历、教育、培训等。

（2）激励：作为影响医院各类人员工作绩效的因素，激励是通过改变各类人员的工作积极性来发挥作用的。为了使激励手段能够真正发挥作用，医院应根据医、技、药、护不同人员的需要结构、个性等因素，选择适当的激励手段和方式。

（3）环境：影响工作绩效的环境因素可以分为医院内部的环境因素和医院外部的环境因素两类。

医院内部的客观环境因素：一般包括工作场所的布局与物理条件；工作设计的质量及工作任务的性质；工具、设备、后勤供应；上级的领导作风与监督方式；医院的组织结构与政策；工资福利水平；培训机会；医院文化和组织氛围等。

医院外部的客观环境因素：包括社会政治、经济状况、市场的竞争强度等。

不论是医院的内部环境还是外部环境，都可以通过影响医院所有员工的工作能力（技能）和工作态度（工作积极性等）而影响员工的绩效。

（4）机会：是指一种偶然性，俗称"运气"。在特定的情况下，各类员工如果能够得到机会去完成特定的工作任务，则可能达到在原有岗位上无法实现的工作绩效。

（二）绩效管理的含义

1.绩效管理　是一个完整的系统，它包括绩效计划、持续的绩效沟通、绩效评价指标体系的建立与考评、绩效诊断与辅导、员工激励等。它是就绩效问题所进行的双向沟通的管理全过程，目的是帮助团队和员工提高绩效能力，使团队和员工的努力与医院的远景规划和目标任务一致，使员工、科室和医院实现同步发展。

具体来讲，绩效管理是指组织（医院）、群体（机关行政部门、临床科室、辅助科室、职能科室）、员工（一线员工，如医、技、药、护、工勤人员等，中层骨干和高层领导）全部参与到绩效管理这个系统中来，各级领导者及员工通过持续沟通的方式，将医院的战略、职责、管理的方式和手段及各层级部门和员工的绩效目标等管理的基本内容确定下来并进行严格绩效考评，在这个持续不断的绩效管理沟通过程中，领导为科室和员工提供必要的支持、指导和帮助，共同扫除工作中的障碍并通过奖惩等一些激励手段，使医院、科室及员工共同学习成长，从而实现医院的远景规划和战略目标。

2. 绩效管理三种观点　在绩效管理思想发展的过程中，人们对绩效管理的认识也存在分歧，主要表现为以下三种观点。

（1）绩效管理是管理组织绩效的系统。这种观点将绩效理解为组织绩效，强调通过对组织结构和业务流程等方面的调整实施组织的战略目标，在这里员工不是重点的考虑对象。组织是指为了达到特定的共同目标，经由各部门分工合作和建立不同层次的权力与责任制度，从而合理地协调一个或多个群体的活动集团，对医院来讲，组织是指由各个部门和科室组成的医院整体。

（2）绩效管理是管理员工绩效的系统。这种观点将绩效单纯地理解为员工绩效，强调以员工为核心的绩效管理概念。

（3）绩效管理是综合管理组织和员工绩效的系统。这种观点弥补了前两种观点的不足，指出绩效管理的中心目标是挖掘员工的潜力，提高员工的绩效并通过将员工的个人目标与组织战略结合在一起的方式来提高组织的绩效。

简单地讲，绩效管理就是对组织和员工绩效实现过程各要素的管理，是基于组织战略基础上的一种管理过程。

3. 绩效管理的三个目的

（1）战略目的：医院绩效管理系统可以将每个人、每个科室的工作活动与医院组织的战略目标联系在一起。在绩效管理系统的作用下，医院通过提高个人绩效来提高医院的整体绩效，从而实现医院的战略目标。

医院战略目标的实现离不开医院绩效管理系统发挥出应有的作用；而医院绩效管理系统也必须与医院的战略目标密切联系才具有实际意义。

（2）管理目的：医院在多项管理决策中都要使用绩效管理信息，尤其是绩效考评的信息。绩效管理的目的在于对医院组织、科室和部门、每个医务人员的绩效表现给予评价并给予相应的奖惩以激励医院、科室和员工。绩效管理中绩效考评的结果是医院进行管理决策的重要依据。

（3）发展目的：从比较理想的角度来说，绩效管理系统并不仅仅是要指出各层级绩效不佳的方面，同时还要找出导致这种绩效不佳的原因所在，通过学习和改进，提高医院绩效，促进医院发展。

为了实现医院的战略目标，整合医院的资源，形成一套连贯的、在全院范围内普遍适用的、与医院战略密切相关的绩效管理系统，这是绩效管理的发展趋势。

4. 绩效管理的四个特征

（1）目标性：绩效管理也强调目标管理，目标管理的一个最大的好处就是员工明白自己努力的方向，领导层明确如何更好地通过员工的目标对员工进行有效管理并对其提供支持帮助。只有绩效管理的目标明确了，大家的努力才会有方向，才会更加团结一致，从而共同致力于绩效目标的实现，共同提高绩效能力，更好地服务于医院的战略规划和远景目标。目标＋沟通的绩效管理模式被广泛提倡和使用。

（2）强调沟通：绩效管理特别强调沟通、辅导及员工能力的提高。绩效管理不是迫使科室和个人工作的"棍棒"，也不是权利的炫耀。绩效沟通在绩效管理中起着决定性的作用，它贯穿于整个绩效管理的各个环节。制订绩效要沟通，帮助科室和员工实现目标要沟通，绩效考评要沟通，分析原因寻求进步要沟通，总之，绩效管理的过程就是各级持续不断沟通的过程。离开了沟通，医院的绩效管理将流于形式。许多管理活动失败的原因都是沟通出现了问题，绩效管理致力管理沟通的改善，从而全面提高管理者的沟通意识，提高管理的沟通技巧，进而改善医院的管理水平和管理者的管理素质。

（3）绩效工具：是提高工作绩效的有力工具，这是绩效管理最核心的目的。绩效管理的各个环节都是围绕这个目的来进行的。因此，绩效管理不仅要发现问题，更重要的是解决问题，着眼于提高现有的绩效水平，从而使员工、科室、医院的目标得以顺利实现。

（4）系统性：绩效管理，不是一个简单的步骤而是一个过程，是一个包括若干环节的完整的系统。我们通过这个系统在一定周期中的运行实现绩效管理系统的各个目的。绩效管理强调的不是结果，而是注重达成绩效目标的过程。它不仅仅是最后的评价，而且是强调通过控制整个绩效周期中的员工的绩效情况来达到绩效管理的目的。

值得注意的是，绩效管理不是简单的任务管理。任务管理只是围绕着实现当期的某个任务目标，而绩效管理则是根据整个医院的战略目标，为了实现一系列中长期的组织目标而进行的各层级管理，绩效管理具有重要的战略意义。

5.绩效管理必须具备的五个基本要素

（1）明确一致且令人鼓舞的战略。

（2）进取性强而可衡量的目标。

（3）与目标相适应的高效组织结构。

（4）透明而有效的绩效沟通、绩效评价与反馈。

（5）迅速而广泛的绩效成绩应用。

（三）绩效管理与绩效考评的联系与区别

1.绩效管理　是一种提高组织、员工的绩效和开发团队、个体的潜能，使组织不断地获得成功的管理思想和具有战略意义的、整合的管理方法。通过绩效管理，可以帮助医院实现其绩效的持续发展，通过不断地沟通与交流，发展员工与管理者之间建设性的、开放性的关系，激励员工，使他们工作更投入，促使员工开发自身的潜能，增强团队凝聚力，改善团队绩效，形成组织目标所预期的利益和产出。

2.绩效考评　是以实现组织目标为目的的绩效管理过程的一个重要环节，绩效考评的成功与否不仅取决于考评本身，而且很大程度上取决于与考评相关联的整个绩效管理过程。有效的绩效考评依赖于整个绩效管理活动的开展，而成功的绩效管理也需要有效的绩效考评来支撑。

3.绩效管理中存在的认识误区

（1）将绩效考评等同于绩效管理：比起绩效管理，更多的人可能更熟悉绩效考评的概念。纵观绩效管理的理论与实践，一些管理者没有理解绩效管理系统的真实含义，没有将之视为系统，而是简单地认为做了绩效考评就是绩效管理，这是一种比较普遍的误解（表 11-1-1）。在大部分的员工眼里，对绩效管理是没有概念的，有概念的也大都认为绩效管理只是领导为了约束员工而采取的措施。

表 11-1-1　绩效管理与绩效考评的主要区别

绩效管理	绩效考评
一个管理的面	一个管理的点
一个完整的管理过程	管理过程中的局部环节和手段
侧重于信息沟通与绩效提高	侧重于判断和评估
伴随管理活动的全过程	只出现在特定的时期
事先的沟通与承诺，有效规划医院和员工的未来发展	事后的评估，是回顾过去的一个阶段的成果，不具前瞻性
注重能力的培养	注重成绩的大小
建立上级领导与员工之间的绩效合作伙伴的关系	绩效考评不当可能会使领导与员工站到对立的两面

（2）过于追求完美：追求完美是许多管理者的一个共同特点，凡事总是想找到一个完美的解决方案，希望它能够解决一切问题。所以管理者对于绩效管理的形式表现出极大的关注，绩效管理方案改了又改，绩效表格设计了一个又一个，却总是找不到"感觉"，总是没有满意的。其实，做好了绩效计划和持续的沟通，其他的形式上的东西都是次要的，绩效管理绝对不是简单地解决考核这一个问题，更多的是转变管理者的管理方式和员工的工作方式，提醒大家关注绩效，各层级的领导和员工共同就绩效进行努力并取得成果，只要注意了这一点，其他的任何形式都不是问题。

（3）未获取对绩效管理系统的支持：普遍的一个认识是绩效管理是相关管理部门的事情，没有跳出以前绩效考评的误区，没有认识到绩效管理是全员参与、不断改进的过程。

因此，在正式实施绩效管理之前，必须就绩效管理的目的、意义、作用和方法等问题对全院员工进行认真培训。要让科室领导明白绩效管理对自己的好处，他们才愿意接受、参与和推动；让员工明白绩效管理对他们的好处，他们才乐于接受，才会配合领导做好绩效工作，做好绩效计划和绩效沟通。

（4）绩效考评代替不了绩效管理：在医院绩效管理的实践中，许多的管理者只是认识到了绩效考评的作用，认为通过绩效考评可以将不同科室和员工的绩效水平区分开，可以依据绩效考评结果进行职务变动的决策，决定奖金分配，决定培训的实施等，认为做到这些就是做好了绩效管理。所以，在医院具体进行绩效管理时，管理人员断章取义地将绩效考评定义成绩效管理，一门心思地设计绩效考评表格，设计考评指标，研究指标量化的可能性，让数字说话，但是无论如何设计，却总跳不出考评的陷阱，总发现不了十全十美的考评方法，对于指标的量化总是不能尽如人意，该存在的问题依然存在，该解决的问题依然没有解决。

不要让绩效考评绊住管理者的脚,首先要解决绩效观念的问题,树立管理出绩效,而非考评出绩效的观念。绩效一定是管理出来,而非考评出来的。通过完善的绩效管理体系的操作,能很大程度上消除管理者与员工之间的对立,营造共同创造绩效的良性循环的管理环境。谈绩效一定要从管理的角度出发,系统地看待它,千万别让考评绊住了脚。

(四)绩效管理的基本流程及系统评价

1. 绩效管理的基本流程 主要包括绩效计划的制订、持续的绩效沟通、绩效考评指标体系的设计及考评的实施、绩效考评结果的应用。绩效管理的循环过程见图 11-1-1。

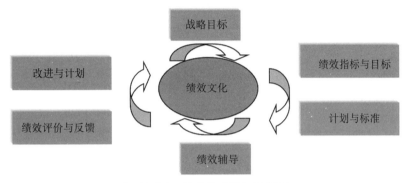

图 11-1-1 绩效管理循环过程图

2. 绩效管理的几个阶段 绩效计划是绩效管理的重点,制订绩效计划必须从医院的战略出发,以提升医院核心能力为目的,在充分沟通的基础上确定绩效目标;持续的绩效沟通是绩效管理体系的灵魂与核心,通过沟通消除障碍,确保目标的实现;绩效考评指标体系的建立是绩效管理的基础,绩效考评及绩效改进必须建立在真实可靠的绩效考评指标体系的基础之上;绩效考评是对一段时间内绩效目标完成情况的评估,是员工激励和绩效改进的依据;在绩效结果的应用中,通过绩效诊断可以发现引起个人、部门甚至整个组织绩效问题的真实原因。绩效辅导则是帮助科室和个人开发自身知识和技能以提高绩效的过程。绩效诊断与辅导是一个持续的过程,必须渗透到绩效管理的各个环节中去;员工激励的目的在于发挥个体的潜能,它包含激发动机、鼓励行为、形成动力三种意义。上述几个部分是一个系统的整体,绩效管理是一个持续的过程,应该循序渐进。

(1)持续绩效沟通:绩效管理是一个持续沟通的过程。在计划阶段,管理者经过与科室和员工沟通就目标和计划达成一致并确定绩效评价的标准;在执行阶段(辅导阶段),科室和员工就完成绩效目标过程中遇到的问题和障碍向管理者求助,管理者和主管部门对科室和员工遇到的问题提供指导并协助其解决问题;在绩效考评阶段,管理者就评价结果与科室和员工进行沟通,提出存在问题,根据实际情况,确定改进方法,明确下一阶段的努力方向。

(2)绩效计划阶段:明确绩效考评目标,上级主管与科室领导、员工在总结上期绩效的前提下,结合当期工作重点,根据医院战略目标,经过充分沟通,共同确定本年度或本季度的工作计划与目标(制订绩效计划要坚持 SMART 原则)。

(3)绩效辅导阶段:设立信息收集、绩效监控点及反馈渠道。绩效计划的实施过程是管理者与员工共同实现目标的过程，上级主管有责任辅导与帮助下属改进工作方法，提高工作技能，下属有责任向上一级领导汇报工作进展情况，就工作问题求助上一级领导。

（4）绩效考评阶段：进行考评，确定改进目标。管理者与被考核科室或员工就考核结果与考核目标进行对照，找出差距，明确下阶段绩效目标和改进目标。

（5）考评结果应用：绩效评价的结果成为绩效改进和衡量改进效果的依据，考核结果用于分配和激励。

3. 绩效管理系统的评价标准　在评价绩效管理系统时应注意以下 5 个方面的评价标准。

（1）战略一致性：是指绩效管理系统与医院发展战略、医院目标和医院文化的一致性。绩效管理的战略目标就是通过提高员工的个人绩效以提高组织的整体绩效，从而实现组织的战略目标。绩效管理系统应能够根据医院战略目标的变化进行相应的调整，具有一定的灵活性。绩效考评系统在遵循战略一致性时也应根据战略的调整情况随之进行调整，以适应新的医院战略。

目前，降低医疗成本、提高医疗服务质量已经成为社会普遍关注的问题。"少花钱""看好病"是医院在竞争日益激烈的医疗市场中，求得生存和发展的立足点。医院要在激烈的市场竞争中谋求自身的生存和发展，就必须在质量管理方面寻找较先进的绩效管理方法或模式。

（2）明确性：是指绩效管理系统在多大程度上能为科室或员工提供明确的指导，告诉他们医院对他们的期望是什么并使他们了解如何才能实现这些期望和要求。绩效管理即管理绩效的系统最终的作用对象是绩效的产生主体——人，为了实现绩效管理的战略目的和开发目的，我们应该让员工正确领会绩效管理系统所要表达的信息，告诉员工如何才能通过正确的工作行为实现医院战略目标。此外，在绩效考评和反馈中，如果不能使员工确切地了解自己的绩效表现存在的问题，那么他也就无从进行绩效改善了。

（3）可接受性：是指使用绩效管理系统的人员对该系统的接受程度。在大多数情况下，人们不接受一种绩效考评方法的原因是认为该方法不公平，能够被人们所感知的公平有以下三种类型。

程序公平：在确定绩效考评标准时，应考虑对不同的员工进行评价，是否采取一致的标准。

人际公平：管理者可以通过以下做法提高绩效管理系统的人际公平程度，即通过使用明确的评价指标，使评价误差减少到最低程度；及时全面提供评价结果反馈；允许科室及员工对绩效考评结果提出质疑。

结果公平：体现在绩效考评的结果和各类运用绩效考评结果的情况中。例如，就绩效考评目标、标准、报酬及晋升等问题与科室及员工交换意见并告诉他们医院对他们的期望。

（4）效度：是与测量目的有关的变异（效度 = 有效变异 / 实测值变异）。效度是指测量的准确性，即能测出待测指标的程度。在衡量绩效考评系统的效度时，最常见的效度指标是内容效度。具有较高效度的绩效考评系统对真实绩效的衡量程度较高，或者可以说它在更大的程度上测到了该测的内容。

一个绩效考评系统效度较低可能有两种情况：一种被称为有缺失；另一种被称为被污染。如果一种绩效考评系统不能衡量工作绩效的所有方面，那么这种系统就是有欠缺的。

例如，只考虑医师收容患者的数量而忽略患者病情轻重（病种病例分型），只考虑医师收治患者总费用而忽略成本费用，这些评价方式都忽略了医师工作业绩中的另一个重要方面。被污染的绩效衡量系统则会对与工作绩效无关的方面进行评价。绩效衡量系统应当尽力使"污染"降至最低程度。例如，医院仅用医疗收入来衡量不同科室的工作业绩，如儿科和神经外科对比，儿科在工作非常努力的情况下也很难达到神经外科的业务收入。因此，如果仅仅运用这一个指标来衡量绩效，实际上是使用一个在很大程度上无法被控制的因素来衡量他们的业绩，这又是另一种形式的"污染"。

（5）信度：信度与效度的概念相对应，是指一组测量分数的真实变异数与实测变异数的比率（信度 = 真实变异 / 实测值变异）。信度是指测量结果的一致性程度，绩效管理系统的信度就是绩效考评系统的一致性程度，它可以回答绩效管理系统是否可靠，是否可信赖，标准化程度如何，是否有预定的步骤等问题。

（五）绩效管理的必要性与重要作用

1. 绩效管理的必要性

（1）绩效考评的不足和绩效管理的有效性：绩效考评是事后考核工作的结果，而绩效管理是事前计划、事中管理和事后考核所形成的三位一体的系统，实施绩效管理的唯一目的是帮助员工个人、科室及医院提高绩效，它是管理者与员工之间的真诚合作，是为了解决问题，而不是为了批评和指责，绩效管理虽然关注绩效低下问题，却旨在成功与进步，它可以促进组织绩效的持续发展。

（2）绩效管理可以促进医院全面质量管理（TQM）：绩效管理过程可以加强 TQM，可以给管理者提供"管理"TQM 的技能和工具。因为，一个设计科学的绩效管理过程本身就是一个追求"质量"的过程。

（3）绩效管理能够有效地避免冲突：当科室和员工认识到绩效管理是一种帮助而不是责备时，他们会更加积极地合作和坦诚地相处。绩效管理不是讨论科室或员工绩效低下的问题，而是通过有关绩效的讨论，发现问题，改进工作，以达到共同成功和进步的目的。

（4）绩效管理可以节约管理者的时间成本：绩效管理可以使各层级管理者和员工明确自己的工作任务和目标，领导不必介入所有正在从事的各种事务中进行过细管理，从而可以节省时间去做自己该做的事。

（5）绩效管理可以促进员工的发展：通过绩效管理，员工对自己的工作目标确定了效价，也了解到自己取得了一定的绩效后会得到什么样的奖酬，就会努力提高自己的期望值，如学习新知识、新技能，以提高自己胜任工作的能力，取得理想的绩效，促进个人进步。从这一点我们可以认为，绩效管理是一种为促进员工发展而进行的人力资本投资。

2. 有效的绩效管理应起到六个方面的作用

（1）将员工的工作目标同医院的战略目标联系在一起。

（2）促使管理者对员工进行指导、培养和激励，以提高员工的工作能力和专业水平。

（3）发现员工之间的差距，找出员工工作中存在的问题，从而帮助员工改进与成长。

（4）持续改进组织、团队和员工的全面绩效。

（5）促使各级管理者之间、管理者和员工之间进行沟通，增强企业的凝聚力，树立强烈的团队意识。

（6）使各级管理者合理分配部门工作任务，确保每个人在清晰的目标指引下工作。

3.有效的绩效管理带来的优势

（1）提升医院的核心竞争力：通过绩效计划分析医院过去取得成功的核心能力因素是什么，审视未来成功因素时，明确我们还缺什么，以及如何培育这些成功因素。发现医院、科室和员工工作中存在的问题，减免不良行为，不断改进学习；帮助整个医院、科室、个人提高工作绩效；帮助医院降低员工的流失率；改善领导和员工间的沟通；帮助医院做好人力资源规划，如做好升职、解雇、降级、调动、培训等的正确决策，做好人才梯队计划，使正确的人做正确的工作。

（2）给个人带来的利益：有效的绩效管理使员工有认同感和价值感；对其技能及行为给予反馈；具有激励性和导向性；给员工提供了参与目标设定的机会；给员工发表观点及抱怨的机会；给员工发展及职业生涯的机会。使其理解员工工作的重要性，理解其表现将怎样被衡量。

（3）对各级管理者的利益：是对管理方式的反馈，可以改进团队表现，是对团队计划及目标的投入，使管理者对团队成员有更好的理解，更好地利用培训时间和预算，确定如何利用其团队成员的优势。

第二节　健康 4.0 医院绩效管理

一、健康 4.0 医院绩效管理景明模式特点

（一）推行全面质量管理

全面质量管理是指把医院中所有部门、所有科室、所有员工都以健康产品质量为核心，把医疗技术服务、行政管理、院务保障、学科建设、专业技术、数理统计技术集合在一起，建立起一套科学严密高效的质量保证体系，控制健康服务过程中影响质量的因素，以优质的工作、最经济的办法提供满足顾客健康服务需要的全部活动。医院健康产品的质量、成本、效益、学科建设四者相互制约、相互促进形成的新型管理模式，初步实现逐级监控与横向监控相协调，自上而下与自下而上监控相制约，院内监控与院外监控相配合，工作监控与统计监控相结合的健康服务质量管理网络系统，提高了健康服务质量和效率。医院进行 ISO9000 国际质量体系认证工作，依据国际质量认证的有关要求和法则，对医疗行为和诊疗过程的每一个环节进行标准化、规范化、制度化，真正把质量意识、效率意识、效益意识融入日常医疗工作，有效地提高医院的创收能力和医疗质量，同时也最大限度地保证健康服务及医疗质量，从源头减少医疗纠纷。

（二）实施全成本核算

健康 4.0 医院绩效管理景明模式借鉴邯郸钢铁公司的全成本核算经验，将人员工资、社会及医疗保险、医疗、药品、能源、设备、房屋、环保、物业及行政管理等全部纳入成本核算管理。

（三）进行数字化考核

应用医护技成本核算、数字化绩效管理等软件，开启院内院外网站、触摸屏端患者满

意度评估系统、在院内 OA 系统中开设工作人员评价系统等，利用数字化手段，采用数理统计分析和既定的程序与指标，对一定时期内医院、科室和员工的运营质量、效率及效益等进行全方位的分析评价、沟通反馈，实现运营绩效评估数据网络化采集、考评结果透明化管理、奖金分配数据自动化生成，使医院重大决策更具科学性、管理评价更具公正性、结果分析更具激励性，充分体现科学合理、公平公正的管理，促进医院全面建设和可持续发展。

（四）坚持按绩效奖励

本着多劳多得、优劳优得、不劳不得的分配方式，建立以质量、效率、业绩为核心的综合考评机制，通过数字化绩效管理系统，实现考评数据自动采集、网上公布，实现靠数据说话、以绩效奖励。将成本费用增长控制在合理范围内，人均创收和医疗纯收益率逐年上升，出院者平均住院日优于全国"百佳医院"水平。

（五）实行双向选择竞争上岗

通过绩效考核和用人机制创新，推行三级学科体系重建改革，三级学科主任实行竞争上岗制度，主任与医师之间双向选择，评聘分开，二级学科主任从三级学科主任中间产生。护士长竞争上岗，护士长与护士之间双向选择，真正在院内形成"有贡献的人有回报，有创新的人有发展，有作为的人有位置"的人才建设新模式。

（六）促进医院可持续快速发展

新的绩效管理体系以成本核算为基础，质量管理为根本，效率优先、指标简化、突出重点为基本构架，强化了员工以患者为中心的服务理念，提高了医务人员的质量意识，摒弃了"大锅饭"心理，调动了全员节约成本、多创效益的积极性，促进了强势学科的发展，实现了全院物力资源共享和社会效益、经济效益齐头并进。

二、健康 4.0 医院绩效管理模式考评依据及原则

（一）考评依据

在国家现代医院建设政策的指导下，以三级综合医院评审标准实施细则为依据，以企业化、智慧化、规范化为核心管理手段，实施基于数字化平台，以全成本核算为基础的 OKR 管理模式，运用工作质量、运行效率、学科建设等达标奖励管理办法，激发全体员工的积极性和创造性，实现社会及经济效益同步增长、员工和医院共同成长，实现医院全面、协调、可持续发展，实现区域一流、省内领先、国内知名的智慧医院建设目标。

（二）考评原则

1. 坚持现代医院建设原则　医院机关、科室设置合理，岗位职责清晰，工作流程简洁高效，充分发挥医务护理、行政人事、财务运营、健康服务及后勤服务等部门在医院健康产品生产、健康市场企划拓展、医院及健康管理运营和后勤服务等方面的管理与服务作用。

2. 坚持学科中心建设原则　以提高医疗技术水平、规范诊疗行为、突出以健康为中心的服务质量为导向，充分发挥三级学科、二级学科、学科中心的建设作用，坚持学科动态管理。领导选聘公平公正，科室领导岗位空缺时必须公开竞聘或述职上岗，营造"赛马不相马、人人是人才"的公平竞争环境，让有思路的人有出路、让有作为的人有位置、让有创新的人有发展、让干事业的人有舞台。

3. **坚持全成本核算原则** 一切支出以医院预算为依据,量入为出,切实做到医院预算与科室分配一致、业务完成与经济核算单位一致、岗位工资与基本工作数质量一致,及时调整学科发展方向、合理调配人员、科学实施现代财务管理,切实做到医院"全员额、全部门、全过程、全要素和全成本"核算,实现减员增效、增员增效目标导向,通过提高医院运行效率获得经济效益。

4. **坚持可持续发展原则** 遵循按劳分配、效率效益优先、兼顾公平的分配原则,依据工作岗位、技术含量、风险程度等因素,确定医、技、药、护、机关、后勤人员绩效分配顺序和比例关系并与其目标任务、管理职能和服务质量等挂钩。绩效分配应充分考虑科室及医院可持续发展能力和百元成本率影响,出现不盈利情况时没有绩效奖金,杜绝寅吃卯粮现象发生。对医疗纠纷赔付、医保经费拒付、医疗欠费等情况,按收付实现制原则预缴预扣。

5. **坚持公平、公正、公开原则** 医院每月对收入、支出和财务异动等情况进行分析,及时形成能够促进医院可持续发展的绩效分配结果并按核算单位进行公开,科室无异议后发放;各科室(包括机关)按照多劳多得,优劳优酬,岗位工资对应基本工作量,工作业绩对应工作能力、职务、职称、岗位风险程度等原则,科学合理、公平公正地制订科室绩效管理方案并经科务会讨论通过、经机关审核,报院长批准后,向财务运营部备案并由其监督执行。

三、考评方法

(一)工作质量考评

(1)以等级医院评审标准为基本依据,以二级学科、病区、机关、其他独立核算科室为工作质量和行政管理考核单位,由机关各部门按职能管辖范围对二级学科、三级学科实施全面质量管理考评,机关岗位质量考评由院长负责。

(2)采取三级学科自查、二级学科检查、机关审核、院长确认的方式进行岗位工作质量考核。对质量达到优秀标准的科室,经科室申请可以被批准为单项或全面质量免检单位,享受质量满分。

(3)以月度为周期进行岗位工作质量考评,部分内容与季度、年度考评相结合。

(4)实行链式质量考核:将质量缺陷的扣罚作为发现环节的奖励,应发现但未发现及未登记上报的环节接受同样扣罚。

(二)效率、效益考评

(1)以三级学科、护理病区及其他独立核算科室为成本核算单位进行全成本核算管理;机关及职能科室按最小核算单位实施成本控制。

(2)医院所有员工及部门必须对应核算与考核单位,明确成本核算及绩效考核指标,包括年薪人员、特聘专家、科研训练、进修、规培、支边扶贫等活动,遵循受益科室买单原则,杜绝出现医院买单的情况,杜绝未经考核发放平均奖的情况。

(3)对工作效率或发展速度达到科系平均值的不盈利科室,可以给员工发放岗位工资及补贴工资奖励。

（三）学科动态管理

1. 三级学科（含护理病区）

（1）三级学科是最小的经济独立核算单位，在业务精细化分工的基础上业务独立完成，在行政管理、质量控制、人才建设、学科发展等方面接受二级学科领导和管理。

（2）收治患者多、效益规模大、市场发展前景好或具有相对成熟学科带头人的科室，可由所在科室主任推荐或有资格的个人申请增设三级学科。

（3）对季度综合评价得分排在末位的三级学科，三级学科主任须在二级学科主任督导下对科室存在的主要问题制订出整改措施并限期达标，下季度仍不能达标的三级学科主任应引咎辞职，其所在学科降为独立核算室或予以撤并。

（4）对季度综合评价得分排在末位的护理病区，护士长对存在的问题须制订出整改措施并限期达标，下季度仍不达标的病区护士长应引咎辞职。

（5）出现下列情况之一，对三级学科进行撤并、调整、改选负责人或按独立核算室对待：批准成立三级学科 6 个月后，仍无明确的专科发展方向或专业病种收治明显萎缩的；第 6 个月仍达不到收支平衡或人均业务负荷达不到全院平均值 50% 的；三级学科组建 6 个月，正式员工数仍达不到基本要求的（临床医疗三级学科员工须 ≥ 3 人）。

2. 二级学科　是行政管理单位，由相关专业两个以上的三级学科组成，亦是考核数据归集单位。二级学科主任从三级学科主任中选举产生，负责二级学科行政管理，对所辖三级学科内部管理与建设进行监督、指导。

二级学科 6 个月综合评价得分（含质量管理、效率、效益、科研、培训等）位于全院末位时，二级学科主任须对科室存在的主要问题制订出整改措施并限期达标，6 个月内仍排末位时，二级学科主任应引咎辞职，医院对空出的二级学科主任岗位进行竞聘上岗。

3. 一级学科　是学术中心和学术管理单位，由相关专业两个以上的二级学科组成，一级学科主任从二级学科主任中选举产生，可以被聘任为专家副院长。

医务护理部、行政人事部、财务运营部、健康服务公司、后勤服务公司每月对全院二、三级学科发展情况进行综合讲评并以此为依据进行绩效考评和学科动态管理。

（四）医院机关考评标准

（1）医院机关设置合理、岗位职责明确、工作流程合理、工作效率高效，工作效果满足医院发展规划和战略目标要求。

（2）达到等级医院管理评审的主要指标和相应文件标准。

（3）机关各部对医院及科室能够实施企业化、智慧化、规范化运营管理指导和服务，考评细则重点突出、条理清晰、可操作性强。

（4）科室对机关管理及服务满意率 ≥ 90%。

（五）保障服务类科室考评标准

（1）内部服务保障类科室按模拟市场运营原则运行，实行全成本核算绩效管理，包括医工科、信息科、供应室、病案室、住院处等。

（2）外部服务保障类项目（如物业、保洁、保安、绿化等）按社会化随行就市原则进行履约管理，医院按合同对外支付的费用全部列入科室成本核算范围。

（3）健康服务市场拓展和物业维护维修服务价格按市场化规则定价，具有随行就市竞争优势，经院内相关科室价格论证后由医院确认执行。

（4）健康服务公司、物业服务公司等保障类科室应主动提供服务，经购买服务科室确认后获得相应报酬。社会化服务单位（如保洁、保安等）提供的履约服务，由受益科室确认购买，医院财务部门进行核实并发放。

（5）鼓励竞争提升服务质量。保障类科室提供的服务不具备竞争优势时，科室可以向社会化公司购买同质服务，经院领导批准后实施，购买服务的费用计入保障类科室成本，目的在于促进院内公司化科室改进服务，降低价格。

四、绩效核算

绩效奖励 = 全成本核算奖 + 专项奖 + 质量考核奖惩

（一）全成本核算奖

全成本核算奖 =（科室核算总收入 − 科室核算总成本）× 科室分配系数

1. **科室核算总收入**　包括核算收入、其他收入。按科室参与各收入项目的综合贡献程度，确定其在核算收入中的分割比例，计提核算收入。

2. **科室核算总成本**　包括人力（工资、社保、津补贴、值班费、绩效奖励、非预算奖励）、药品费、耗材费、教学、科研、党团活动、设备使用、水电气暖、办公成本、物业服务、车辆使用、医保滞付拒付额、医疗保险、医疗纠纷赔偿费、医疗欠费、贷款利息、其他费用等。

3. **科室分配系数**　医院根据参与各项工作的重要程度，按医疗、医技、药学、护理、机关、后勤的顺序，确定各类科室绩效分配系数。

（二）专项奖

1. **效率效益奖**

（1）临床三级学科：医均占床日、医均门诊量达到科系（内科、外科）平均值，完成新入院患者病历首程及相关诊疗工作予以奖励。

（2）护理病区：护均占床日达到科系平均值，收治新入院患者及相关的护理工作予以奖励。

（3）医技科系：包括麻醉科、ICU、手术室、体检科、药剂科、检验科、放射科、功能科、特诊科等，科室工作效率达到全院平均增长率予以奖励。

2. **节假日专项奖**　积极推行无假日医院制度，对周六、周日及国家法定节假日一线科室开展诊疗工作的按核算收入的一定比例给予补贴。

（三）质量考核奖惩

按三级医院科室质量考核 ≥ 90 分为达标得 5 分，≥ 86 ～ 89 分得 1 ～ 4 分。

质量缺陷扣分每月进行讲评并作为每季度学科动态管理中对各科室负责人综合考评的主要指标。

（四）绩效总额调控

薪酬总额 = 岗位工资 + 全成本核算奖 + 无假日医院诊疗补贴

1. **岗位工资**　包含基本工资、补贴工资（社会保险、津补贴、职业年金）等，是学历、职称、级别、技术含量、风险系数等的具体反映，是核算单位内部不同类别人员岗位工资的集合。

2. 岗位工资由基本工资、补贴工资组成　学科建设考核达 90 分可以全额获得基本工资；每降低 1 个百分点，基本工资降低 1%；科室收入减去支出为零可以全额获得补贴工资，以科室保本点为基准，每降低 1 个百分点，补贴工资降低 1%。

3. 年薪制人员　对年薪制人员采取按月发放 ×% 年薪，6 个月或一年达到协议要求后发放另外 ×% 年薪。

4. 不盈利或新组建科室　不盈利或新组建科室的工作效率或发展速度，其中 1 项达到科系平均值时，可按协议发放基本工资和补贴工资奖励。

5. 全院绩效奖总额不能超过当月总收入 4%　当全院绩效奖总额超过当月总收入 4% 时，绩效核算部门将对所有核算单元绩效进行系统性调节，以保障医院持续稳定发展。

6. 对大项支出进价摊簿调节　为确保当月数据与上月数据之间的可比性，对新购进使用的设备、新开展的项目、新引进的核心专家、医保扣款、医疗纠纷赔付等产生的收入与支出的变化，进行可比性摊簿调节。

（五）科室绩效分配

1. 科室绩效方案制订　按照多劳多得、优劳优酬，岗位工资对应基本工作量，工作业绩对应工作能力、职务、职称、岗位风险程度等原则，科学合理、公平公正地制订科室绩效管理方案并经科室全体人员讨论通过、报医院财务运营部备案后才可执行。

2. 科室绩效分配权限　二级学科内按三级学科护理病区领导直接分配 90%、二级学科领导调节分配 10%（包括对三级学科领导的绩效奖考核调节）的原则进行绩效分配；机关各部由本科室领导自行组织绩效分配。科室绩效奖须按月发放，不准截留。若科室（含机关）出现平均分配现象，扣科室领导奖金 10%～20%。

3. 绩效分配管理流程　各信息录入点必须在每月末（节假日顺延）完成当月数据录入、提交、公示，各科室在每月 3 日前对相关数据进行核对、确认，每月 5 日前财务运营部按医院规定核算出各科室绩效奖并提交院长办公会讨论，经院长批准后才可执行。

绩效奖批准下发后，以三级学科、机关（部）为单位将科室分配结果报财务运营部，审核后发放到员工个人。

（六）保障服务类科室

医院职能型科室是指可以为科室提供业务技术含量较高的服务，又兼具准机关指导、检查功能任务的部门，如门诊部、急诊科、手术室、消毒供应室、医学工程科、质量控制科等。本文仅以信息科、消毒供应室举例说明。

1. 信息科　薪酬总额 = 岗位工资 + 全成本核算奖 + 无假日医院诊疗补贴

（1）岗位工资：岗位工作达到医院评审要求为合格，员工可以获得基本工资；科室收支平衡员工可以获得补贴工资。医院评审时发现 1 处不合格扣 1～5 分。

医院信息组织健全、应急预案制订科学合理，防火墙及杀毒软件能够保障信息系统全天候无障碍工作；在用软件及时升级，系统故障及时解决。出现医院信息系统宕机、感染病毒，1 例次扣 1～10 分；2 小时内不能恢复医院业务运营扣全科当月全部绩效；软件不及时更新 1 例次扣 5～10 分。

各项工作文档记录准确、完整、及时，能够为管理提供服务；发现 1 例次不合格扣 1～3 分。

全院信息系统通畅，各部门能够实现信息互通、共享。发现 1 个软件信息孤岛、一个部门信息孤岛各扣 5 分，系统数据不一致，发现 1 例次扣 5 分。

医院信息系统应做到无漏、无疆、无时限服务，满足医联体、医共体建设需要。医院员工及医共体成员可以在任何地点、任何时间通过互联网进行诊疗和家庭医生签约活动。不能进行网上诊疗、家庭医生签约，发现 1 例次不合格各扣 1 ～ 10 分。

医院网页及公众号及时更新，反映医院发展情况；触摸屏全天候进行查询、挂号、收费工作；网页超过 1 周无更新、触摸屏不能正常工作，发现 1 例次扣 1 ～ 5 分。

信息服务积极主动，具有随行就市价格优势，发现不及时维护维修 1 例次扣 1 ～ 3 分；对价格偏高的电子器件服务，科室经领导批准向社会化公司购买的服务准予报销并计入信息科成本。

病案编目、查阅、质量检查符合医院评审要求，病历打印、查询服务及时，收费合理。发现病历 1 处不合格扣 1 ～ 5 分。

科室、患者满意率达到 90%；每降低 1 个百分点，扣 1 分；出现缺陷性投诉，1 例次扣 5 ～ 10 分。

（2）全成本核算奖 = （科室核算总收入 − 科室核算总成本）× 科室提成比

科室核算收入来源：信息设备及软件使用维护费 ×%；为各科室提供的有价服务；其他收入。

科室核算成本：人力、信息设备及软件购置、设备使用、物业、办公成本、纠纷赔付、节假日补贴。

科室提成比 ×%。

（3）无假日医院诊疗补贴。

2. 消毒供应（洗涤）室　薪酬总额 = 岗位工资 + 全成本核算奖 + 无假日医院诊疗补贴

（1）岗位工资：岗位工作达到医院评审要求为合格，员工可以获得基本工资；科室收支平衡员工可以获得补贴工资。医院评审时发现 1 处不合格扣 1 ～ 5 分。

消毒供应满足医疗活动正常进行，提供服务具有随行就市价格竞争优势。出现 1 例次影响正常工作进行情况，扣 1 ～ 5 分；出现质次价高服务情况，科室经批准可以向社会化公司购买服务，成本计入消毒供应室。

各项工作文档记录准确、完整、及时；文档记录不准确、不完整、不及时，发现 1 例次各扣 1 ～ 5 分。

科室、患者满意率达到 90%；每降低 1 个百分点，扣 1 分；出现缺陷性投诉，1 例次扣 5 ～ 10 分。

（2）全成本核算奖 = （科室核算总收入 − 科室核算总成本）× 科室提成比

科室核算收入来源：消毒供应洗涤（包括院外服务）、耗材发放、其他收入。

科室核算成本：人力、洗涤剂、设备使用、物业、办公、耗材购入、节假日补贴、其他支出等。

科室提成比：按流程及经济收入确定消毒供应科室提成比。

（3）无假日医院诊疗补贴。

（七）医院机关

医院机关是指行使管理职能的医务护理部、人事行政部、财务运营部。管理人员按照 30% 机关自身管理和 70% 对下指导两部分，对机关工作进行绩效考评；以当月全院独立核算科室人均绩效的 70% 作为系数 1，机关人员系数依次为科员 1.0、主管 1.3、副部长 1.5、部长 2.0。

1. 机关自身管理

（1）机关按部门进行成本核算与质量控制，办公费用合理，无浪费现象。出现长明灯、长流水等现象，1 次扣 1 ～ 5 分；机关自身质量每月按组考核，有落实记录，发现 1 例次未落实扣 1 ～ 5 分。

（2）及时传达贯彻党和国家及行业文件要求，落实结果符合上级要求并有记录。出现遗漏、延迟传达或落实未达到效果，出现 1 次扣主管机关 1 ～ 5 分。

（3）机关绩效分配无"大锅饭"现象。机关各部门分工明确、职责清晰，绩效分配指导原则制订公平合理。出现直接按个人绩效系数发放绩效奖现象，扣 3 ～ 5 分。

（4）机关及职能科室在接受上级检查时有明显缺陷或考核结果不达标，按首问负责制原则逐级问责，视情况扣罚 1 ～ 10 分。上级主管部门来院检查出现责任性缺陷，扣主管机关 5 ～ 10 分；全部合格并得到正式表扬，奖励 1 ～ 3 分。

（5）机关各部门要严格对照考评内容，对科室及社会化保障单位进行质量监管和考评，做到关键绩效指标每月考核、一般指标每季度或每年度考核，不准出现遗漏或未考核的指标及科室；出现未经考核自动获得质量管理满分科室时，按照 1 个二级学科 1 分、1 个三级学科 0.5 分的标准扣除主管机关的质量管理分。

（6）科室对机关满意率达 90% 为达标。从管理能力、办事效率、服务态度等维度进行测评，每降低 1 个百分点，扣 1 分；出现缺陷性投诉，1 例次扣 5 ～ 10 分。

2. 医务护理部

（1）医疗质量管理体系完善，组织健全，各专业咨询委员会按规定开展工作，工作记录翔实，成效显著。发现 1 个委员会未成立、工作未按规定完成、记录不符合要求、落实效果欠佳等情况，扣 1 ～ 5 分。

（2）医技药护岗位职责明确、医疗流程合理、医院核心制度落实到位。每月抽查人员岗位职责、医疗过程记录，检查医疗、用药、单病种管理等是否合理，发现 1 例次不合格视情况扣 1 ～ 5 分。

（3）学科建设满足医院发展需要，动态调整科室设置，实现学科发展与核算单位一致；科室人员配置合理，保证正常开展工作；出现配置冗余或偏少超过 1 个月，发现 1 例次扣 1 ～ 5 分。

（4）医疗安全管理组织和规章制度齐全完善，依法依规进行医疗纠纷处理，合理保护医患双方合法权益。对医疗纠纷患者，经治医生、科室、医院要及时进行诊疗分析和责任认定，回答患者质疑。在医调委或法院解决医疗纠纷时，没有形成纠纷患者诊疗分析和责任认定者，发现 1 例次，扣除 30 分，扣除相关科室与机关领导 1 个季度绩效，情节严重者领导应该引咎辞职。

（5）医院感染工作符合医院评审要求，消灭感染隐患，感控记录及时、准确、完整。

发现记录不合格、医院感染隐患 1 例次各扣 1 分。

(6) 积极承担教学工作，教学工作纳入绩效管理内容。教学工作无计划、无落实，发现 1 例次扣 1 分。

(7) 积极进行科研创新组织领导工作，确保新技术新业务开展符合医院等级要求，发表论文与医院等级、员工数量、职级相匹配。发现新技术新业务开展和论文数量达不到要求，1 例次扣 1 ～ 5 分。

(8) 充分发挥医院信息对管理的基础与工具作用，及时组织信息培训、要求不同类别人员持证上岗；及时引进更新软件，消灭软件或部门信息孤岛。无信息化培训计划、培训记录、考核记录，有软件孤岛、部门孤岛，发现 1 例次扣 1 ～ 5 分。

(9) 积极推行护理机场式服务模式，及时进行病区护理专业培训、颁发专科或病种护理准入资格证，明确病区护士长全面管理责任，合理安排护理值班、积极协调跨病区收治患者的医师值班，确保患者诊疗连续性和安全性。发现病种护理不合格、值班安排不合理扣 1 ～ 3 分，出现漏诊患者或影响患者连续治疗，发现 1 例次各扣 3 分。

(10) 医务护理部每月组织一次医院绩效考评汇总会，对各部门制订的考评内容的质量管理监控情况进行汇总、分析、通报，未按规定落实 1 例次扣 1 ～ 3 分。

3. 人事行政部

(1) 建立健全现代医院管理和运营组织架构，明确生产、销售和行政管理不同业务的层级闭环管理，及时调配科室人员，满足科室运营发展。科室调整、人员调配不及时影响正常工作，发现 1 例次扣 1 ～ 3 分。

(2) 医院人员薪酬体系设置合理，形成与医院等级相适应的人才梯度。没有统一的薪酬体系，职称评定、级别晋升没有依据，发现 1 例次扣 1 分。

(3) 医院人员招聘、试用、使用、晋升、淘汰规章制度健全，人员管理符合国家有关规定，人员档案完整，各种合同签订及时合理。出现招聘人员不能满足科室发展需要，1 例次扣 1 分。

(4) 按规定建立健全各种档案，及时签订合同，档案不完整、合同签订不及时，发现 1 例次扣 1 ～ 5 分。影响严重者，人事行政部领导岗位系数应调低，甚至引咎辞职。

(5) 证章管理符合要求。证章使用申请、登记管理不规范，发现 1 例次扣 1 ～ 5 分。

(6) 医院行政管理有力，规章制度完善。出现考评结果不准确、送人情等情况，1 例次扣 1 分。

(7) 加强科室党支部对医院经营管理的核心领导作用，支部会议有议题、有记录、有结果。发现支部会议无记录、结果不达标，1 例次扣 1 分。

(8) 积极开展各民主党派和无党派、工会、妇联、青年团工作，围绕医院发展开展活动，各组织满意率达到 90%。满意率每降低 1 个百分点，质量管理扣 1 分。

(9) 严格劳动纪律。请假、缺勤、旷工等，按医院人力资源规定执行。试用期内未取得独立上岗资质人员，按医院人力资源规定执行。发现违规 1 例次扣 1 分。

(10) 人事行政部每月对科室考评内容的质量管理监控情况进行汇总、分析、通报，未按规定落实，1 例次扣 1 ～ 3 分。

4. 财务运营部

（1）财务制度健全，符合国家有关规定和要求，执行有力，无违反财经纪律情况发生。出现 1 例次扣 1 ～ 10 分，情节严重者降低领导岗位系数。

（2）按全员额、全部门、全流程、全要素、全成本进行核算，各核算单位成本、效益分割合理，绩效考评结果公开、公平、公正。发现 1 例次不合格扣 1 ～ 3 分。

（3）精确测算三级学科、二级学科、医院成本核算保本点并进行公示，能够对核算单位进行经营指导。遗漏 1 个核算单位保本点测算扣 1 分，1 个核算单位测算不准确扣 0.5 分。

（4）按岗位风险系数、技术含量落实医疗、技类、药学、护理、机关、勤务薪酬体系，合理确定和调整科系提成比和岗位系数，体现公平、公开、公正原则和对科室发展的促进作用。发现分配不科学、不公平、不及时的情况，1 例次各扣 1 分。

（5）组织市场化和社会化公司服务价格论证会，使提供的服务具有随行就市优势，在医院进行公示，经院长办公会批准后执行。发现程序不合法、价格及服务不具备行业竞争性，1 例次扣 1 ～ 5 分。

（6）药品、物资、设备招标采购符合政府规定、物资供应满足临床需要。发现招投标违规，药品、物资积压或断供，设备购入后不能及时投入使用、不能产生效益等情况，发现 1 例次扣 1 ～ 10 分，情节严重者调低领导岗位系数。

（7）物力管理账目清晰，购入、使用、淘汰报废符合有关规定。定时对医院物力资源进行清查，按月清点药品、耗材及其他物资，提高物资使用率，减少浪费。发现 1 例次不合格扣 1 ～ 5 分。

（8）对模拟市场运行的院内公司、服务科室和社会化公司进行财务监管，确保科室购买服务达到招标要求。出现 1 例次不合格、未经科室签字支付服务费情况，扣 1 ～ 5 分。

（9）指导科室进行财务管理、成本核算和绩效考评，促进科室运营管理。对于科室财务管理不达标、绩效分配大锅饭等情况，发现一个核算单位扣 1 ～ 3 分。

（10）财务运营部每月对医院收入、支出、利润、非预算开支等情况及各核算单位经营情况进行通报、讲评，1 例次不合格扣 1 ～ 3 分。

（八）健康服务公司

薪酬总额 = 岗位工资 + 全成本核算奖 + 无假日医院诊疗补贴

1. 岗位工资　岗位工作达到医院评审要求为合格，员工可以获得基本工资，科室收支平衡员工可以获得补贴工资。医院评审时发现 1 处不合格扣 1 ～ 5 分。

（1）市场拓展服务满足医院资源得到合理应用，医院学科发展得到极大促进，拓展服务具有随行就市价格竞争优势。按市所辖县区、乡镇、社区总量计划拓展健康产业业务，满足医院发展需要。无业务拓展计划、不能满足医院发展需要、拓展价格不具竞争性，发现 1 例次扣 1 ～ 5 分。

（2）健康教育普及到各县区、镇；家庭医生 / 私人医生签约率达到卫生行政机关要求，其他县区均有签约且不断增长；50% 以上乡镇有患者来院就诊并可以及时进行医保核算。每月出现 1 个县域就诊患者缺如扣 1 ～ 3 分。

（3）合同单位转诊患者须提前预约，完成基本信息登记并由就诊科室医生签字确认，提取收入按患者费用分割比例分别计入就诊科室成本和健康服务公司收入。市场拓展无增长扣 1 分；不按规定登记，1 例次扣 1 分。

（4）各项工作文档记录准确、完整、及时；发现 1 例次不合格扣 1～3 分，发现弄虚作假，1 例次扣 5 分，没收非法所得并处以 5 倍罚款。

（5）科室、患者、合同单位满意率达到 90%；每降低 1 个百分点，扣 1 分；出现缺陷性投诉，1 例次扣 5～10 分。

2. 全成本核算奖＝（科室核算总收入－科室核算总成本）×科室提成比

（1）核算收入：按县域签约、机构拓展、个人定点医院或家庭医生签约计算拓展医疗市场，核算收入包括门诊患者就诊流水×%，住院患者就诊流水×%，政府专项补贴、各种保险签约及履约收入等。

（2）核算成本：人力、广告、车辆、物业、办公成本、设备使用费、医保拒付滞付款、节假日补贴等。

（3）科室提成比。

3. 无假日医院诊疗补贴

（九）物业服务公司

薪酬总额＝岗位工资＋全成本核算奖

1. 岗位工资　岗位工作达到行业标准要求为合格，员工可以获得基本工资；科室收支平衡员工可以获得补贴工资。医院评审时发现 1 处不合格扣 1～5 分。

（1）物业服务满足医疗活动正常进行，提供服务具有随行就市价格竞争优势。出现 1 例次影响正常工作进行情况，扣 1～5 分；出现质次价高服务情况，科室经批准可以向社会化公司购买服务，成本计入综合服务公司。

（2）各项工作文档记录准确、完整、及时，满足行业检查规范要求，发现 1 例次不合格各扣 1～3 分；出现行业检查罚款情况，依据罚款数额和责任程度，给予等额或按责任比例进行扣款。

（3）物业综合服务费用在医院各部门使用过程中分摊合理、准确、及时，向社会化公司缴费金额与科室分摊金额一致，包括公共部分的分摊。出现 1 例次差错扣 1～5 分，出现科室投诉且没有及时纠正的，发现 1 例次扣 3～5 分；出现医院长明灯、长流水和无人使用房屋空调空转情况，1 例次扣 1～5 分。

（4）对社会化服务公司（如食堂、保洁、保安等）监督履约，要求满意度达到合同约定水平，对不能达标的公司有限期整改措施和记录，每月在周会公布监督结果。对综合物业服务满意率低于 80% 要限期整改。社会化服务公司履约监督不到位，发现 1 例次扣 1～5 分；不按时公布履约检查结果，1 例次扣 5 分。

（5）科室、患者满意率达到 90%；每降低 1 个百分点，扣 1 分；出现缺陷性投诉，1 例次扣 5～10 分。

2. 全成本核算奖＝（科室核算总收入 - 科室核算总成本）×科室提成比

（1）核算收入：科室使用的水费、电费、燃气费、中央空调费、电梯维保费、医疗垃圾处置费、保洁费、保安费，食堂、小卖部、太平间等租赁费，房屋设备设施维修维护费，房屋使用费等。

（2）核算成本：人力，物业，节假日补贴，办公成本，医院购买的水费、电费、燃气费、中央空调费、电梯维保费、医疗垃圾处置费、保洁费、保安费、食堂、小卖部、太平间等租赁费，房屋使用费，房屋设备设施维修维护材料费等。

五、绩效考评的组织与实施

绩效考评作为绩效管理的重要手段，能否发挥出预期的作用，不仅取决于考核方案的科学性、健全性，而且取决于评估前后的精心组织和评估中的认真实施。

医院的高层领导不仅仅是绩效考评的参与者，更应该是决策者、管理者。医院高层领导应该从更高层次上关注绩效考评的内容和考评方案的设计并给予指导，使绩效考评与医院战略、医院文化所倡导的目标相一致。同时，医院高层领导在制订相关政策时应加强与绩效考评结果的关联性，这样更能保证绩效考评发挥出应有的控制、激励功能。

（一）绩效考评的组织

绩效考评的组织一般由医院绩效管理委员会、机关职能部门、科室、员工四级构成。

1.一级组织　是由院长或主管副院长牵头，由数名专家、科主任、机关相关部门人员组成的医院绩效管理委员会。其主要任务是根据医院的战略目标制订绩效评价方案、相应工作制度、岗位职责；根据方针、政策制订经济评价指标及医院内部分配管理方案；定期听取内部分配方案的落实情况并提出指导性意见；加强业务部门的工作协调，指导中层管理者寻找好的工作思路和方法。

2.二级组织　主要由质量管理科和运行管理科两个职能部门和三处一部机关组成。其主要任务是对高层管理者的理念、制订的制度、职责、工作目标等进行组织实施、协调、实现、帮助解决在绩效评估实施中的困难并及时将实施中出现的问题进行反馈。

（1）质量管理科：设计、试用、改进和完善绩效考评方案。以网络化管理为依托，建立科学的质量评价系统。组织宣传考评方案的内容、目的和要求并对考核者进行培训。

制订质量管控计划和目标并严格组织实施。督促、检查、协助各部门按计划实施绩效考评。及时收集考评实施中的各类信息并进行分析、整理，以利于今后改进。根据考评结果，向决策部门提供决策依据并有责任提出决策建议。负责所有考评档案的管理。

（2）运行管理科：根据核算方案完成科室的效益核算，进行绩效工资的发放。分析核算情况，加强信息反馈，使分配工作公开化。

3.三级组织　是由二级学科主任、护士长、科内质控组长等成员组成的科内质控小组，主要职责：

（1）负责组织实施在本科室进行的考评工作。

（2）审核本科室及员工的考评结果并对最终考评结果负责。

（3）协调、解决本科室员工在考核中出现的各类问题。

（4）有责任向上级考评部门反馈本科室及员工对考评结果及内容的看法和意见。

（5）根据考评结果和现有绩效管理政策，与上级主管部门一起做出人事决策。

4.四级组织　是指绩效考评与医院中的每一个人都有关，每个人既是考评者又是被考评者。

（二）绩效考评的实施

1.确定考评目标　绩效考评作为绩效管理系统中的关键子系统，其最核心的目标就是通过考评目标的选择、预测和导向作用实现组织的战略目标。不论是院级绩效考评、部门或科室绩效考评还是员工绩效考评，都基于这个共同的目标。

2. 确定考评指标　绩效考评系统关心的是考评对象对医院战略目标有明显相关的行为因素，即所谓的"关键成功要素"。这些关键成功要素则更进一步地体现在绩效考评指标上。关键成功要素是设计组织绩效考评体系的关键依据。实际上，对于院级绩效、科室或部门绩效乃至员工绩效的考评指标都是通过对医院战略目标及关键成功要素的层层分解而产生的。

3. 确定考评标准　绩效考评标准是用于判断考评对象绩效优劣的标准。选择什么样的标准通常取决于考评的目的。考评标准可以被分为绝对考评标准和相对考评标准两类。

4. 确定考评方法　考评方法实际上是在考评指标、考评标准等要素的基础上形成的具体实施考评过程的程序和办法。根据医院的实际情况和考核要求可以任意选择或将某几种方法有效地加以组合。

5. 确定考评周期　考评周期没有唯一的标准。考评应是与日常工作相互融合的，实时的，定期和不定期兼备的。典型的考评周期为月、季、6 个月或 1 年，也可以在某项特殊任务或项目完成之后进行。

6. 绩效反馈　绩效考评工作结束后，应对绩效考评情况与考评对象进行沟通，传递表扬和建设性批评两方面的信息，以提高考评对象今后的工作绩效。

第 12 章　健康 4.0 医院物资管理模式

健康 4.0 医院管理景明模式依托信息化平台，经过多年实践探索，在医院物资与资产管理上，形成了贯穿物资全生命周期的"采、供、用、管"模式，通过计划采购、两标并重（技术标与商务标）、购销分离、及时挂账、加速周转（虚拟一级库）、财物一体、规范报废、分段管理的物资管理精细高效运行模式和标准化流程，达到了保证采供质量、及时供应使用、杜绝积压浪费、减少医疗成本、促进经济增长的目标。

第一节　健康 4.0 医院物资管理

一、医院物资管理分类

物资管理是现代化管理科学的重要内容。医院物资管理是医院为完成医疗、教学、科研等工作，对所需各种物资进行计划、招标、采购、保管、供应、维修等各项组织管理工作。医院物资管理主要研究对象是物资在医院内的流转过程和科学管理，包括医院物资分类，物资定额管理，物资供应计划编制，物资的采购运输，物资仓库的管理和组织领导等。

医院物资分类方式很多，包括按物资所处的流通状态分类，按物资的功用分类，按物资的价值分类，按物资本身及原材料的自然属性分类，按我国现行的物资管理体制分类等。

目前，医院物资的分类通常根据物资的用途和价值来分类。

（一）固定资产

固定资产：房屋和建筑附属设备；专业用设备，如医疗仪器、医疗设备和制剂设备等；一般设备，如办公业务设备、家具、交通运输工具、通信设备、文体设备、被服装具、劳动用品、图书杂志等；机械设备，如锅炉、发电机等。

固定资产的特点：在业务活动中可较长期地发挥效能而不改变原有的物资形态。

（二）低值易耗品

凡不同时具备固定资产两个条件的物资均作为低值易耗品管理。低值易耗品：医疗用品，办公用品，卫生维修工具，棉布用品，炊事用品，其他用品，如零星小型手术器械等。

低值易耗品特点：价值较低，易于损耗，更换频繁，但有的在使用中需要经常维修，报废时有残值。

（三）药品

西药，如针剂、片剂、粉剂等；中药，如饮片、丸、膏、丹、粮、油、贵重药品等。

（四）材料

医用卫生材料，包括医疗材料及化学材料等。

维修材料，包括塑料、水泥、钢材、木材、车辆修理配件等。

缝纫材料，包括棉絮、布匹、针织等。

（五）燃料

燃料包括饮食用煤、汽油、煤油等。

二、医院物资管理的现状

（一）医院物资多头管理

医用物资和通用物资分别由不同部门管理，供货渠道、价格、供货时间、质量、结算账期都会因医院采购部门不同而不同。医院不能形成带量采购优势；供货商面对医院不同部门、不同需求莫衷一是；科室物资使用、请领、结算也是一物可以多头领取，参数各异致管理人员一头雾水。

（二）物资采购、供应、使用没有实现全流程闭环管理

物资计划、招标、采购、保管、供应、维修、淘汰等各项组织管理工作没有统一的管理部门，对于各部门采购要求评价标准不一致，出现没有成本效益分析的急迫采购需求，物资购入后不能及时供应、造成积压浪费等情况。

各采购部门重采购轻管理，处于无序紧张低效工作状态。

（三）物资积压浪费与不能及时供应情况并存

一级库的医用物资和通用物资积压，二级库或临床科正常使用需要履行出入库手续，既影响二级库正常业务也影响临床科室开展工作。

（四）物资管理缺少信息化手段

临床物资领用流程烦琐，需要完成以下流程：医疗物资购物单→责任人手工填写需求的物资及数量→护士送到医院的总仓库→护士返回→总仓库责任人接单→核对需求的物资及数量→派专人送物资到临床→护士与送物者交接清点→送物者返回。物资记账通过手写的物资购物单数量上账，工作量大且烦琐。

（1）临床物资使用需求量大，工作强度大，工作烦琐易造成差错。

（2）物资数据用人工填写，填写零散、不规范，不限具体时间，导致物资信息孤岛，物资领用不能追溯。

（3）物资领用单保存不完善、没有物资领用识别功能。

（4）临床工作效率低，没有直观的物资数据图表，数据非数字化，医院总仓库与临床物资数据割裂，临床物资领用信息不完整，不能连续，数据难以统计。

（五）物资管理形成信息孤岛

医院物资信息管理系统没有与医院经济核算、财务管理、医院 HIS 进行接口开发，不能实现部门间信息共享，致使其他部门与物资部门信息不能同步，影响医院正常工作开展、影响财务管理和经济核算。

三、健康 4.0 医院物资管理模式

为了提高物资管理效益，落实"一个机构管理经济、一个账户结算资金、一套账簿反映成果、一个平台支持运行"的"四个一"财务管理新模式的具体要求，结合医院工作实际，按招标、采购、供应、使用、管理分离原则，制定《医院物资经费管理办法》，形成全院物资的统一采购、统一管理、统一核算、统一供应的运行模式。

（一）组织机构及职责

医院物资经费统筹管理工作实行医院党委或董事会、财经中心、物资供应部门和物资使用单位四级管理体制，由医院党委直接领导，财经中心、物资供应部门、物资使用单位按分工具体组织实施并接受纪检委和质控科的检查和监督。这种模式具体运行须遵循下述4 条基本原则。

1.**合理分工与相互制约原则**　医院党委或董事会审核批准物资管理规章制度及办法，既要满足医院举办人对投资回报的要求，还要在国家、行业法规规范要求框架下实现良好社会效益。具体执行党委或董事会领导下的院长负责制，由院长逐级对财经中心、物资供应、使用和管理部门行使行政管理职责。对物资管理执行落实情况既要有业务报告，还要定期向党委会或董事会进行报告的制度。

2.**不相容职务分离原则**　物资管理从招标、采购、供应、使用到管理是一个完整的工作流程，各个环节既环环相扣，又互相分离。

我们采取技术标与商务标分别提供，由业务部门和物资部门各负其责的办法实现不相容职务分离。具体为业务部门提供物资采购的技术参数，要求信息全面、公开、公正，不能有排他性的参数要求，提出考察建议；物资部门负责提供供应商的商务信息，包括公司资质、供应范围、授权同意书、信誉能力等，对技术标和商务标进行合成，提出和落实对供应商和该产品用户的考察，提出招标采购建议，从程序上和组织分工上实现不相容职务分离，确保医院物资供应组织高效、程序合理、物美价廉。

3.**协调原则**　物资全流程管理既有分工，又要合作。不相容职务分离是为了实现信息全面公正，协调则是为了保证物资供应及时准确、物美价廉，成本效益合理。这些需要制订管理办法，明确部门、岗位职能任务、工作标准、环节质量及完成时限要求等。

4.**责任原则**　从物资招标、采购、供应、使用到管理全部流程，目标是使物资管理组织高效、管理层次分明、流程合理、保证供应，供应物资物美价廉，在同行业具有竞争性。围绕这个目标，各个部门必须明确相应部门职责。

（1）强化物资管理科、财务科作为医院物资经费统筹管理部门的职能作用并明确各级的岗位职责。

（2）明确物资管理科是医院各类物资采购及管理的部门，应掌握全院所有物资库存及使用情况，负责审核供应部门提供的采购价格，审查供货商的资质，确定供货商、采购渠道，组织实施物资采购招标和合同签订，建立全院物资采购分类总账。

（3）财务科应掌握全院所有经费使用情况，落实"一支笔"审批制度并参与物资管理，做到账、款、物相符。

（4）财务运营科应积极参与卫生经济投入项目（含设备、仪器的引进、购置等）的可

行性论证，指导科室经济运行。

（5）将药材科、供应中心、医学工程科、信息科及物业办公室等具体物资保障单位定位为物资供应及管理部门，明确其工作职责：及时收集、汇总使用单位的物资采购需求，制订合理的物资供应计划（包括品种、规格、数量、生产厂家和参考价等），严格落实出入库及库存管理规定。各科室、各护理单元、机关、各办公室、班组等具体物资使用单位应及时反馈物资质量情况，具有协助把好物资质量关、价格关等职责和义务，建立全员主动参与质量价格控制体系。

（二）物资采购工作

1. 采购方式　根据医院所赋予的职能不同，各部门分别履行各自职能。

（1）物资科：负责药品、试剂、医用耗材、低值耗材、通用耗材、设备及维修耗材、物业维修物资的招标采购，医工科、信息科、物业只需要提供技术参数和可能供货的公司，具体商务决定和采购由物资科负责。

（2）虚拟一级库统一管理：采购进入医院的药品、器材、试剂、物业、办公等所有物资必须经物资科统一入账、统一出库，各二级库统一供应，财经中心统一核算付款的程序运行。科室小药柜药品、耗材，属于二级库库存物资，应采用基数供应方式管理，提高科室工作效率。

（3）不同的采购方式：物资采购一律实行竞争招标、询价采购、定点采购、委托采购等方式。

对持续大量消耗大宗物资、项目建设等，一般采用公开招标采购。

对用量不大，但随机性和持续性明显，要求响应速度快，如物业水电维修、办公耗材等采用定点采购或网上平台采购。

定点供货商的确定由物资科组织相关专业人员对多家公司进行综合考评，按照物资的种类属性，分别选取一两家公司，签约一两年供货期，按协议供货；对一些特殊耗材或用量极少的物资，由末端用户提供联系方式，采用临时性采购方式，由物资科与供应商洽谈购货（表 12-1-1）。

表 12-1-1　几种采购方式的比较

采购方式	公开性	程序性	时间	费用
委托公开	极高	复杂	很长	最高
自行邀请	高	复杂	很长	高
谈判采购	一般	简单	短	低
询价采购	低	很简单	很短	很低
直接采购	最低	最简单	最短	无

2. 采购控制

（1）严格按计划落实采购工作：采购工作必须遵循公开、公正、公平竞争和诚信原则，严格按计划落实采购，包括计划数量、入库数量、出库数量、实用数量等。科学、合理、完善的计划，是进货的基本依据，进货数量，既要依计划采购，又要按照实际需要而定，有些物资虽然存在其间消耗的不确定性，但大部分物资具有明确的数量需求，或数量具有可预测性。

入库数量、出库数量、实用数量均由随时录入网络数据库自动生成，由网络提供共享数据，网上用户可随时查询入库量、现存量及末端用户的实用量，使复杂的手工物资账务管理变得简单直观、清晰透明。

明确规定物资供应部门根据库存数量、效期及消耗情况等定期编制采购计划，即消耗物资按预期使用储备半个月至 1 个月用量，通用物资实行"零"库存并定点采购。

（2）规定采购价格不得高于供应部门的参考价格：市场价格虽波动明显，但存在一定的波动范围、相对稳定期及波动规律。现代信息工具和各种媒体，为不同物资市场价格的透明性提供了多种渠道。计划人员应定期或不定期上网了解不同网站、同种物资的零售价格、地域性差价，参考相关行业专业人士的评测报告等，做到心中有数，把握价格动态变化。

（3）动态保障供货质量：对于定点供货单位，虽然协议中各种约束明确，但市场经济下的利益驱动，依然不可不问质量。要发挥物资询价机制，经常把物资供应、使用部门及人员组织起来，对不同的物资分别就供货质量、时间响应、供货价格等方面进行询价评议，实现各种物资均有相对懂专业的人员把关，最终保证进货质量。

（4）遵循采购、供应、使用三方分离原则实现流程控制：互相协调、互相制约、互相监督，实现流程控制，填补采购工作中存在的漏洞，避免采购工作的盲目性，减少积压、损耗，为医院节约大量采购成本，有效遏制药品在医院流通过程中出现的回扣、临床促销等不正之风，为医院带来明显的社会效益和经济效益。

3. 新药引进采取五级监控管理　新药引进工作是药品管理中的一个重要环节。医院要结合实际情况，在确保新药有序、科学、合理引进，不断提高临床药物治疗水平的基础上，结合医院 ISO9000 认证，制订新药引进网上管理流程。

（1）使用科室提出引进申请，明确用途、剂型、规格、数量并承诺在规定时间用完。

（2）药材科从合理用药等专业角度进行筛选，严把质量关，提出引进理由、生产厂家及参考价。

（3）物资科负责审查各种资质证明，确定供货厂家及协议引进价格。

（4）药事委员会讨论、医务处审查。

（5）主管院长审批。

采用五级监控环节及明确取消新药引进的入门费规定得到全院人员及药品生产厂家、供货厂商的充分肯定。

（三）库存管理工作

库存作为供需之间的缓冲，一方面，适量的库存可以满足各种临时性的需求，起到应急的作用，保证医疗的连续进行；另一方面，库存又占用大量资金，制约了资金的周转。在保证医疗的前提下尽量降低库存水平是库存管理的重要目标。

1. 虚拟一级库由物资科管理　随着买方市场的形成，招标范围的逐步扩大，运输条件的方便快捷，逐步取消医院一级库存，保留其验收入库、出库功能。所有物资均由物资科进行一级库入库验收，然后发往各供应部门的二级库。这样库存管理由过去的物资科负责改为由物资供应部门（如药剂科）具体负责并建立健全严格的入库验收、在库保存和出库验发制度及退货、报损、调价等工作流程。

物资科的采购员按各级领导审批的申请单通知相关的供货商，在限定时间内将货物送达。入库时，物资科一级库库管员验货签收入库，录入相关数据到网络数据库，然后出库到各物资供应部门的二级库。从二级库出库时，科室用户网上填写请领单请领，二级库录入出库数据或直接打印网上请领单并签字，库管员按单发货并审核网上数据的准确性，领货人网上确认或签字，完成货物出库。

2. 实现二级库使用、核算一体化　各供应单位及时收集末端用户使用情况，依据反馈信息及时调整、更换或退货，并将情况汇报物资科负责人。库房暂存各种物资均不付款，待物资使用后且末端用户反馈信息无异常，由物资科根据实际已用数量整理账单，制订付款计划，报财经中心审核后由院领导签字，及时完成付款，且坚持消耗后付款。每满一个月，会计完成月结，为相关部门提供报表并对入出库数据进行核对，库管员完成账物查对，发现账物不符或数据不平衡时，及时查找原因并予以纠正。

3. 实现库存物资规模最小化　药品、医用低值耗材直接投入药剂科药品库和供应中心库，药品和医用材料不超过 1 个月常用量，其他所有物资实行零库存管理。

零库存是在充分发掘社会供给的前提下提出的一种新型库存管理方式，供应商按照企业生产需要及时把所需物资送到企业的生产线上，达到准时化生产。随着供应链管理思想的大量应用，供应商管理库存、联合库存等各种新的库存管理方式逐渐被企业所采用。物资供应部门也称为二级库，该部门直接把医用材料、办公、微机耗材、生活用品等实现网上采购，直接下收下送，切实为临床一线服务。

（四）规范物资流通程序

制订合理的、可操作的经济管理流程、物资管理流程、物资采购管理流程、物资入库管理流程、物资出库管理流程、物资管理监督流程，使物资采购、供应、管理、核算、监督各个环节有章可循，做到物资管理有序、规范。医院机关、科室使用物资的品种数量请领程序，都要按照医院的管理规定执行。医院机关、科室、班组使用物资的品种、数量都要按照医院管理规定限额供应。为了防止积压和浪费，物资领用要严格执行额度和审批程序办理，严格控制超预算领用。各部门采购的各类不同物资，均由各部门记入科室账目并自动计入成本，所有票据到物资科统一入账，计入院财务账和物资账，经费由财经中心报院领导统一结算。

（五）物资的审计与监督

物资的审计与监督主要包括采购方式执行情况、合同履行情况、各项制度落实情况、物资收支情况、物资采购价格、质量及经济效益情况等。医院明确规定所有经济活动纳入财经中心统一管理，重要岗位人员定期轮换，强调了财务的审计及质控科、纪检部门的监督职能。

医院实行物资流通全程计价核算，真正做到院科两级成本核算和成本控制。建立物资管理监控系统，做好物资管理各个环节的监控，确保物资中心正常运转，有效规避分散管理的弊端。专门成立监督调控系统，成立医院物资管理委员会，同时对物资流程重要环节的实施过程，请有关的学术专业组织，如药械委员会等参与并由其作为主角，使物资统供统管工作健康有序、环环有监督。对物资采购票据的审核，由物资科和财务运营科共同完成。经管核算办公室主要审核价格是否计入医院科室两级成本，物资科主要审核价格是否在规定的限价内，供货商是否超出质量体系中的定点单位，有无采购计划、供货合同等。对符合要求的票据允许对外付款，否则一律不准报销。

（六）物资信息化管理

1.物资经费管理系统　可将医院所有的物资数据录入数据库，从而实现物资分类清晰、统计准确快捷、查询方便透明，物资使用及流向清楚。网上用户既明白自己科室的物资消耗状况，又自然而然地成为全院物流的监督员和管理员，无形中支持和帮助了物资统筹管理工作。同时，也约束了部分人员占用公共物资的想法和行为，真正实现组织网络化，管理制度化，运作程序化，信息公开化，决策透明化，监控全程化，促进了医院建设全面、快速、健康发展。

2.物资编码技术管理　一是对医用高值耗材实行条形码管理。对在院使用的所有高值医用耗材，按产品注册证重新统一编号，彻底清理价表库，做到条码与价表价目一一对应。在手术室、导管介入室设条码扫描仪，对消耗的高值耗材实时准确记入患者收费系统，保证数据准确和精细化管理。二是对固定资产实施条形码管理。清仓核资是规范物资管理的基础，为适应新的管理模式，摸清库房存量，做好财务挂账，医院清理了信息、物业、设备器材等全院各类物资，利用条形码技术，统一实行物资编码管理。以往物资编码中存在的主要问题是所有信息存放在一个数据表中，其中标明不同物资的规格属性放在同一字段，使得很难判断两条物资编码是否为同一物资，造成大量重码出现，使物资采购供应工作出现偏差。应将物资编码的基本信息和物资属性值分开，存储到不同的数据表中。这样做的好处是，便于对物资属性值进行查询，作为查重处理的基础。在改进后的系统中，物资编码的编制主要包括 3 个部分，编码的基本信息、物资属性和属性值，做到了物资与编码的唯一对应，实现了医院物资的精细化管理。

第二节　健康 4.0 医院资产管理模式

资产是指会计主体在业务经营中所拥有的、用来获取预期收益的各项财产、债权和其他权利的总和。资产的基本特点是作用于医院现在和未来的医疗劳务生产和经营活动，有助于从物质形态方面提高医院的经济效益，资产具有不同的具体形态。

按资产在业务经营过程中的周转情况，可以将其分为固定资产和流动资产两类。

一、医院流动资产

（一）医院流动资产概念

医院流动资产是指医院可以在 1 年内或者超过 1 年的一个经营周期内变现或者耗用的资产，它包括货币资金、应收及预付款项、药品、低值易耗品、卫生材料和其他材料等。

流动资产是医院进行医疗劳务生产经营活动的必备条件，其数额大小及构成情况，在一定程度上制约着医院的财务状况，反映着医院的支付能力与短期偿债能力。因此，流动资产的管理，在医院财务管理中占据着重要地位。

（二）医院流动资产分类

1. 货币资金和非货币资金　按资产是否具有货币性质，可以将其分为货币资金（如现金、银行存款和其他货币资金等）和非货币资金（如固定资产、药品材料、低值易耗品等）。

2. 有形资产和无形资产　按资产是否具有实物形态，可以将其分为有形资产（如现金、固定资产、库存药品材料等）和无形资产（如专利权、专有技术、商誉等）。

（三）医院流动资产的特点

1. 流动资产循环周期与医院医疗劳务生产经营周期具有一致性　流动资产一般是一次性地转移或耗费，因此，医疗劳务生产过程中的流动资产，在一个经营周期结束之后，应一次性全部得到补偿。

2. 流动资产占用形态具有变动性　流动资产在循环过程中，总是按顺序经过"供、产、销"过程，依次表现为货币资金、储备资金、劳务生产资金等占用形态，循环往复，其形态也随之不断变动。

3. 流动资产的占用数量具有波动性　医院流动资产的占用数量在循环中的不同时期不是固定不变的，它会随着医疗劳务生产活动的变化而有升有降，起伏不定。由于疾病的流行和发病有一定的季节性，其季节性波动更为明显。

（四）医院流动资产管理的内容

1. 现金及各种存款　是指医院在业务经营活动中停留在货币形态的流动资产。

2. 应收及预付款项　是指医院应收而尚未收到的各种款项及预付未结算的款项，包括应收账款、其他应收款及预付款项等。

3. 短期投资　是指各种能随时变现、持有时间不超过 1 年的有价证券，以及不超过 1 年的其他投资。

4. 库存药品材料和物资　包括库存西药、中成药、中草药、卫生材料、低值易耗品、再加工材料和其他材料等。

二、医院固定资产

（一）固定资产的概念

固定资产是医院资产的重要组成部分，是指医院在医疗保健服务活动过程中，使用年限在 1 年以上，单位价值在规定标准以上并在使用过程中基本保持其原有实物形态的资产。这一概念包括以下 3 层含义。

1. 使用年限在 1 年以上　现行医院财务制度规定固定资产是指"使用年限在 1 年以上"的资产，与流动资产中的一次性消耗的卫生材料和 1 年内转变为现金的其他流动资产项目不同。固定资产能够多次使用，且使用期限比较长，规定的使用期限要在 1 年以上，属于持久、耐用型的资产。

2. 固定资产的单位价值要在规定标准以上　现行医院财务制度中规定的固定资产标准比原规定有所提高，原规定单价在 500 元以上的专业设备和单价在 200 元以上的一般设备，均为医院的固定资产；现规定专业设备单位价值在 800 元以上，一般设备单位价值在 500 元以上为固定资产。另外，单位价值虽未达到规定标准的，但使用时间在 1 年以上的大批同类物资，也应作为固定资产对待。这些标准和规定同《事业单位财务规则》基本一致。

3. 固定资产在使用过程中要基本保持原有物质形态　与流动资产在使用中不断改变原有的物质形态且价值一次消耗、转移或实现不同，固定资产在使用过程中能够基本保持其原有的物质形态，其价值在多次使用中，随着其磨损程度而逐步地消耗、转移或者实现，即固定资产的价值形态逐渐地转化到医疗保健服务成果之中。

（二）固定资产特点

1. 流动性弱，周转速度慢　医院的房屋、建筑物、医疗仪器设备等固定资产通常可以使用数年甚至数十年，其使用期限长，使用途中难以改变用途，不易变现。固定资产的流动性弱，要数年、数十年才完成一次循环周期，如 X 线机、CT 机等，所以其周转速度慢。

2. 一次投资，分期收回　医院在购入固定资产时，需要大量资金一次性支付其全部款项，而固定资产的价值是根据其使用年限及损耗程度逐步转移到医疗保健服务成果中去的。由于固定资产的使用期限长，而医疗服务市场又是不断变化的，当所投资的固定资产不适合医疗服务市场需求时，就难以收回从事医疗保健服务所投资的成本。因此，在进行固定资产投资时，不但要考虑投资的必要性和技术上的先进性、可行性，还要考虑经济上的合理性。

3. 实物形态的固定性　固定资产从投入医疗保健服务活动开始，直至其报废清理为止，在长期的使用过程中，因不断地损耗而降低价值，但这并不改变其原有的实物形态，体现了其实物形态的固定性。

4. 固定资产的价值补偿和实物更新是分别进行的　固定资产的价值补偿和实物更新与其他资产不同。固定资产的价值补偿是在固定资产的使用过程中逐渐进行的，其实物更新则要在报废后，利用其价值补偿所积累的资金一次性地实现。

（三）固定资产的分类

从会计的角度划分，固定资产一般分为生产用固定资产、非生产用固定资产、租出固定资产、未使用固定资产、不需用固定资产、融资租赁固定资产、接受捐赠固定资产等。

根据医院固定资产的所属关系，结合经济作用和使用情况，可以把固定资产分为五大类。

1. 房屋及建筑物　是指产权属于医院的一切房屋、建筑物及与房屋不可分割的各种附属设施，如门诊用房、病房、检验用房、实验用房、行政和后勤管理部门用房、职工宿舍、水塔、蓄水池、烟囱、变电室、病员食堂、院内道路和围墙等。

2. 专业设备　是指直接用于诊断、治疗等业务活动的医疗仪器设备，如磁共振仪、CT 机、直线加速器、动态心电图仪、X 线机、B 超仪、高级实验仪器等。

3. 一般设备　包括不直接用于临床服务的各种通用设备，如打印机、电子计算机、复印机等。

4. 图书　是指各种医学专业图书、期刊、技术资料等。

5. 其他固定资产　是指不直接用于临床治疗服务的各种其他固定资产，这类固定资产的起点单价一般在 500 元以上，包括家具、交通工具等。家具主要是指桌、橱、柜、沙发、病床等。交通工具是指各种机动和非机动车船等，如卡车、救护车、大小轿车、摩托车、三轮车、自行车等。

（四）固定资产信息化管理

1. 固定资产管理体系 固定资产实行归口管理、分级负责、责任到人的管理责任制。管理体系分为三级。

第一级：以财经中心为核心的资产管理中心，对医院固定资产管理的各个环节进行有效的管理和监控。

第二级：以各个职能管理部门为核心的固定资产归口管理部门，负责固定资产的增置、更新、改造、转移、拆分、清理报废等。

第三级：固定资产的使用部门。

2. 固定资产条形码管理信息系统功能模块 医院固定资产管理系统根据统一领导、归口管理、分级负责、责任到人的管理思想设计，从固定资产采购、增加、领用、转移、减损、盘点等方面加强管理，为会计核算及管理人员的考评与奖惩提供依据。技术方面，固定资产管理系统采用条形码管理的方法，对全院现有固定资产进行清查、照相，打印条形码粘贴，新购置的固定资产在交付科室使用时也贴上条形码。条形码技术的应用，实现了全院固定资产账物明、家底清。

3. 固定资产系统的功能

（1）单据管理：固定资产的购买、退库、报废、维修等日常工作都可以实现网上申请、确认生成原始会计凭证。能够实现的单据：发票单据录入 / 修改、合同文书录入 / 修改、购买申请录入 / 修改、维修申请录入 / 修改、计量申请录入 / 修改、报废申请录入 / 修改等。

（2）资产管理：包括资产拆分、资产转移、资产返库、资损、资产价值变动、在建工程、盘点管理及盈亏处理等软件，可以实现资产拆分功能。大型的资产如房屋、小型的资产如电脑，出现部分损坏或报废时，余下的部分构件仍可以作为固定资产或重新利用的，通过资产拆分管理功能就可以实现，这样就可以防止资产流失。

资产价值变动可以核算，可以根据市场价格调整资产价值，也可以核算由于增加或减少附件引起的价值变动。其他固定资产的变动，如科室之间互相转移、科室将不用的固定资产返库、资产报损等功能在软件中都可以实现。

（3）财务管理：软件提供了多种计提折旧的方法，包括直线折旧法、加速折旧法、工作量折旧法等，工作量可以通过计量管理来统计。固定资产的日常维护及大修理费用，通过维修管理和费用登记就可以实现。

另外，软件还提供了账务处理功能，如制订付款计划、填写付款单、套打银行票据、记录会计凭证导入财务系统等（图 12-2-1）。

（五）健康 4.0 医院资产管理特点

1. 网络模式下的系统功能

（1）查询功能：此系统为普通访问者提供查询服务，通过各部门的软件查询对外公布的固定资产信息。访问者通过身份验证后，可以查询本部门及医院所有固定资产的详细情况，分析资产动态，了解本部门固定资产建设在医院整体建设中的位置并进行总结，有利于提高本部门的技术水平，提高竞争力。

（2）系统维护功能：对于网络环境下运行的软件系统而言，资产管理部门的管理人员可以在不同的地点，以不同计算机对资产数据进行不同的维护和管理，如系统中的合同管

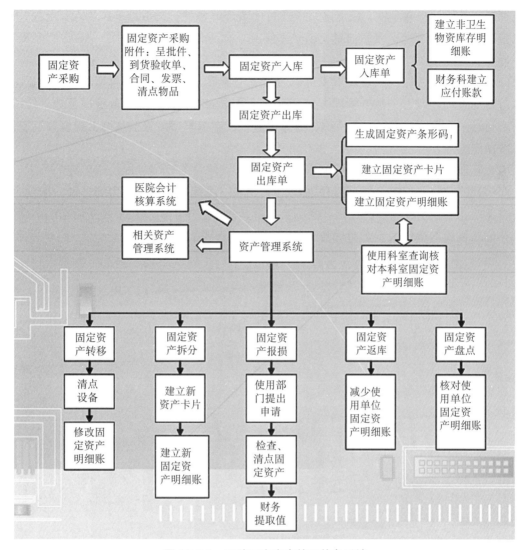

图 12-2-1　医院固定资产管理信息系统

理、库房管理、档案管理、维修管理、统计查询等可以在不同的地点、不同的计算机上进行，针对不同的信息管理环节可设置相应的信息管理功能模块，既可满足信息管理环节的需要，又可最大限度地实现数据共享。

2.网络模式的管理特点　网络资源的充分利用，形成了更加简洁、高效的资产管理模式，它所表现出的特点主要有以下几个方面。

（1）资产管理高效：利用网络技术实现了资产信息在网上的实时发布，医院的决策层可以快速完全地掌握固定资产的动态情况，决策层通过网上数据可以分析医院资产情况，合理配置经济资源，充分发挥各种资源的作用，提高资产的使用率，使资产的闲置率降到最低。通过论证，处置无用资产，增添新型的医疗设备，加速医院设备的更新换代，提高医院的医疗技术水平，使医院能够稳步、健康、快速发展。

（2）管理信息共享：网络管理模式的基础是网络及其终端，通过数据资料网络交换，增强资产的各种信息共享性。应用网络模式可使资产的各种有关信息一次录入，全程共享，一地录入，全院共享，不仅使信息交换效率提高，而且使信息的准确性、一致性和安全性有了可靠的保证。

（3）信息更新快捷：科室负责人可以通过浏览器界面直接面对本科室的所有数据，直接参与数据管理，改善了数据管理方式，有利于数据的准确性，也显著缩短了数据修改的周期。同时，资产数据通过网上传输，财务记账、成本核算均可直接从网上提取修购基金，具有可操作性强。

（4）管理规范有序：资产的网络管理模式是人机结合的控制过程，比单纯的手工控制更为严格规范。它不但符合管理工作的规范性要求，而且可以减少人为的干预，减少手工劳动的误差，减轻手工核算的负担，既不会多提，也不会少提，增强了数据信息的准确性，使财务记账和成本核算工作更加严格、规范，从而使管理工作更加规范、严谨、科学、合理。

第13章 健康4.0医院物业服务模式

第一节 健康4.0医院物业服务概述

一、物业服务是专业性的商务活动

物业服务是指由专业化的企业组织，运用现代管理手段和先进的维修养护技术，为物业售后的整个使用过程提供对房屋及其设备、基础设施与周围环境的专业化管理。它是以经济方法为房屋、居住环境、物业维修等方面提供高效优质、经济的服务。

物业服务是与建筑物使用有关的管理服务，它的目的在于使建筑物使用者享用安全、健康、舒适、清洁、环保、便利及良好生活功能的生活空间。

物业管理是物业的一种增值服务。在提供建筑物内劳务与服务的同时，实现延续建筑物生命与使用的基本需求，还借由营运管理增加收入，以提升不动产与土地的价值。

物业服务项目：警卫保安、清洁劳务及设备设施类服务，如电力、空调、升降机、给排水、安全系统等的维护、修理、保养三大类工作。

二、医院物业服务是成熟的专业性社会化服务

医院物业服务是指物业经营者运用现代科学管理手段和专业技术，融合管理、服务、经营于一体，对医疗机构的后勤系统实施全方位、多功能的统一管理的活动，其特点是为医疗机构的使用人提供全面、高效、节约、有偿的服务。其服务对象是人，基本要求是统一、规范、科学、高效、安全和协调。医院物业服务是保障医疗工作连续性的商业服务，也是一种增值服务。

在物业服务市场逐渐成熟的条件下，医院向社会直接购买物业服务，引进成熟专业性服务模式，可以提高医院员工及患者生活质量，保障医疗活动正常进行，通过专业化操作降低医院运营成本，提高医院竞争能力。作为事业单位的医院，缺少物业管理经验，企事业举办的医院又作为企事业辅业正在被剥离，如政府的医院由医管局管辖、企事业医院由投资股东管理，剥离后的医院再去从事不擅长的物业管理，会影响医疗护理主业发展。

（一）医院物业服务特点

1. 设备运行具有连续性 医院不同于写字楼或住宅小区，医院的主要设备需要24小时不间断地运行，并且几乎无法利用停水、停电的方式进行设备维修，这给医院的物业服务工作带来了相当大的难度，无形之中增加了物业服务费用的支出。医院设备的维修养护必须做到科学合理，对于不能间断运行的设备必须保证备用设备的良好使用性，一旦设备

出现故障, 立即将备用设备投入使用。例如, 医院不但要求双路电源供应, 还要求不能从同一个配电站来源, 在已经双保险供电的同时, 还明确要求必须配置发电机, 在双电路停电时, 能够提供对 ICU、手术室、检查检验等连续服务部门的电力保障, 每个月都要有发电机使用保养记录。

2. 保洁工作专业性强　医院每天都会有大量的医疗废弃物产生, 这些废弃物携带有致病菌和有害物质, 必须按照严格的规定进行分类处理和清运, 从事医院保洁工作的人员必须严格执行消毒、隔离和防护制度, 防止出现交叉感染的情况。同时, 保洁人员要具备一定的医疗常识, 能够在特殊工作环境中做好自身防护, 如电磁放射、生物环境、手术室等特殊环境。

医院作为患者治疗疾病、恢复健康的场所, 需要有一个温馨、安静的环境, 医院的保洁工作既要保证医院内的干净整洁, 又要考虑医院环境的这种特殊要求。大面积作业时, 应注意防止机器设备使用时产生噪声过大和对场地环境的污染。

3. 安全保卫工作具有特殊性　医院的特殊部位, 如手术室、药房、化验室、太平间、库房、财务室等, 应采取严密的警戒措施, 重点加以防范并建立处理突发事件的应急方案, 一旦遇到突发事件, 要能够确保患者的安全, 同时要注意保护好医疗档案及各种试剂等。

在医院的物业服务工作中, 还要特别注意人身健康安全的保护, 楼道、病房等各类场所要经常开窗通风, 以降低细菌的密度, 医院的分区标记应醒目, 医院的放射性工作室应做好防护测试并配以警示装置。

（二）医院物业服务原则

（1）坚持国家对物业服务的标准、法规和质量认证。

（2）坚持以患者为中心, 以医疗为中心、以健康为中心。

（3）坚持物业资产保值增值。

（4）坚持以人为本, 人性化的理念, 视服务质量为生命。

（5）坚持讲究经济效益, 严格核算和财务管理。

（6）坚持先进、科学、经济、合理原则。

（7）坚持节能、减排、绿色、环保、安全原则。

（三）医院物业服务内容

1. 房屋及其附属设备设施的维修养护与运行管理　房屋及其附属设备设施的维修养护与运行管理主要包括房屋建筑、中央空调系统、锅炉、高低压配电系统、备用发电机、消防报警系统、给排水系统、电梯、水泵系统、照明系统、污水处理系统、楼宇智能系统、通风系统、制冷设备、广播系统、停车场（库）等, 须保证 24 小时的水、电、气、热供应及电梯、变配电、中央空调、锅炉房、氧气输送系统等的正常运转。电梯运行有专职驾驶员站立服务, 层层报站, 做到微笑服务。

物业服务企业应根据医疗要求和设备运行规律做好维修养护计划, 提高维修养护的效率, 保证设备设施完好, 不得出现任何有损患者的安全事故。物业维修技术人员必须有一定的理论水平和丰富的实践经验, 在出现紧急情况时能采取有效的应对措施。

2. 安全保卫服务　安保服务主要包括门禁制度、消防安全巡查、安全监控、机动车及非机动车辆管理、处理突发事件等, 尤其要做好手术室、药房、化验室、太平间、财务室、院长室等重要或特殊区域的安全防范工作。保安部门要加强对医护人员的安全保护，对于打架、斗殴或发生医疗纠纷的情况，要及时、慎重地进行处理。加强对医院出入口的监控，有效开展防盗工作，防范治安刑事案件。

定期组织消防安全工作检查，彻底消除安全隐患。要配备专职的消防工作人员，成立义务消防队伍，不但要对其进行业务知识培训，还要举行消防演习。

3. **病区被褥用品洗涤剂供应管理服务**　病区被褥用品的管理主要包括病区脏污被褥用品的收集、清点、分类放袋、分类处理等，传染性及被血、便、脓污染的衣物要密封；回收各类被褥、工作服进行洗涤，患者衣服与医护人员工作服要分开，遵守衣物分类洗涤原则，回收的脏污被褥要及时消毒浸泡；做好干净被褥的分类、分科；各病区干净被褥的分送，按时下发到科室并做好清点登记；每天做好破损物品的修补等并及时记录。

4. **环境管理服务**　医院的卫生保洁工作主要包括对医院各病区、各科室、手术室等部位的卫生清洁，对各类垃圾进行收集、清运。在垃圾处理时要区分有毒害类和无毒害类并定期消毒杀菌。医用垃圾的销毁工作要做到统一管理，不能流失，以免造成大面积感染。

医院的保洁人员应具备较高的素质，掌握基本的医疗医护知识，清楚遇到突发性事件的处理程序，严格遵守医疗医护消毒隔离制度。保洁人员要勤快，随脏随扫，同时保持安静的就医环境。应对医院环境熟悉，服务态度要好，切忌一问三不知。

有效开展医院公共区域的绿化美化工作，定期对树木和绿地进行养护、灌溉和修剪，杜绝破坏和随意占用绿地的现象。

5. **护工服务管理**　护工服务是医院物业服务的特色，是对医院和护士工作的延续和补充，护工是医护人员的得力助手。护工一般应具有中等专业知识和技能，在护士长和护士的指导下，8 小时工作制三班运转或 12 小时工作制两班运转照顾患者的生活起居。

（1）护工的工作内容：护送病区不能行走患者、无陪伴患者进行各种检查与治疗，为患者领取药品、医用材料等，协助行动不便的患者进行各种必要的活动。保持病房整洁，做到物品摆放整齐划一，保持床铺平整，床下无杂物、无便器。及时收集患者送检的化验标本并取回报告单，急检标本立即送检；递送各种治疗单划价、记账，特殊检查预约和出院病例结算等。接送病区手术患者，送检手术中、手术后的手术标本。点送医护人员工作服、患者的脏被服和病号服。清点收送各科室的洗涤物品。送修病区小型医疗仪器。

（2）专业陪护的工作内容：专业陪护人员为患者提供专业化、亲情化服务，要认真做好患者的生活护理、心理护理、健康宣传、饮食指导、病情观察等，治疗处置时要协助护士再次检查患者用药过程中的反应，发现异常情况及时报告。专业陪护人员必须是卫生学校或医疗专业毕业的专业人员，经考核合格后才可录用。

（3）导医、导诊的工作内容：导医、导诊要清楚科室设置、医院设施、医疗专业技术水平、医院特色专科，应做到热情主动、有礼貌、有问必答、百问不厌，引导患者挂号、候诊、检查。

6. **餐饮服务**　可以满足医院职工、患者及其家属、周边相关人群餐饮需求。餐饮除追求色、香、味之外，更应注重营养搭配、医疗辅助作用，应开展患者营养膳食服务及订餐送餐服务。

7. 医院的其他服务项目

（1）开设商务中心：开展打印、复印服务；办理住院陪住证；办理电信卡、传真、火车票、飞机票等服务项目。出售生活必需品、新鲜水果、鲜花礼品、图书等物美价廉的商品，既可以丰富患者的生活，又可以有效控制因患者外出造成的交叉感染及意外伤害。

（2）成立配送服务中心：服务内容包括患者接送；送取患者的常规化验及各种预约单、会诊单、出院单；保存、煎制、加热、送取各种药品等。配送中心实施 24 小时服务制度，可以利用配送服务计算机软件系统，科学管理配送人员。可以通过对讲系统，保证运送工作准确、及时、安全、快捷。

三、医院物业应该采用社会化或市场化服务模式

医院应该突出主业医疗经营管理，对物业服务这一专业很强的辅业工作应该主动剥离。计划经济时期的单位设置，使医院功能小而全，如医院后勤管理，现有物业服务缺少专门人才，影响物业服务水平和能力，患者及员工满意率低，后勤经济收入也低于同行业人员。

不同类型医院应该分别采取社会化和市场化两种服务模式：

（一）社会化物业服务模式

新建医院，应该尽量把社会化能够承担的辅业功能交由社会化专业公司承担，如物业服务。医院采取购买物业服务的方式，引进物业服务公司。对其提供的水电气暖、保洁保安、被服洗涤、车辆运输等服务，按约定的服务标准和价格按期支付物业费。对出现的政策性变化，可以专门商定解决办法，实现服务标准与价格随行就市。

企事业主辅业剥离转制的股份制医院可以参照新建医院购买物业服务的办法，实现社会化物业服务。鼓励原从事物业服务的员工可以组成物业公司参加竞标，同等条件优先中标，促使物业管理向专业化服务发展。

（二）市场化物业服务模式

医院通过把后勤管理办法改为物业服务公司市场化管理办法，把过去对科室的后勤管理变为向科室提供物业服务。向科室提供物业服务的价格需要与相关购买物业服务科室进行价格论证会取得一致后执行，物业服务部门通过卖服务获得了随行就市的市场服务价值。推行物业市场化服务办法，原后勤管理人员服务意识、服务措施及效果都有明显改善和提高，使过去后勤与科室的从属管理关系变为分工合作的平行市场化服务关系，人还是原来的人，事还是原来的事，但运行机制改变后，物业服务效果明显改善。

第二节　健康 4.0 医院物业服务

医院物业服务职能是医院管理的一个重要组成部分。在景明模式的医院"三部两公司"整体组织结构中，物业服务按公司化设计、管理和建设，经过多年的实践与探索，形成了"公司化定位整体化推进、社会化与市场化同步运营、全成本核算买服务管理"的基本模式，具有广泛的适应性和有效性，无论是在公立医院、军队医院、私立医院、民营上市公司医院还是在公立医院转制后的混合所有制医院，均取得了良好效果，得到了患者、员工、投资者的普遍认可。

例如，西安长安医院在引进景明模式前，食堂、小超市、停车场几项物业每年只向医院上缴 5000 元管理费，而且服务质量差，保障水平低，员工和患者意见很大。2010 年全面实施公司化改革后，物业服务保障水平显著提高，不仅本院职工、患者都愿意留在医院内进行餐饮等消费，还吸引了大批周边人群专门到医院食堂等进行消费，物业服务收入连年大幅度增长，2012 年这几项物业服务的毛收入达到 1200 多万元，上缴医院管理费用（15%）达 180 多万元。

一、公司化定位整体推进

不同的医院物业服务的现状各不相同，但在传统医院管理模式下运行的医院物业服务水平与服务保障能力，都具有非企业化管理的必然弊端，尤其是在管理模式落后、工作效率低下、经济运营困难的医院，后勤物业保障的问题就更为突出。所以，景明模式按照医院企业化、智慧化、规范化的要求，对所管辖的医院一律确定物业服务公司化建设的发展方向并与医院整体管理模式引进实施相适应，整体推进物业保障公司化改革。公司化定位、管理、建设，是一个发展过程，大多数医院刚开始并没有正式注册成立物业服务公司的条件，但这并不意味着医院不能进行物业保障公司化管理改革。

参照公司管理的基本要求，在医院内部对物业保障服务快速实行公司化管理，如组织结构设计、人力资源管理、市场运营机制、以绩效工资为主的薪酬体系建设等方面。在条件成熟时正式注册成立独立的医院物业服务子公司，在确保做好医院内部物业保障服务的同时，加大对院外提供物业服务的市场开拓力度。

二、社会化与市场化同步运营

对于大多数成立独立注册物业服务公司条件尚不成熟的医院，可以将物业公司化管理分为社会化物业服务和市场化物业服务两种形式同时推进。

（一）社会化物业服务

社会化物业服务就是将某些物业项目，如餐饮、保安、保洁等，通过招标方法直接引进社会上有能力、信誉好的专业化物业服务公司，进行专业物业经营管理，医院相关岗位的职工可以直接转隶中标的物业公司管理，医院对有约定的正式职工可采取保留身份、代发工资和各种社会保障的方式妥善安置。

（二）市场化物业服务

市场化物业服务即对于暂时不适合进行社会化服务管理的物业项目，如房产及相关配套设施的物业服务项目等，医院按照公司化管理进行改革，实行医院内部物业市场化管理运营。

三、全成本核算买服务管理

医院物业服务实施公司化管理后，无论是托管式社会化物业服务，还是内部市场化物业服务，都要按照"买服务"的管理模式进行全成本核算管理。主要内容如下所述。

（一）所有物业服务项目必须明码标价

物业服务部门必须按照当地外部市场的标准，制订各明细项目的服务范围、质量标准、收费价格。这些标准、价格，须经全院相关科室进行听证同意、医院绩效管理办审核同意后才可执行。

（二）所有物业服务产生的费用，向医院内接受服务的单位收取

被服务单位在确认物业服务达到规定质量标准和准确服务数量后，签字同意支付各项物业服务费用。这些物业服务费用，将作为被服务科室的全成本核算项目的成本列支，同时作为提供服务单位的收入纳入其全成本核算范围。

第三节　健康 4.0 医院物业服务信息系统

医院物业服务项目多、专业性强、与医疗业务差异性大，医院管理者很难做到样样都懂，急需一套专业化、精细化、可视化、实用性强的物业服务信息系统作为管理助手。为此，景明模式管理团队与北京极目云健康科技服务公司联合研发了一套医院物业管理信息系统。该系统融管理、服务、经营于一体，为医院建立了统一、规范、科学、高效、安全和协调的后勤物业服务保障环境，实现了对医疗机构后勤物业服务系统的全方位、多功能一体化管控。

医院物业管理信息系统的成功开发与应用，有效提升了景明模式在医院管理与服务中的效率与效益。

一、信息系统特点

（1）医院物业服务实现企业化管理，使物业服务有偿化、社会化。

（2）医院物业使用部门获得客户式服务，提高了员工及患者生活质量，提升了医院对外综合竞争能力。

（3）与医院 HIS、OA、人力资源、一卡通、超市、停车场等独立系统无缝连接。

（4）增加了科室确认评价环节，使每一次的服务购买者都能对当前服务进行监督评价，实现精细化管理。

（5）按科室确认生成统计报表，减少了每月科室服务费用的多次确认状况，高效实用。

二、系统功能概要

物业服务是由专业化的企业组织，运用现代管理手段和先进的维修养护技术，为物业售后的整个使用过程提供对房屋及其设备、基础设施与周围环境的专业化管理。它以经济方法为房屋、居住环境、物业维修等方面提供高效优质、经济的服务。

为了对医疗机构的后勤物业服务系统实施全方位、多功能的统一管理活动，系统采用了模块化任意组合方式，主要功能包括后勤物业方面的各种服务模块，如维修服务、洗涤管理、车队管理、公寓管理、太平间管理、患者订餐管理、库房管理、洗车房管理等，同时也包括对医院一些孤立系统的关联查询，如餐厅一卡通系统关联查询、便民超市系统关联查询、停车场管理系统关联查询、天网监控系统关联查询等，使所有后勤数据能在一个集中平台上，让各级相关人员通过权限设置随时随地查看相关内容（表 13-3-1）。

表 13-3-1　物业模块化服务

主要模块名称	类型	说明
维修服务	物业服务购买	由科室报修，服务部门受理维修，竣工时填写使用材料、人工等级费用并由报修科室确认评价
科室物业标配服务	物业服务购买	由服务部门对医院所有房间进行标配管理的模块，科室在标配内的维修免费，标配外的维修收费
洗涤管理	物业服务购买	对各科室工作服、病号服、床号等需要洗涤的物品，按科室进行登记服务，领回后由送洗科室确认评价
车队管理	物业服务购买	是对医院各科室用车进行登记、发车、计费并由用车科室确认评价后生成统计报表
公寓管理	物业服务购买	是对医院公寓、租赁套房进行入住、退房管理及日常费用分摊与结算的系统
太平间管理	物业服务购买	是对太平间冷藏柜位、冷藏尸体入柜、出柜、收费进行管理的模块
患者订餐管理	物业服务购买	是帮助在院患者加餐订餐的系统，可以预交或补交伙食费
餐厅一卡通系统	关联查询	在第三方硬件系统的基础上，连接数据库，对业务数据进行查询统计，通过分配权限进行查看
便民超市系统	关联查询	在第三方硬件系统的基础上，连接数据库，对业务数据进行查询统计，通过分配权限进行查看
停车场管理系统	关联查询	在第三方硬件系统的基础上，连接数据库，对业务数据进行查询统计，通过分配权限进行查看
天网监控系统	关联查询	在第三方硬件系统的基础上，连接数据库，对业务数据进行查询统计，通过分配权限进行查看

系统主界面基于 Web 模式开发，支持移动端触屏访问方式。

第14章 健康 4.0 医院文化管理模式

第一节 医院文化管理概述

一、医院文化分类

（一）按广义与狭义划分

1. 广义的医院文化 泛指医院主体和客体在长期的医学实践中创造的特定的物质财富和精神财富的总和。

2. 狭义的医院文化 是指医院在长期医疗活动中逐渐形成的以人为核心的文化理论、价值观念、生活方式和行为准则等，即医院软文化。

（二）按硬文化与软文化划分

医院文化包括医院硬文化和医院软文化两大方面。

1. 医院硬文化 主要是指医院内的物质状态，如医疗设备、医院建筑、医院环境、医疗技术水平和医院效益等有形的事物，其主体是物。医院硬文化是医院软文化形成和发展的基础。

2. 医院软文化 是指医院在历史发展过程中形成的具有本医院特色的思想、意识、观念等意识形态和行为模式及与之相适应的制度和医院结构，其主体是人。医院软文化一旦形成对医院硬文化具有反作用。

医院硬文化与软文化两者是有机的整体，彼此相互制约，又互相转换。

（三）按文化建设层次划分

医院文化正在日益由表层的物质文化向深层的精神文化渗透并日渐形成独特的文化结构层次，一般可分为 4 个层面。

1. 表层的物质文化 由院容院貌、就医环境、医务人员的仪容仪表等硬件外表所构成，是医院在社会上外在形象的集中表现。

2. 浅层的行为文化 由医务人员在诊疗过程中和医务人员之间交往中所产生的活动文化所构成，是医院经营风貌和职工面貌等的集中表现。

3. 中层的制度文化 是一种观念在形式上发生了转变，而成为医院表层文化和浅层文化的支撑点，是一种强制的文化。

4. 深层的精神文化 是医院文化中的核心文化，亦是医院经营管理中形成的独特的意识形态和文化观念。加强医院文化建设是每个医院管理者必须重视和面对的现实问题。

（四）按文化建设内涵划分

医院文化建设要高举中国特色社会主义伟大旗帜，全面贯彻新时代中国特色社会主义思想。要吸取中国传统文化的精髓，借鉴世界先进医院文化经验而形成的人文科学，拥有深刻的思想和理论内涵。努力建设具有自身特点，充满导向力、凝聚力、约束力和辐射力的医院文化，就要结合自身的实际，深入发掘先进医院文化内涵，为我所用。从众多医院文化建设的成功经验看，应该建设形成以下 6 种内涵文化。

1. *传统文化*　历史性是医院文化的基本属性之一。医院文化作为一种亚文化，代表着医院经营哲学、医院价值观、医院精神、医院道德、信念和行为准则等。

传统文化的"五常"中仁、义、礼、智、信为立身之道，可以诠释为医乃仁术，行医必备仁爱之心；义乃侠肝义胆，遇人危难拔刀相助乃人类秉性；礼乃相处之道，礼节礼貌、尊老爱幼、强调秩序；智乃知识就是力量，崇尚学习改变命运；信乃立人、从商、行医之本。

"五常"是中国传统识人、用人的基本尺度，医院在人才建设、组织建设、医院运营管理时应该自觉把"五常"作为基本尺度，如招聘录取、选拔任用、先进集体评选、绩效评价等，有助于弘扬传统文化和和谐医院氛围。

2. *发展文化*　根据社会环境制订医院发展规划，把推动医院发展作为医院文化建设的首要内容，把医院的发展目标融入医院文化建设之中，把发展的阶段、途径、方法概括于工作的各个环节中，让员工人人明确，处处实践。

总结归纳医院发展精神，建立医院的争先评比措施，在医院营造人人想发展，事事为发展，各级谋发展的良好氛围，催生创新意识和发展愿望。积极倡导履行使命的拼搏精神、救死扶伤的奉献精神、与时俱进的创新精神、追求卓越的进取精神，净化思想、体现价值、升华境界。

3. *人才文化*　确立人是第一宝贵财富的文化理念。把尊重人、相信人、激励人、用好人作为人才建设的基本原则，形成良好的人才观，营造人人是人才，人人有机会、赛马不相马、奋斗能成才的人才成长氛围。

坚持让有思路的人有出路，有作为的人有位置，有创新的人有发展。着眼人才快速成长，在目标引导、"舞台"设计、成才路径、激励机制等方面进行探索和实践，强化共同愿景，引导员工围绕医院整体目标确立个人发展目标，让员工个人目标与医院发展相一致；拓宽培养渠道，锤炼人才的综合素质，采取学历培训、交叉任职、出国留学等多种形式，加大人才培养力度；搭建成才舞台，给能"唱戏"的搭台子、有作为的设位子、求发展的铺路子；按照"专业分类精细化、人员组成团队化、人力资源最优化"的思路，配备医院人才群体。推行科学的绩效考核体系，严格数字说话的评价标准，真正做到在事业面前人人平等。

4. *服务文化*　强化优质服务是医院第一生命的观念。确立以人的健康为中心进行全生命周期健康服务与管理的医院发展思路，维护健康、守护生命、恪守职业道德，教育引导医务工作者把救死扶伤、发扬革命人道主义精神当作毕生追求，当成实现人生价值的根本途径。把人文服务、体贴服务、微笑服务、精细服务，作为服务追求，把客户满意当成服务标准。从专业技能、言谈举止、形象气质等环节着手，制订服务守则，规范文明用语。

组织医护人员进行礼仪培训和岗位练兵，开展十佳"医务人员"和"服务标兵"评选；

印制带有医院院训、医院目标、服务理念等内容的服务规范。要从文化灌输的层面，让员工体验到文化的深度，做好服务文化的营销，达到一次就诊，终身健康服务，一次健康服务，可以托付终身的层次。向社会做出服务承诺，规范职业行为，要求员工向微笑服务、满意服务、感动服务和人性化服务方向转变，让服务文化成为员工立身做人的行为准则、尽职尽责的力量源泉和谋求发展的精神支撑。

5. 制度文化　把医院的严格缜密的制度作为文化内容，培育员工自觉遵守、严格执行的观念，建立适合医院发展的医院领导体制、扁平高效的医院组织结构、健全的医院管理制度。

在 ISO9000 认证过程中，把医院文化纳入程序文件内容，形成符合医院特点的质量方针，制订全方位、全流程的工作规范和质量标准，让每个工作环节都有明确制度和执行依据。同时，要使制度质量可追溯、可持续、可检查、可评价，使大家在制度执行过程中真实地感受到制度文化的熏陶。

充分认识制度文化的培育是一个长期艰苦的过程，是贯穿技术、服务、管理的整个过程。要把"他律"和"自律"有机地结合起来，以他律促进自律，用自律和慎独保证制度文化的形成和执行。有针对性地开展案例分析，组织规章制度落实大讨论，结合病例会诊、业务查房、行政检查等时机，查找落实制度上存在的问题。在制度落实的检查评价中，不仅要指出缺陷和疏漏，更要在文化理念的培育提升上进行指导，努力建设用先进理念指导制度落实，在落实制度中认同先进文化的良好局面。

6. 物质文化　包括医院标识、医院产品或服务、医院环境、技术设备、人力资源、薪酬待遇等；医院应从反映文化内涵、展示文化品位、体现文化熏陶出发，建立优美清新的物质文化。着眼承载医院文化的基础设施，突出医院本身的文化特点，建设鲜明的文化标志和文化环境；完善文化活动中心和各类文化活动设施，把医院的宗旨、理念、历史、承诺用明显的形象标识展示出来；修建健康宣教长廊、文化灯箱、文化墙和人文景观，突出主题、丰富内容、展现文化形象；把信息网络当成文化展示的重要形式，开设医院文化信息网，通过网络大力宣扬好人好事、先进事迹及医院辉煌成就，向全社会展现医院文化的魅力；努力把整个医院建成"文化园地"，把每个科室建成独具特色的"文化之家"，充分发挥凝心、聚魂、励志的作用。

二、医院文化特征

医院文化作为社会文化的一个组成部分，不仅具有社会文化的特性，也带有明确的独有特征。

（一）精神性和物质性

1. 思维定式功能　文化对人的思维方式、价值取向和行为准则都起着规范作用。医院文化之所以对医院的经营管理发挥作用，主要不是靠规章制度之类的硬约束，而是靠精神感召对工作人员的熏陶、感染和引导，使工作人员对医院目标、行为准则及价值观念产生认同感，自觉地按组织的共同价值观和行为规范去工作。

一个伟大的组织能够生存下来，最主要的条件并非结构形式或管理技能，而是被称为信念的那种精神力量。

2. 精神支配和道德影响

（1）精神力量表现为对一种信仰的认同：能够支配、决定医院中每个工作人员的目标导向，最终把医院目标和工作人员的追求结合起来，实现医院和工作人员利益最大化及医院和员工的双赢。

（2）精神是一种道德力量：能够促使医院工作人员自觉地按照某一相同准则调节和规范自身的行为并转化自身的内在品质。

（3）医院文化是一种心理动力：可以确保医院工作人员在各种环境中都能有效地控制和把握自己的心理状态，使工作人员在各种复杂、变化的环境中都能坚定信念，保持旺盛斗志，进而形成医院精神的强大动力。这就是医院文化的精神性。

3. 医院文化的物质性 医院文化通过医院医疗经营的物质基础和医疗经营的产品及服务，不仅反映医院的医疗经营特色、组织管理特色，更反映医院在医疗经营活动中的战略目标、群体意识、价值观念和行为规范，如医院的自然环境、建筑风格、病房和办公室的设计及布置方式等。

医院的外在形象：医院特有的经营理念、优质的服务水平、精湛的医疗技术、高尚的医德医风等；医院设备包括医院的设备、仪器、设施等医院装备；医院纪念物包括医院的纪念建筑，如雕塑、石碑等。在对外交往中送给客人的纪念册、纪念品、礼品等，都是医院文化的载体，都是医院精神价值的具体反映，都成为塑造医院精神的组成部分。

（二）根生性和吸纳性

1. 医院文化的根生性 根生性是指医院文化形成、建设等源于医院的发展历史和客观实际，主要涉及以下几个方面：

（1）医院的历史：如医院的发展历程，医院的优良传统，医院自身独特的管理经验、传统、工作作风及模范人物的先进事迹等。

（2）医院领导人的价值观：通常构成医院文化的根基和医院文化的源头，这是形成医院文化的关键因素并对医院文化的发展方向、管理风格的形成有着重要的影响。

（3）医院特点：包括医院的经营状况，各种规章制度和宣传材料，医院工作人员素养等因素。另外，医院的发展阶段，规模大小、技术优劣、历史长短、声誉影响、效益质量及在医疗经营活动中所遇到的问题和困难等，也在不同程度上影响着医院文化。

2. 医院文化的吸纳性 吸纳性是指在尊重根生性的基础上，善于吸取国内外优秀医院先进文化的精华及民族文化、行业文化优势，兼收并蓄，为我所用，最终变成医院的文化生产力。

（1）民族文化是医院文化的根：医院文化要突出医院特色和个性体现，不能舍弃优秀的文化传统。

（2）医院文化带有鲜明的行业特色：不同的行业，其生产经营活动差异很大，因此医院在长期的医疗生产经营活动中形成了独有的组织哲学、发展战略、价值观念、行为习惯等。在借鉴、吸收国内外其他优秀医院的医院文化时，要将其改造融合并依据社会发展的趋势和文化的渐进性，结合本医院的目标和任务，从中借鉴优秀的文化理念，最终为我所用。

（三）稳定性和发展性

1. 医院文化的稳定性 医院文化的稳定性，也称作刚性。医院文化是医院在实现医发展目标过程中形成和建立起来的，是医院内部全体成员共同认可和遵守的价值理念、道德标准、行为规范、经营策略、管理方式、规章制度等的总和，是医院在发展过程中的文化沉淀，是一个长期的过程。一个医院的文化一旦形成，并不会迅速改变，而是要维持较长时间的稳定，因而具有历史的惯性而呈现相对的稳定性。这种稳定性长期对医院工作人员行为产生影响，不会因为经营环境的变化或个别工作人员的去留而发生变化，也称作医院文化的"刚性"。

2. 医院文化的发展性　医院文化的稳定性也是相对的，随着医院内外环境的变化，医院文化必然表现出变化、发展的特点。这种特点主要表现为两种情况：

（1）被迫学习与适应：医院在其运营过程中，内外的情境会不断发生变化，由这种情境变化形成的压力，会对医院现有的价值观造成不同程度的影响，从而迫使医院及其成员学习与适应，使医院文化自然地演变和进步成长。

（2）获得性的遗传与变异：医院文化的社会获得性遗传，是通过医院工作人员之间和在工作人员的新老交替中形成的群体暗示、感染、模仿等心理机制来实现的。医院文化的变异，是在医院文化的社会化延续过程中，由于医院内部的不同部门、单位的性质不同，甚至所处地域不同，人员构成不同及新成员的不断加入等，会产生一些更小的亚文化群体，形成医院内部的文化差异甚至冲突。

（四）历史性和时代性

文化是一个历史的范畴，历史性是医院文化的基本属性之一。医院文化作为一种亚文化，代表着医院的价值观、信念和行为准则。

1. 医院文化的历史性　医院在一定的社会、经济条件下产生、生存与发展，医院文化的内容、表现形式等本身就是当时社会政治、经济、文化的折射。

医院本身就是历史文化的载体，医院文化离不开国家文化、民族文化、社会文化、地区文化。同时，医院文化离不开医院的行为文化、医院历史、医院领导人的观念、医院发展历程等。医院文化是历史的产物，必定带有历史的烙印，折射出大到一个时代、一定时期、一个国家或者一个民族、一个地域的历史特征，小到一个地方区域的经济与文化特征。因此，任何一个医院文化必然带有国家、社会及医院自身发展历程的历史印记。

2. 医院文化的时代性　是指医院文化必须适应时代发展的要求，符合时代的特征和潮流，与时俱进，从而有利于促进医院的改革、创新和发展。任何医院都是国家、社会的一个组织，是所处大环境下的一分子而已，医院的生存与发展，医院文化的内容与形式都会受到当时的政治环境、经济体制、社会结构、文化风尚等的制约。因此，医院文化必然成为时代精神的反映，当代医院文化，渗透着现代经营管理的种种意识，如灵活的经营意识、经济效益意识、患者第一的意识、战略管理意识、公共关系意识等。

（五）价值性和操作性

1. 医院文化三个方面的价值特性

（1）医院文化是医院的价值判断标准：医院文化使每一位员工知道医院提倡什么，反对什么，怎样做才能符合组织的内在规范要求，怎么做可能违背医院的宗旨和目标，进而形成在医院中什么是对的，什么是错的行为方式和一致的是非判断标准。

（2）医院文化把人作为医院文化的"中心"：是以造就人的发展为目标的管理哲学。

医院文化把员工的人生观、价值观与工作理念进行有机整合和提升，使工作与生活不再分裂而是协调一致。这不是把医院文化当作服务于医院目标的一种手段，而是把医院文化作为每个人人格健康的一种支持和保障；将关注医院的发展和关注每个员工的发展结合起来并在两者之间形成良性互动，以形成争取医院最佳社会效益和经济效益为目的的管理理论、管理思想、管理方式。

（3）医院文化为医院带来竞争优势：医院不仅是一个服务组织，也是一个文化组织，优秀的医院文化由于其自身的不易模仿性、不易转移性、不易复制性和对医院绩效的高回报性，能够为医院创造出一个良好的发展平台，提高工作人员的道德素质和科技文化素质，对内形成医院凝聚力，对外提高医院竞争力，形成医院发展不可缺少的内在驱动力并从各个环节调动并合理配置有助于医院发展的积极因素。

2. 医院文化具备可操作性　随着中国医院文化建设的不断深入，医院文化的操作性已经普遍获得中国医院的认同，并且逐步在实践中获得不同程度的尝试。医院文化的操作性是指医院文化不仅停留于文本式、口号式的文化形态，不再停留于纯粹思想政治工作层面的文化形态，而是指医院文化所倡导的价值观和行为规范等深入工作人员内心并能够得到固化，形成一套支持医院发展战略的管理文化体系。如果一种新的思维、新的理念不能成为医院实际经营活动的一部分，那么这种思想和理念只会给医院带来思想上的混乱。

（六）精英性和全员性

1. 医院领导人应该是医院文化的先导者　医院领导人既应该是医院文化建设的设计者、组织者、引领者，又应该是医院文化最忠实的实践者。领导观念潜移默化影响着员工的成长，是每位员工所效仿的榜样，他们的模范带头作用和组织引导作用，是医院文化建设的真正航标和根本保障，其导向和推动作用是创建和贯彻医院文化的关键。

2. 医院文化具有群体认同性的特征　领导人是塑造医院文化的关键，但绝不是唯一，如果医院领导人所倡导的医院文化理念得不到大家的认同，那也只能是领导文化，这样的医院文化是无法长久存在的。因为它一旦存在得过久，就变成了独裁文化（尽管还是有效果，也不能将其变成真正的医院文化），此时的医院文化已经变质成为独裁统治的一种伪装和落后管理的科学外衣。

医院在构架自己核心文化的时候，医院领导者的经营思维、经营准则和经营个性行为是非常重要的，但也必须让全体工作人员尤其是中高层管理人员参与进来，让工作人员感到自己参与了医院文化的整理和提炼并在之后的实践过程中身体力行。只有这样，医院文化才具备群体认同性，才会形成医院文化的"磁场"，才会使处于磁场中的个体（员工）在其不必进行重新理性思考的情况下达到自觉认同，这也是文化的作用方式。

（七）特色性和共同性

在不同社会、不同民族、不同地区的不同医院，其文化风格也各有不同，即使两个医院在环境、设施设备、管理组织、制度手段、行业特征上可能十分相近甚至一致，它们也会在文化上呈现出不同的特色和魅力，如同在大自然中不存在两片相同的树叶一样，在经济社会中医院文化会呈现出不同的类别和模式。

1. 医院文化的特色性　是指一个医院的文化只是为这个医院所有，只适用于这个医院，是这个医院生存、发展及其历史延续的反映。假如把一个医院看作一个生命体，那么医院文化就是它的思维方式和行为举止。现实生活中没有完全相同的两个人，同样，完全相同的两个医院文化也难以寻觅。

2. 医院文化共同性　医院文化建设中有许多共同点，而这些共同点恰恰是医院无论体制、类型、发展阶段的不同医院所共同拥有的并以此作为医院文化发展的基石。只不过由于医院发展阶段不同，原有文化基础不同，领导风格不同，建设进度、方法、策略和某阶段的医院文化模式也是难以相同的，但把医院文化差异化、特殊化、绝对化的倾向也是错误的。

（八）独立性和耦合性

随着医院内外环境的变化，经过努力建设、已经成熟的医院文化面临着自然进化的风险：一是自然进化过程极其不稳定，忽快忽慢，可能不适应医院发展的要求；二是自然进化的方向不受控制，可能把医院引向错误的文化发展方向。因此，医院应该有专业人员、机构来负责医院文化的建设、运行，尤其是应该有完善的制度保证。

1. 医院文化的独立性　独立性是指医院文化的设计、建设、巩固、发展是一个长期的过程，而不是一朝一夕的"时尚"或"跟风"，只有靠长期的机制维护和制度保证，医院文化这棵大树，才能根深叶茂，常盛不衰。

2. 医院文化的耦合性　耦合性是指医院文化工作必须与医院的其他工作紧密联系在一起，而不是孤立地进行。医院文化是一个整体有机系统，医院文化的各个构成要素以一定的结构形式排列，各个要素相对独立，各司其职。同时，医院文化又是一个系统工程，是一个严密有序的有机结合体，由医院内互相联系、互相依赖、互相作用的不同层次、不同部分结合而成。

医院文化与医院内的其他经营管理工作是密切相关的：医院文化既然以医院价值实现为最终目标，那么就不可能不涉及医院的战略规划；既然以人为本，那么就不可能不涉及人力资源管理的相关制度；既然是一种管理方法，那么就不可能不涉及医院的管理制度。因此，成功的医院文化绝不是封闭的或孤立的，医院文化的成功实施必然和医院的其他工作配套进行，相辅相成。

三、医院文化的功能

医院文化是指医院及其工作人员在从事医疗工作、医院经营活动中共同持有的理想信念、价值取向、道德规范及行为准则，具有导向、规范、凝聚、激励、辐射五项功能。充分认识医院文化建设的规律，切实发挥医院文化重要作用，是医院文化建设的根本目的所在。

（一）导向功能

拥有先进文化，就拥有了患者的认同，也就拥有了医疗市场。优秀的文化可以凝聚人心，激发工作人员的热情和潜力，使医院每个员工自我觉醒和提高自身修养，形成良好的思想品质和正确的价值观，这在医院的建设和发展中，发挥着不可替代的作用。

思想理念是行为的指导，先进的思想能够把工作人员的个人目标引导到医院所确定的目标上来，使工作人员在潜移默化中接受医院文化的共同思想理念引导，形成自觉行动，向既定的目标努力。共同的思想理念可以对员工的思想进行净化和提升，使其不断形成正确的观念，自觉扬弃落后的理念，提高思想素养，把握是非标准，沿着正确的路径发展。

在这种环境下，医院员工能够把自己的命运同医院的发展紧密相连，通过医院文化的引导，使这种自发的利益观得到巩固和升华，变为共同的认识和信仰。医院工作的完成有赖于全院员工对医院的责任感、使命感和归属感，这使医院内部产生强大的凝聚力和创造力。

优秀的医院文化，构建了员工关系的良好体系，能够充分调动员工的积极性，发挥出同心同德的整体效应，确保业务人员创造性地积极完成本职工作，自觉维护医院利益，团结一致，相互配合，使医院充满生机和活力。

（二）规范功能

医院文化是一种软约束机制，它以一种共同的价值目标为依据，引导约束医院工作人员的行为，使工作人员具有统一的行为准则，自觉地规范自己的所作所为。文化的规范功能不仅体现在统一性上，更体现在创造性中，这是软约束的更高层次。医务人员在共同行为准则指导下，按照医院确立的标准规范工作，通常能够创造出更高的工作标准，更好的服务业绩。

医院为保障医疗工作的正常运行所制订的纪律和规章制度，客观上对每个员工都有规范作用，制度文化使全体员工在执行上，变硬性约束为自觉落实，以实现自我控制、自我规范，保持良好的职业道德风范。

医院文化的优越性是建立在员工民主管理基础之上的。医院文化建设给员工提供了充分发展人的个性、施展人的才华的舞台，使医院的管理和发展水平相适应，保证了医院建设和员工发展同步提升。

医院制订的规章制度必须以先进理念和价值观为导向，在执行规章制度中引导大家看到文化观念对医疗行为的指导和规范作用。看到观念滞后、被动执行比行为缺失更可怕，懂得制度落实必须具有人文精神。

医院在进行 ISO9000 认证过程中，要把医院文化纳入程序文件的制订，在全院进行质量方针的征集，让各类员工公开阐述最好的本职岗位的制度质量方案，使大家真实地受到制度文化的熏陶。医院在制度文化建设中，要把"他律"和"自律"有机地结合起来，以他律促进自律，以自律带动制度的创造性落实，实现用先进理念指导制度文化的形成，在落实制度中认同先进文化。

（三）凝聚功能

医院文化的价值标准，体现在思想追求的一致性上，思想追求的一致性能够造就一个志同道合的群体。因此，会聚集起一批具有相同价值观的工作人员，在相互认同的工作方式和工作氛围里，为共同的价值目标而努力，使医院具有极强的凝聚力和竞争力，最终赢得医院的发展和竞争的胜利，求得社会的认可和患者的认同。

（四）激励功能

共同愿景是在员工自觉认同基础上，靠医务人员的自觉努力去实现的。

1. 医院愿景概念　医院愿景，也称医院远景，是指根据医院现阶段经营与管理发展的需要，由医院领导者与医院成员共同形成具有引导与激励医院成员作用的对未来情景的意象描绘，在不确定和不稳定的环境中，把医院活动聚焦在一个核心焦点的目标状态上，实现对医院未来发展方向的一种期望、一种预测、一种定位，并通过市场效应，及时有效地整合医院内外信息渠道和资源渠道，以此来规划和制订医院未来的发展方向、医院的核心价值、医院的原则、医院的精神、医院的信条、医院的使命、存在意义、经营方针、事业领域、核心竞争力、行为方针、执行力度等抽象的观念及细微性的工作，使医院及其成员在面对混沌状态或结构惯性抗力过程中能有所坚持，持续依循明确的方向、步骤与路径前进；从而让医院的全体员工及时有效地知晓医院愿景赋予自己的使命和责任，使医院在计划—实行—评价—反馈的循环过程中，不断地增强自身解决问题的力度和强度；有效培育与鼓舞医院内部所有成员提升职能，激发个人潜能，促使成员竭尽全力，增加医院生产力，达到患者满意的医院目标。

愿景既是远期的目标激励，也是日常行为的鞭策。从这一基点出发，医院文化首要的是注重人的因素，强调尊重每一个人，信任每一个人，用好每一个人，尊重医院工作人员在医院的地位和作用，凡事都以工作人员的共同价值观念为尺度，从根本上最大限度地激发工作人员的积极性和创造性。

在每一项新制度、新方法的贯彻执行中，都要提前进行先进理念教育，引导大家看到先进性、融合性、推动性，让工作和管理的各个环节体现出先进文化的指导推动作用，从而增加大家追赶现代管理、适应新型体制的紧迫感。

2. 愿景的意义　有没有共同愿景对于员工的行为来说，具有表面微小实际却十分重大的差别。员工的奉献精神是人类任何组织普遍崇尚的美德，与医院的共同愿景息息相关。如果没有共同愿景，就不会有奉献的行为，遵从行为可能也会打折扣。

投入、奉献、遵从之间的区别在于，投入是一种选择成为某个事物一部分的过程，奉献是形容一种境界，不仅只是投入，而是心中觉得必须为愿景的实现负完全责任；没有共同愿景的医院，员工对上级、对医院通常只是被动式的遵从，不会出现对医院的真诚奉献。

3. 愿景形成方式

（1）集成式愿景：振臂一呼，应者云集，那些有相同个人愿景的人组成一个集体，在集体中进一步实现共同愿景的构建，这就是集成式。许多协会和团体共同愿景的建立就属于这种类型。

招聘新员工时，不仅要看其素质和能力，同时强调其个人发展及个人愿景与组织愿景的匹配性，也可以看作是通过集成式路径建立组织共同愿景的方式。

（2）凝练式愿景：是把大家心灵深处的共同的意象挖掘出来并进行凝练，进一步构建共同愿景的方式。这一路径的特点是"从群众中来，到群众中去"，适用于那些组织成员同质性很强又积极面向未来的组织。

（3）影响式愿景：主要是从个人愿景建立共同愿景。从个人愿景建立共同愿景，并不意味着一定是从组织最高首领的个人愿景到医院的共同愿景。也可以借助于前辈，还可以借助于外部。

通常情况下，基于一个医院的领导者的地位和作用，共同愿景的构建常见的情况确实是从决策核心层的人发起的，特别是那些希望构建共同愿景而从前没有共同愿景或不注重共同愿景构建的医院。

建立共同愿景不能靠命令，不能靠规定，只能靠周而复始地沟通和分享。必须认识到，不断地强势宣传推动也是可取的方式，但任何强迫或勉强性的举措都可能会适得其反。建立共同愿景不是解决某一具体问题，也不是一种形式性的东西，而是必须由医院各级管理者和全体员工全过程、全方位、全方法、全面地将共同愿景贯彻落实在生产经营和工作的各个方面。

建立共同愿景不是一蹴而就的工程，共同愿景的建立和完善需要细致的工作和漫长的过程。在这个过程中，"愿景"还必须得到"使命"的支持。愿景解决的问题是我们要创造什么，它通常是一种相对宏观和抽象，又需要长期地奋斗才能接近或实现的目标，而使命解决的关键问题是如何创造和实现。所以使命既可以说是实现愿景的关键步骤或手段，又可以说是医院实现愿景的现实的总目标、富有挑战性而且明确的基本任务，如新民主主义革命、社会主义革命。使命也是医院成立的目的和存在的原因。使命对于愿景来说格外重要，没有使命支持的愿景通常会成为不切实际的口号。

愿景这个词，当初在中国的词典里是没有的。愿，就是心愿，景就是景象，这个景象存在于脑海里，是看不到的。这是一个预见未来的美景。这个美景给人动力去做一件事情。

4. 愿景的力量　愿景的概念并不神秘。革命年代里，共产党员们秉持这样的坚定信念，为了实现愿景甘愿抛头颅、洒热血，前仆后继，这就是愿景的力量。对于任何一个医院来说，有没有共同的愿景，或者说愿景能不能得到员工的认同，是医院领导者领导水平高低、医院发展水平高低的关键原因。

（五）辐射功能

医疗卫生事业，本身就是救死扶伤的高尚职业。医院文化高尚的职业追求的确立，医院就会展现积极进取、不断进步的良好形象，从而影响和带动医院员工刻苦努力，在社会产生良好的影响。

辐射功能，表现为对内和对外两个方面。对内，能够潜移默化形成一种群体道德规范和行为准则，实现外部约束和自我约束的统一，形成良好的共同行为标准，从而推动医院的健康发展；对外，优秀的医院文化向社会大众展示医院成功的管理风格、精湛的医术和高尚的医德医风，从而为医院塑造良好的整体形象，树立信誉，扩大影响。除此之外，医院文化很有可能成为社会文化新的增长点并推动社会文化进一步发展。

例如，解放军原 251 医院主动向患者本人公开全部病历和利用触摸屏进行患者满意度评估的做法，在社会上获得质量信得过医院的形象；在医院内部实现病历书写及时、管理规范、质量经得起检查，勇于率先在全国向患者公开电子病历，大家都称赞，但是从来未被超越，这就是医院核心竞争力的具体表现，这就是医院文化的辐射功能。

第二节　管理的类型与健康 4.0 医院文化管理

医院管理从能人管理、制度管理到文化管理不是一蹴而就的，需要医院全员从物质、行为、制度和精神文化等方面进行总结概括、提炼，才能形成健康 4.0 医院与时俱进的文化管理，使之成为全员最高行动纲领和自觉意识，文化管理是医院管理的最高境界。

一、能人管理

医院应该尽快建立法人治理结构，实行院长职业化，结束"能人管理"时代，进入制度与文化管理阶段，这样医院基业才会常青。

二、制度管理

（一）制度管理的重要性

没有规矩不成方圆，没有制度管理就没有约束。在实际的管理当中我们发现，当团队在 10 个人左右的时候，靠的是管理者的人格魅力，只要有一个有能力、有魅力的领导者就可以带领团队玩的风生水起。但是当团队到几十个人甚至上百人的时候，就需要依靠医院的制度管理。只有制度完善才能更好地约束人的行为，规范人的行为，医院才能规范管理。

1. 制度化管理有利于医院效率的提升　制度是透明而公开的，在制度化管理下，医院每一件事情都是程序化的、标准化的，这样做有利于员工迅速掌握自己需要的工作技能，有利于员工与员工之间、部门与部门之间、上级与下级之间进行有效的沟通，使医院内部的工作失误降到最低。

2. 制度化管理有利于医院运行的规范化和标准化　医院实现制度化管理就是要达到"一切按照制度办事"的效果。当每个人都把这一点牢记于心并贯彻到自己的工作中的时候，员工就可以依据共同的制度准则来处理各种事情，而并不见风使舵、察言观色，也不会再因为人情而左右医院决策。

3. 制度化管理有利于人才的培养　规范的制度能够体现医院管理的公平、公正，谁不愿意在一个公平、公正的环境下工作呢？制度化管理不但有利于医院吸引外部人才，也可以为内部人才提供好的晋升通道，促进人才成长。

4. 制度化管理可以降低决策失误率　将医院内部的所有事务纳入制度化管理，就可以有效地杜绝医院决策的"一言堂"现象，使医院的决策过程更加程序化、透明化，使医院的决策更加科学有据，更能经得起实践的检验和市场的考验，这将大幅度降低医院决策的失误率。

（二）制度化管理特点

管理制度是对一定的管理机制、管理原则、管理方法及管理机构设置的规范。它是实施一定的管理行为的依据，是社会再生产过程顺利进行的保证。合理的管理制度可以简化管理过程，提高管理效率。

1. 权威性　管理制度由具有权威的管理部门制订，在其适用范围内具有强制约束力，一旦形成，不得随意修改和违反。管理制度具有排他性，某种管理原则或管理方法一旦形成制度，与之相抵触的其他做法均不能实行。

管理制度具有特定范围内的普遍适用性。各种管理制度都有自己特定的适用范围，在这个范围内，所有同类事情均须按此制度办理。

2. 相对稳定性　管理制度一旦制订，在一段时间内不能轻易变更，否则就无法保证其权威性。这种稳定性是相对的，当现行制度不符合变化了的实际情况时，又需要及时修订。管理制度具有社会属性，因而，管理制度总是为维护医院全体员工的利益而制订的。

3. 指导性和约束性　制度对相关人员做什么工作、如何开展工作都有一定的提示和指导，同时也明确相关人员不得做些什么，以及违背了制度要求会受到什么样的惩罚。因此，制度有指导性和约束性的特点。

4.鞭策性和激励性　制度有时张贴或悬挂于工作现场,随时鞭策和激励员工遵守纪律、努力学习、勤奋工作。

5.规范性和程序性　制度对实现工作程序的规范化,岗位责任的法规化,管理方法的科学化起着重大作用。制度的制订必须以有关政策、法律、法令为依据。制度本身要有程序性,能够为人们的工作和活动提供可遵循的依据。

(三) 实行职业化管理

职业化就是一种工作状态的标准化、规范化和制度化,包含在工作中应该遵循的职业行为规范、职业素养和应匹配的职业技能。

职业化至少包括人事相宜的职业资质、胜任岗位的职业体能、创造绩效的职业意识、适应市场的职业道德四个方面内涵。

1.精业务　医院院长、科室主任、护士长等领导岗位一般都是从业务技术基础较好的医院人员中遴选产生。

(1)提拔:从目前来看,大多医院院长、科室主任、护士长等领导岗位都是经过提拔产生的。拟任领导本人,可能对担任领导岗位不感兴趣,担任领导之后,也没有把全部精力投入医院管理,而是放在业务管理和科室管理,担任院长相当长的时间后,科室主任位置还在为自己保留,这是院长没有职业化的"留后路"的典型做法。

(2)选拔:通过选拔产生的院领导、科主任很少。选拔产生的院长、科主任要经过个人报名,组织审查,在公开场合发表竞聘宣言,领导、专家、群众打分投票,党委会决定后下达任职命令。通过选拔走上领导岗位要具备三个条件:一是自己想干;二是在群众中要有基础;三是得到领导和专家认可。

经过选拔程序产生的领导,会在竞聘过程中被倒逼钻研管理,查找管理中存在的问题,提出解决的办法,这既是竞聘宣言,也是岗位责任承诺;对最终未能走上领导岗位的医院人员也是一次管理培训,也是一次管理会诊,更是管理意见的输送。

通过选拔,可以把群众威望不高、善于钻营取巧的候选人淘汰掉,使新聘任领导人员能尽快完成从业务领导向行政领导、向职业化管理转变。

2.懂管理　管理是一个过程,是组织或个人为了实现一定的目标所采取的最有效、最经济的行动,是对行动的计划、组织和控制,是为了达到组织目标而对组织内的各种资源(如人、财、物等)进行合理配置的综合性活动。

管理具有自然属性和社会属性。作为医学专家,医疗教学科研工作得心应手,自己干什么都不是问题,但让别人干,反而就效率低下,致使员工怨声载道、个人身心疲惫。

对于走上领导岗位的院长、科主任或护士长:

一是要把管理当作一门科学认真学习研究,同时还要把管理当作一门艺术灵活运用。就像大禹治水就会考虑到底是堵还是疏?如果像建大坝、水库一样,堵得水位越高,势能就越大,甚至可以发电。如果采取疏导的方法,就可达到润物细无声的效果。管理,就是要管得住、理得顺,只有理得顺、才能管得住。

二是要抓好团队管理。院长、科室主任、护士长或机关领导,应尽快从业务技术干部的思维方式和领导方法向行政领导转变。走上领导岗位,马上就会碰到其他领导所遇到过的各种问题。尽管我们曾经对行政领导岗位不屑一顾，现在自己成为领导，问题同样需要去解决，不会因为我们曾经是业务权威，担任领导后问题就会淡化。

这里有个权威问题，需要引起注意。权利是组织或领导赋予的，威风是群众赋予的。非权力因素，如领导人格魅力、公开、公正、公平的处理事务方法等，可以提高一个具体问题解决的效率效果。这些也提醒我们要用管理规则去解决问题，要做到"能人所不能，忍人所不忍"，要公开、公平、公正地处理问题，要靠发展来解决历史问题并及时发现和解决新出现的问题。做"老好人"的领导，不会是好领导，一定要奖罚严明，否则，对工作优秀和低劣人员同样都是不公平，一个具体事务的处理就是一个单位的风向标。

商鞅立木建信是战国时期发生在秦国国都的一个事件。当时商鞅变法推出新法令，生怕民众不信任，放了一根木头在城墙南门，贴出告示说：如有人将这根木头搬到北门就赏十金。所有民众都不信。直到将赏金提升至五十金时，才有一壮士将木头搬到了北门，商鞅如约赏给了他五十金。此举使商鞅取得了民众的信心，终于商鞅公布了变法的法令。这个故事也称商鞅立信。

三是抓好授权管理。韩信点兵多多益善，说明根据目标任务进行排兵布阵，就可以多多益善，否则我们永远是班长、排长"跟我上"的角色。当上营长、团长后需要的是"给我上"，高级指挥员如果继续"跟我上"，危险不是来自战场阵地的牺牲，而是对部队和战场的整体把握的缺失，这种情况可能会使整个队伍输掉战争。

医院出现"领导很忙，员工不忙"现象，问题在领导，不在员工。领导就是让别人去做好工作的，我们必须进行充分授权、不能够再像技术人员一样单打独斗，而是要带领团队进行医院共同愿景建设，包括团结和指挥意见不一致或反对自己的人员，"一个都不能少"地共同工作。不能出现火车头跑得很快而火车厢脱钩了的现象。只有明确地划分任务、确定质量标准，才能使工作程序化、规范化、高效化。

3. 会经营　经营含有筹划、谋划、计划、规划、组织、治理、管理等含义。与管理相比，经营侧重动态性谋划发展的内涵，而管理侧重使其正常合理的运转。经营和管理合称经营管理。

具有企业特性的医院，必须进行医院经营管理，才能补足医院发展的经费差额，才能获得绩效奖励。同样的核算单位，收入、支出、效率、效益、团队气氛差别很大，这与管理人员是否具有经营意识和采取经营管理办法密切相关。

三、文化管理

文化管理就是从文化的高度来管理医院，以文化为基础，强调人的能动作用，强调团队精神和情感管理，管理的重点在于人的思想和观念。

（一）文化管理作用

1. 导向作用　医院存在的意义是什么？根本宗旨和目标是什么？医院的根本宗旨和目标构成了员工奋斗的共同理想或愿景，但是医院目标不能仅是追求盈利，医院要想凝聚人，就必须有超越利润的价值观，就要实施文化管理。

2. 激励作用　对员工的激励，应综合考虑其物质和精神的需要，物质需要可以用物质去满足，而精神需要、自我实现需要、自尊需要，则要靠医院文化来满足。这就是现在很多医院在留住人才的时候，不仅只靠待遇留人，还要靠感情和事业留人，而感情和事业正是文化的一部分。

3. 凝聚 医院应能够团结员工的心，使员工深切感到这个事业值得追求，使其感到医院如家，实现个人与组织共同成长，也可以通过医院愿景的展望与凝聚和文化的感情实现诉求。

4. 塑造 人都是环境影响的产物，一流的员工不仅要有一流的业绩、一流的技术，更重要的是，他的精神风貌、作风、敬业精神都应该是一流的。医院文化特别强调，员工之间要具有很强的团队精神，互相协作得好、内耗少、一致性强，医院的竞争力也会增强。

5. 资源整合 文化管理形成的是一种经营理念、医院哲学，可以对医院的精神资源和物质资源起到很好的整合作用。特别是对于医院精神资源的整合，是文化管理作用的独到之处。

6. 辐射 成功的医院，其品牌战略通常也是成功的。品牌是怎样形成的？品牌的背后就是文化，医院品牌是医院文化在社会上的一种映象，一种反射，一种辐射。医院的文化让社会公众、客户、供应商、政府了解了，让新闻媒体报道了，传遍世界，就树立起医院的形象。所以拥有良好的医院文化，就会树立好的医院形象，好的医院形象不断积累的结果就是使医院变成好的品牌。

（二）医院文化管理应用

从医院管理发展的总体趋势看，文化管理是对科学管理的新发展，是管理适应现代社会经济发展大趋势的必然选择，管理实践应当充分体现文化管理的基本精神。文化是相对于经济、政治而言的人类全部精神活动及其产品。文化是智慧群族的一切群族社会现象与群族内在精神的既有传承、创造、发展的总和。

医院文化是在医院组织、制度、人才等管理基础上，形成的组织文化、制度文化、人才文化等。文化管理是医院管理的最高层次。员工把医院愿景、战略目标作为自身最高追求，自觉自愿为实现这一目标主动努力工作是文化管理的目的。医院管理要抓好文化建设的引领作用，物质精神文明一起抓，就会达到事半功倍的效果（图 14-2-1）。

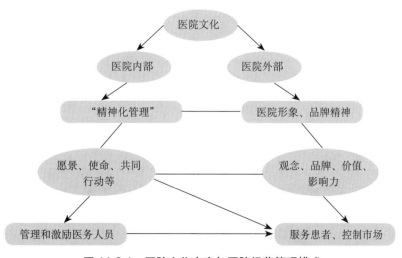

图 14-2-1 医院文化内容与医院经营管理模式

（三）医院文化核心价值观需要提炼

对于任何医院来说，医院文化本身就是存在的，而且是别的医院所不具备的。主导医院文化的是一种精神价值观，一个医院在发展的过程中，组织的氛围、价值观是逐步形成的，是存在于组织体系内的，这种文化的核心价值观是需要提炼的。靠医院全体职工去提炼并能获得每个员工的认可，那医院文化的灵魂就找对了。有了共同的价值观，就可以以此来制订和执行各项制度和标准，就可以以此来指导每个人的行动，就可以以此来规范人的行为。谁违反了这种价值观，谁就会受到更深层次的谴责，这种谴责通常来自他的内心世界。

（四）医院文化主要特征

（1）挽救生命、造福大众的高尚性。

（2）探究和崇尚科学的智慧性。

（3）甘冒风险、不顾危险的奉献性。

（4）永远与生命和鲜血同在的热情性。

（5）协同会诊的团结性。

（6）医院文化建设主体的社会性。医院文化既是社会文化的组成部分，又是影响社会文化的重要阵地。

（7）医院文化要和医院服务所具有的公益性、事业性、商业性、常规性、突发性等特点相适应。

（8）医院的文化不仅是给人看的，更重要的一点是能直接影响患者恢复健康的。

（9）医院文化建设质量将直接、明显影响医院的收诊率和收益。

（10）对医院员工队伍作风、技能素质、团队建设的作用。

（11）对医院形象和品牌具有提升作用。